皮膚科医による

痛快!

鉄道エッセイ

憧《しょう》鉄《てつ》雑《ざつ》感《かん》

安部正敏 著

推薦文

「藍より青い」我が分身皮膚科医、安部正敏先生に捧ぐ

私がはじめて安部正敏先生にお会いしたのは、１９９２年秋、40歳で着任した群馬大学の臨床講堂であった。当時の皮膚科学教室は教室員が12名足らずで、新任教授の私の最初のミッションは入局者を増やすことであった。私は卒業間近の６年生に標的を定め、全９回の臨床講義を一人で担当した（この伝統は京大を退職するまで22年間続けた）。その階段教室の一角に陣取っていたのが弁舌爽やかな当時24歳の安部正敏青年で、彼は私の講義の終わりに満場の拍手を誘い、数名の学友とともに皮膚科入局を決めてくれた（その年６名の入局者があり教室員は一挙に1.5倍となった）。聞けば彼は松江南高校から推薦入学で群大医学部に進学したという。当時の教授会では「推薦入試は都会の進学校からではなく地方高校の一番を取る」というのが暗黙の不文律で、生徒会長を経験した彼が小論文と面接だけの推薦入試で合格しないはずはなかった。群馬テレビアナウンス部からオファーがあるほどの能弁とリーダーシップのある彼のおかげで皮膚科学教室はずいぶん明るく風通しが良くなった。形成外科医である彼の御尊父は趣味の落語で真打ちになられたほどなので、無口で口下手な私がそもそも勝てる相手ではなかったが、彼が述懐するところによると（出典は拙著「若い医師たちに紡ぐことば」）、彼は私の講演をビデオに撮り、プレゼン方法や話し方を勉強したそうで恐れ入るばかりである。

そんな彼が、今回趣味を活かして「憧鉄雑感」を刊行された。彼が鉄道に詳しいとは仄聞していたがここまで徹底しているとは正直驚愕した。さらにその連載が8年以上も続いたのはまさに驚異である。この連載が光るのは単に鉄道マン並の知識を惜しげもなく披瀝するだけではなく必ず皮膚科との接点や教訓をメッセージの中に込めていることである。皮膚科医としての博識がなければできない敬服すべき芸当で、自嘲めいた「皮膚に詳しい鉄道員」の域をはるかに超えている。どうやら彼は、私が若い頃「臨床皮膚科」誌に2年間連載した「研究ノート」に並々ならぬライバル意識を燃やしているようであるが、その長さといい内容の深さといいすでに彼は私を凌駕している。「君は医局長に向いているね」と若い頃私が彼に言ったようであるが、いまは「君はエッセイストに向いているね」という称号を授与したい。むしろ、自由闊達に皮膚科医人生を謳歌している彼の生きざまに、自分がなしえなかった見果てぬ皮膚科医の夢を彼に託したいほどである。本書は邂逅から28年目の彼からの何よりの贈り物となった。それほどまでに彼は「藍より出でて藍よりも青い」(まるで「緑信号」のような)我が分身皮膚科医に昇華しようとしている。

京都大学 名誉教授　宮地良樹

はじめに

医療法人社団　廣仁会　札幌皮膚科クリニック
安部正敏

感無量である。〝皮膚科の臨床〟誌に継続連載した〝憧鉄雑感〟が、連載100回を記念して単行本になったのである！　筆者が心血を注ぐ？　日本臨床皮膚科医会では、全国津々浦々の先生方と交流を持つことが出来ることが魅力だ。お世辞だとは判っていても〝職員が憧鉄雑感を好きで、いつも読んでいます。本になりませんか？〟などと言われると飛び上がらんばかりに嬉しいものである。筆者も恐る恐るこの進言を金原出版に伝えたが、無論暖簾に腕押しであった。さすがに単行本化は無理か…と諦めてかけたところ、瓢箪から駒が出た。他社が単行本化に食指を動かしたのである。すると君子豹変し、金原出版は中原に鹿を逐い、あれよあれよと自社出版が決まった。

しかし、金原出版はそもそも医学系出版社である。異彩を放つ斯様な書籍は、販路などの問題も相まって、コストが嵩む。筆者は980円の価値も怪しいと思っていたが、石臼を箸に刺す相談であり2500円となるという。これでも相当頑張って頂いた様であるが、当然偽エッセイストの駄文が斯様な高額で売れるとは到底思えぬ。そこで一計を案じ、タイトルは勿論、著者名をペンネームに変えようと画策した。誤購入を促す浅ましき作戦である。

まず〝矢楽園〟、〝渡辺純一〟著としようとした。本物も医師であり、この点丁度良い。尤も、純愛小説など逆立ちしても書けぬので〝矢楽園〟という屋号の焼肉屋の細腕繁盛記である。ところが、あろうことか編集担当が〝紀行エッセィとかけ離れる〟との猛反対である。ならば〝つばさはつばさ〟、〝浅田次朗〟著としようとした。エッセィでありこの点好都合、剰え本家はJAL機内誌で連載中であり。売り上げは抜群であろう。ただ、やはり〝航空エッセィではない！〟と猛反発を受けた。

そこで、読者を欺くのはいったん中止し、編集部の助言を踏まえささやかながら単行本では書き下ろしを加えることとした。担当編集者Iさんは筆者の自伝を要望したが、そもそも自伝なんぞ大学教授の苦労談や不治の病を克服した医師など感動的でなければならず、筆者のそれなんぞ購入動機に繋がるとは到底思えぬ。その旨反論すると〝面白いエピソードを！〟などと、筆者を喜劇役者と勘違する有様である。しかし、筆者にとって単行本化は犬一代に狸一匹、泣く子と編集者には勝てぬので、筆者のそれぞれの学生時代と本書作成の今における無益な余聞を〝憧景雑感〟と題し挿入した。併せて、〝憧鉄雑感〟誕生のきっかけとなった医学書院「臨床皮膚科」増刊号に寄稿した筆者のエッセィを巻末に再掲した。

〝憧鉄雑感〟は無期限の連載を要望されている。しかし、人生は胡蝶の夢。実は飛行機事故による突然の最終回を想定し、長らく編集部に預けていた原稿がある。筆者は鉄道至上主義であり、鉄道が最も安全な公共交通と認識しているが、不思議なことに近年飛行機も墜落する気配がなく、このままではこの稿は文字通り金原出版のゴミ箱行きが確実である。そこで、まぼろしの最終回の私小説を〝おまけ〟として収録した。全体としてフィクションを含む統一感に欠ける体裁となったが、所詮有益な事項は一切排した駄文集である。よろしければどうぞご笑読頂きたい。

ただ、単行本化に際し筆者の拙文だけではいかにも頼りない。憧鉄雑感では必ず筆者撮影のスナップ写真を挿入するが、あまりの素人感にさすがに羞恥の念を覚えた。そこで、連載50回記念には、新幹線〝つばさ〟号を題材とした芸術作品を数々発表され、多くの受賞歴をお持ちのつばさ皮膚科院長橋本秀樹先生に特にお願いし、御作品を掲載させて頂き大変好評であった。今回、再掲のお願いとともに、筆者の我儘から先生の御作品を〝つばさ写真館～旬感～〟として特別掲載させて頂いた。先生の御厚志に心より感謝申し上げるとともに、つばさ号の四季その旬感を存分に御鑑賞頂きたい。

また、推薦文は、勿体ないことであるが筆者の師である宮地良樹先生に頂くことが出来た。先生はお忙しいにも関わらずこの出来の悪い弟子の不躾な願いにも御快諾頂き、早速身に余るお言葉を頂いた。原稿を拝読し筆者は先生の才筆を独り占めしたい衝動に駆られたが、当然金原出版が許す筈もなく、特に担当Iさんは心底感動し（筆者の稿には一度も感動したことがない様であるが…）、巻頭掲載を大いに喜んだ。本書籍を稀覯本に昇華させて頂いた宮地良樹先生には改めて深謝申し上げる次第である。

それでは読者の皆様、世にも珍しい〝鉄道と皮膚〟の世界に早速出発進行！

目次

第1章 知って得する？ 鉄道豆知識 part 1

第2章 乗車中の出来事

第3章

診察室での出来事

第4章

華麗なる乗車・発券テクニック

第5章

ああ素晴らしき新幹線

第6章

安全運行を支えるシステム

第7章

いつもより多めに書いております

第8章　鉄道員のマインドを持つ皮膚科医

第9章　知って得する？鉄道豆知識 part 2

第10章 鉄道と自然災害

第11章 鉄道以外の乗り物

第1章

知って得する? 鉄道豆知識 part1

奥深き鉄道×皮膚科の世界へようこそ!
手始めにとっておきの鉄道知識を
お楽しみいただきたい。

「投稿規定」と「新知見」

「新知見のない1例報告」を遠慮せねばならぬのは他ならぬ本誌である。投稿規定(注)にわざわざ波下線まで附してあり、その文言に恐れ戦く新人皮膚科医も多数存在するのではないか。もっとも、これは読者の立場を鑑みれば当然のことであり、絶えず“what's new”を模索し、読者の知的好奇心の満足を追求する編集委員の先生方のご苦労は想像を遥かに超えたものである。

そんな本誌から一風変わった原稿依頼が舞い込んだ。丁度本誌53巻臨時増刊号の原稿を這《ほ》う這《ほ》うの体《てい》で書いたばかりの筆者は、だしぬけに送付された文書を恐る恐る開封した。果たして「皮膚と鉄道に関するエッセィ連載依頼」であった。安堵するのも束の間、新人時代「依頼原稿断るべからず」と教育されたこともあり、引き受けるのは良いとして「新知見」を盛り込むことなど至難の業《わざ》である。まして、「皮膚と鉄道」など「悪性黒色腫と床屋」同様何ら関連がない。もっとも、床屋の前にある赤・白・青が回転するサインポールは、それぞれ動脈・包帯・静脈を指す。12世紀の欧州では理容師が外科医を兼ねていたのが由来であり、あながちメラノーマと無関係でもない。されば「皮膚と鉄道」も何とかなりそうであるが、「新知見」のかけらもない雑文など編集委員の先生方の許可が出るはずもなく、幻の企画になるであろうと気楽に構えた。

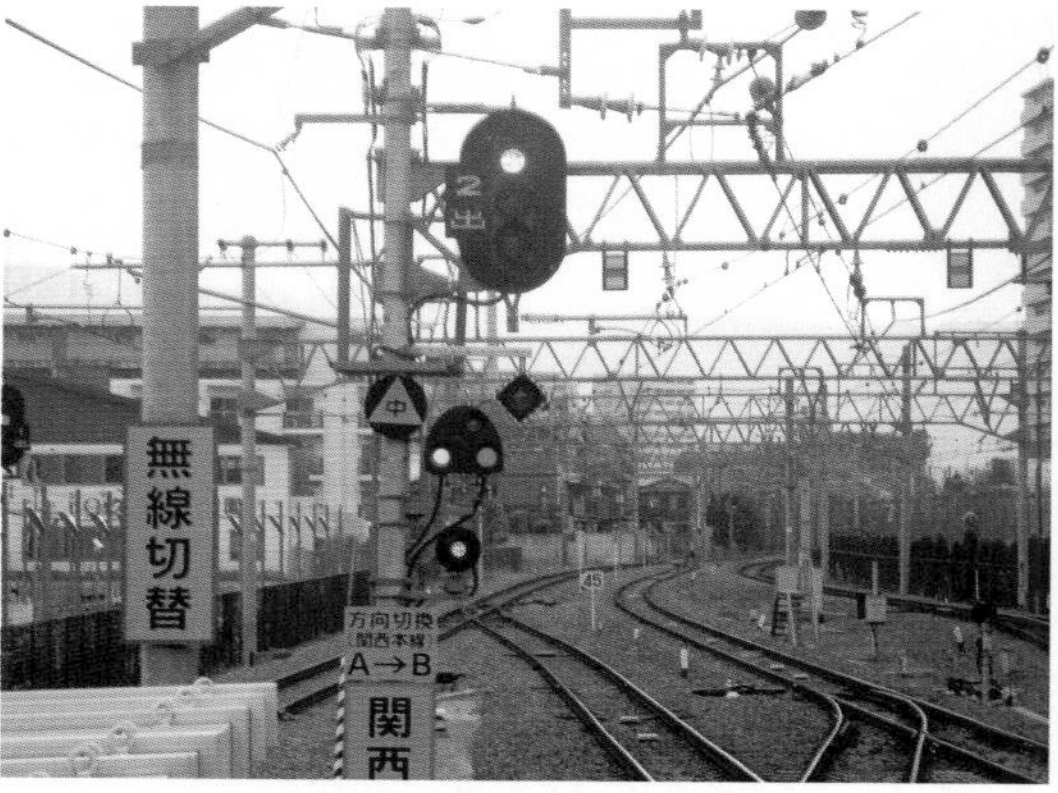

ホーム先端に位置する「出発信号機」。緑灯火を確認し運転士は「出発進行！」と呼称する。「出発進行」とは「これから走ります」という掛け声ではなく「出発信号機進行表示」の略称。ちなみに下方に位置する黄色と赤色が水平に並ぶ小型信号機は「入換信号機」。車庫に入る回送列車などは、こちらに従い運転する。

　後日談であるが、当時本コーナーを企画した担当者Iさんは、長らく本誌に〝息抜き〟を作りたかった。たまたま、名前が似て非なるライバル専門誌（依頼原稿のため非常に遠まわしな表現であるが、要は本誌〝皮膚科の臨床〟を倒置すればよい）に掲載された筆者の駄文（p279～281参照）が目に止まり白羽の矢を立てた由である。早速、見本原稿を3編用意し編集委員の先生方に〝査読？〟を頂いた。シリーズタイトルも、悪魔のごとき直感で瞬時に「憧鉄雑感」とつけたところ、現担当のTさんは烈火のごとく激怒し、「こちらで変更します！」と一刀両断であった。しかし、幸いなことに編集委員の先生方からは好意的なご評価を賜り、あにはからんや連載・タイトル共にGOサインが出てしまった。〝瓢箪から駒〟とはこのことで、「憧鉄雑感」緑信号が点灯し、今月から出発進行である。

　なお、鉄道信号は車と異なり「青」ではなく「緑」と呼称し、実際の灯火も緑色である。そもそもヒトの眼は「青」より「緑」をより強く認識するため、実は緑灯火の方がより安全性が高い。かつて我が国の自動車用交通信号も法令上「青」ではなく「緑」であった。しかし、緑色野菜も「青菜」などと呼ぶ本邦では「青」の幅が広く使用され、緑信号も自然に「青信号」と呼ばれ続けた結果、その後法令自体が「青信号」に変更された。実際、現在の自動車用交通信号機は正真正銘の「青色」である。

　こうして、記念すべき第一回の「新知見」は「皮膚と鉄道」ならぬ「眼と鉄道」となってしまった。全く暗澹たる気持ちである。ちなみに、先に記した床屋のサインポールの色の意味は何を隠そう〝ガセネタ〟なのである。これまた「皮膚」とも「鉄道」とも全く関係ない〝what's new〟が入る有様で、一体この先の連載はどうなってしまうのであろうか？

投稿規定

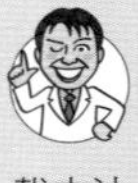

雑誌に論文を投稿する際のルール。文章の書き方、写真の枚数、文献の記載方法など、事細かに決められている。新知見のある症例について、このルールに沿って論文を作成し、お目当ての雑誌に投稿する。

眼に見えぬ患者サービス

医業は究極のサービス業であり、安全で質の高い医療の提供が求められる。付随して待ち時間短縮や、接遇改善などが工夫されるようになり好ましい時代といえよう。ただし、医療機関で皆無なのは、市中に溢れる「ポイントカード」や「現金値引」である。学生時代、市内の家電量販店2強が「他店より1円でも高い場合必ずお安くします！」と触込んでおり、悪友がテレビを買うため2人してノコノコ乗り込んだ。何せ暇な時代であり、たとえば1万円のテレビであれば2店舗を5千回以上往復すれば理論上タダになる。ところが敵もさるもの、他店の価格調査をしており、ある値段からは難癖をつけてビタ1文負けてくれぬ。しかし、さようなこともあろうかと、筆者はでたらめな破格値を価格調査が困難であろう「大学生協」価格として持ち出したところ、何とさらに安値が出た。悪友は大満足し、現在大金持ちの眼科医の彼は未だに筆者に感謝する（ただし言葉だけである）。しかし、こう記すとわかるとおり値引きは真のサービスにはなり得ず、医療現場こそサービスの本質を追及している場であると言える。患者への何気ない挨拶や、気を和ませるユーモア、さり気ない労りなど、pricelessのサービスが王道であり、先生方それぞれに工夫があるのであろう。

ところで、鉄道現場においては一見気づかぬような無料のサービスが存在する。北海道の学会で新千歳空港に到着し、札幌方面へ「快速エアポート」をご利用される先生方。いつ駅に到着しても電車に乗れるのをお気づきであろうか？　ＪＲ北海道は、新千歳空港において必ず電車を在線させており、いつでも電車に乗れるよう配慮している。発車3分前に反対ホームに次列車が到着し、スタンバイするダイヤを組んでいる。本来、電車到着後3分で折り返し運転すれば、1編成の削減が可能で、大幅なコストダウンになる。しかし、いつでも座れるサービスを提供し、トータルでの競争

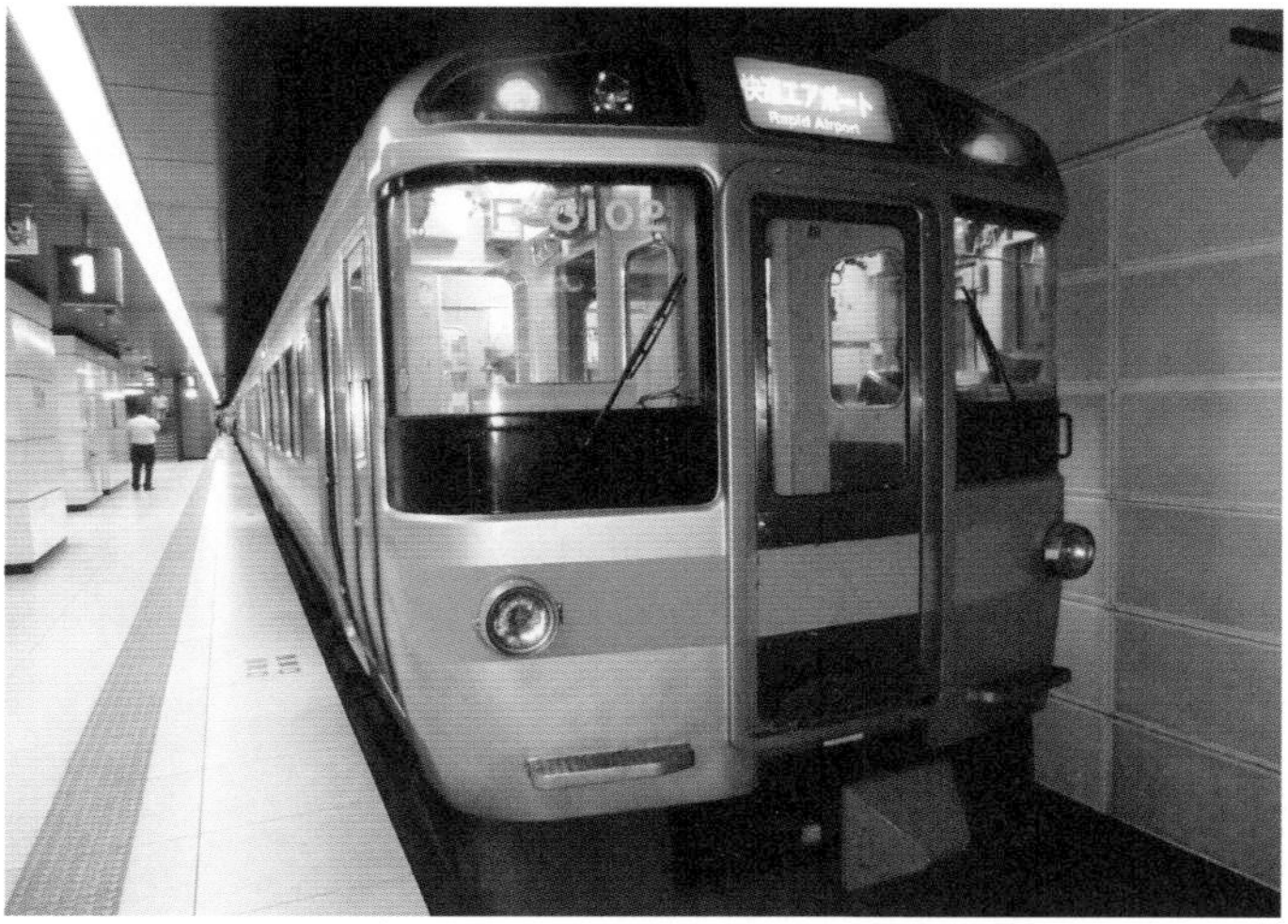

新千歳空港で発車を待つ快速エアポート。隣に次列車が到着後発車する。

力を高めている。ちなみに、新千歳空港駅にはホームにベンチはない。

京浜東北線は日中快速運転を行い、並行する山手線との使い分けでサービスレベルを上げた。しかし、ラッシュ時には各駅停車に戻ってしまう。少なからずこの点がお客様の不満となるが、実はこれこそサービスである。ラッシュ時の主要駅で快速電車と各駅停車の乗り換え客が増えると、電車遅延の原因となるばかりか、時に危険な状態になる。京浜東北線を終日快速運転にすれば、車両の運用効率が上がり1編成の削減が可能である。電車も自家用車同様税金までかかるので、各駅停車運転はコスト高なサービスなのである。

大学病院勤務時代、予約患者が多い日には筆者はいつも迷った。診療を快速運転し待ち時間を削減するのが患者サービスか、それとも各駅停車で時間をかけるのが喜ばれるのか…ただ、ひとつ言えることは、たとえどちらであっても筆者の給与は変わらず、病院のコストは変わらぬ悲しい現実であった。

ニセ皮膚科医？　と経営哲学

　大学勤務時代の救急当直で、時に蕁麻疹や薬疹といった得意分野の患者が来院し、その時ばかりは喜び勇んで診療を行った。時に、日中皮膚科医以外の診療を受け、「虫刺され」と誤診され、抗ヒスタミン外用薬のみ処方された気の毒な蕁麻疹患者が、瘙痒に耐え切れず夜間来院する。皮膚科は本来、専門性の高い診療科であるはずだが他科の侵食も激しく、結局患者の不利益になることも多い。以前、内科医院からの紹介患者で「尋常性疣贅の液体窒素療法」の依頼を受けた。患者曰く、その医院は「皮膚科」を堂々と掲げており、イボで受診したところ、紹介料まで取られ、大学病院に廻され大いに面食らった由である。無論、患者の言い分は正しく、疣贅の治療すらできない「皮膚科」など言語道断である。街中の中華料理屋に行き「北京ダック」を頼み、「それなら、中華街の有名中華料理店に行って！」という店主は納得できるが、「ラーメン」を頼んで近くのラーメン屋を紹介され喜ぶ客は皆無であろう。しかし、経営学的にみると、「皮膚科」を掲げ適当に？（失礼！）軟膏を処方し、それ以外は紹介状を出すというのは逞しい？経営哲学なのかもしれぬ。

　ところで、鉄道と航空機は都市間輸送ではライバルとなるが、空港によっては鉄道が市中とのア

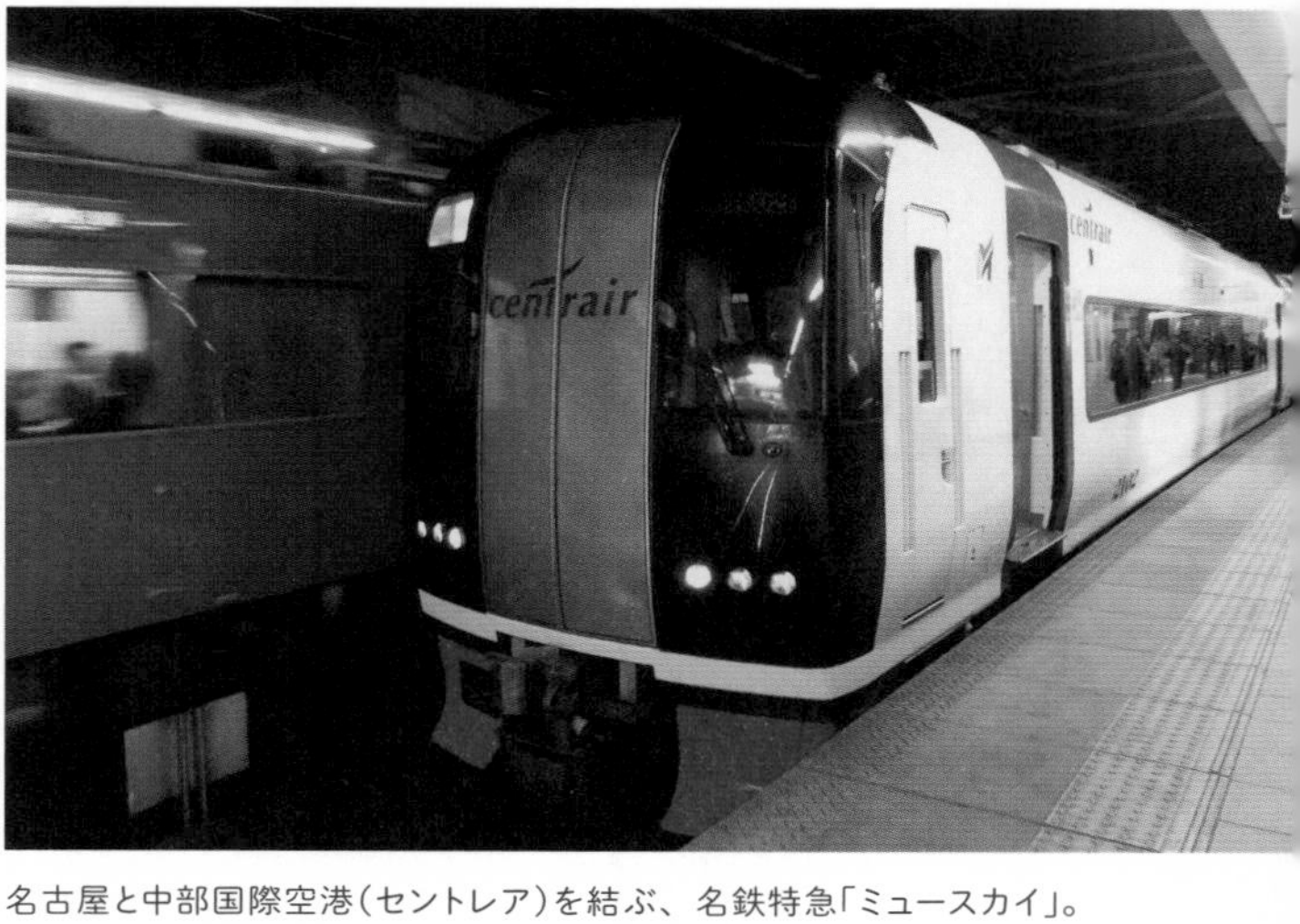

名古屋と中部国際空港（セントレア）を結ぶ、名鉄特急「ミュースカイ」。
赤一色の名鉄電車の中で、爽やかな青がよく目立つ。

クセスを担い、共存している。鉄道は定時性に優れており、いずれも利用客も多い。しかし、ここには鉄道の逞しい？　経営哲学が存在する。

　そもそも鉄道運賃は、距離あたりの賃率で決まり、距離が同じであれば、どの駅間を乗車しても運賃は同じである。しかし、空港発着の乗車券は通常より割高になるように設定されている。もちろん、むやみに暴利をむさぼっているわけではく、空港内は航空機離発着の安全確保のため、線路を敷設できないエリアが存在し、迂回したり、地下もしくは高架化する必要があるため、建設費が嵩む背景がある。たとえば、名鉄の金山から中部国際空港に向かうと８３０円であるが、一つ手前のりんくう常滑は７１０円、さらに手前の常滑は６２０円である。だったら、バスの方が得ではないかと思ってみるが、実はドル箱である空港連絡バスの運賃設定は他路線より高めに設定されており結局同じである。筆者は、この事実こそ鉄道が航空機に臆することなく航空機に勝る定時性の対価を、正々堂々と利用者に求めているような気がして誠に喜ばしい。

　救急外来で蕁麻疹患者に内服薬を処方し、十分に説明を行う。患者は安堵し、「ちゃんと皮膚科にかからないといけませんね！」と言葉を残した。その通り！　皮膚科専門医は「ラーメン」も出せば、「北京ダック」だって調理できるのだ。ただ、皮膚科専門性を患者が理解した達成感よりも、軽症救急患者に適応される時間外診療費を徴収できたことに満足する、逞しい？経営哲学を持つ筆者なのであった。

尋常性疣贅の液体窒素療法

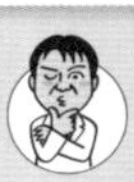

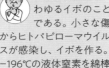

尋常性疣贅は、いわゆるイボのことである。小さな傷からヒトパピローマウイルスが感染し、イボを作る。−196℃の液体窒素を綿棒に含ませて、イボに当て凍結させることで、イボを含む組織を壊死させる。

医療における水の力

褥瘡を含む創傷治癒学は、まさに学際的領域であり、他科医師は勿論、看護師や薬剤師など他職種がかかわる学問である。残念ながら皮膚科医は多数派ではなく、筆者としては若い先生方に大いに関心を持って頂きたいと常々思う。ところで、近年の創傷管理における洗浄の重要性はコンセンサスを得ているが、我が国では上質な水道水による洗浄が行われる場合も多い。筆者も患者にその様な指導を行うが、面食らうのはむしろ患者であり「水道で大丈夫ですか?」と問われることもしばしばである。筆者は子供の頃、水道水をガブガブ飲んだが、いつしかコンビニには多種のミネラルウォーターが並び、「水ソムリエ」なる職も登場した。生活環境の変化が、いつしか水道の評価を曖昧にしてしまった。最近、水圧によりデブリードマンを行うメスも誕生し、医療における水の役割は重要であり、かつ多様化している。

ところで、鉄道においても水は不可欠である。特急列車にはトイレがあるが、車体に搭載できる水は限られており、水を循環させ総搭載量を減らしていた。濾過消毒のうえ再利用し、汚物循環装置と称された。毒々しいまでの青色の水は、敢えて色を付けていたのである。最近は航空機同様、真空式のトイレが主体となり、牛乳瓶1本分程度の水で洗浄が可能となった。循環は無用となり、極めて衛生的だ。技術の進歩は凄いものである。

一方、鉄道敷地内の水の使い方もさまざまである。豪雪地帯の線路沿いには用水路が敷設されている箇所があるが、これは除雪した雪を捨てる為である。新幹線では雪は大きな問題であり、融雪した雪塊が高速で跳ね上がると大事故に繋がる。このため、名古屋駅では冬季、到着した上り新幹線の車体に付着した雪を短時間の停車中に懸命に除去する係員の姿がみられる。一方、軌道積雪対策として東海道新幹線の関ヶ原付近や、上越新幹線の新潟県内ではスプリンクラーによる温水散布が行われる。なお、上越新幹線では資源保護のため、温水は循環させて使用する。ところが、時に雪が降らない地域でも線路に散水する光景がみられる。羽田空港から京浜急行を利用すると、本

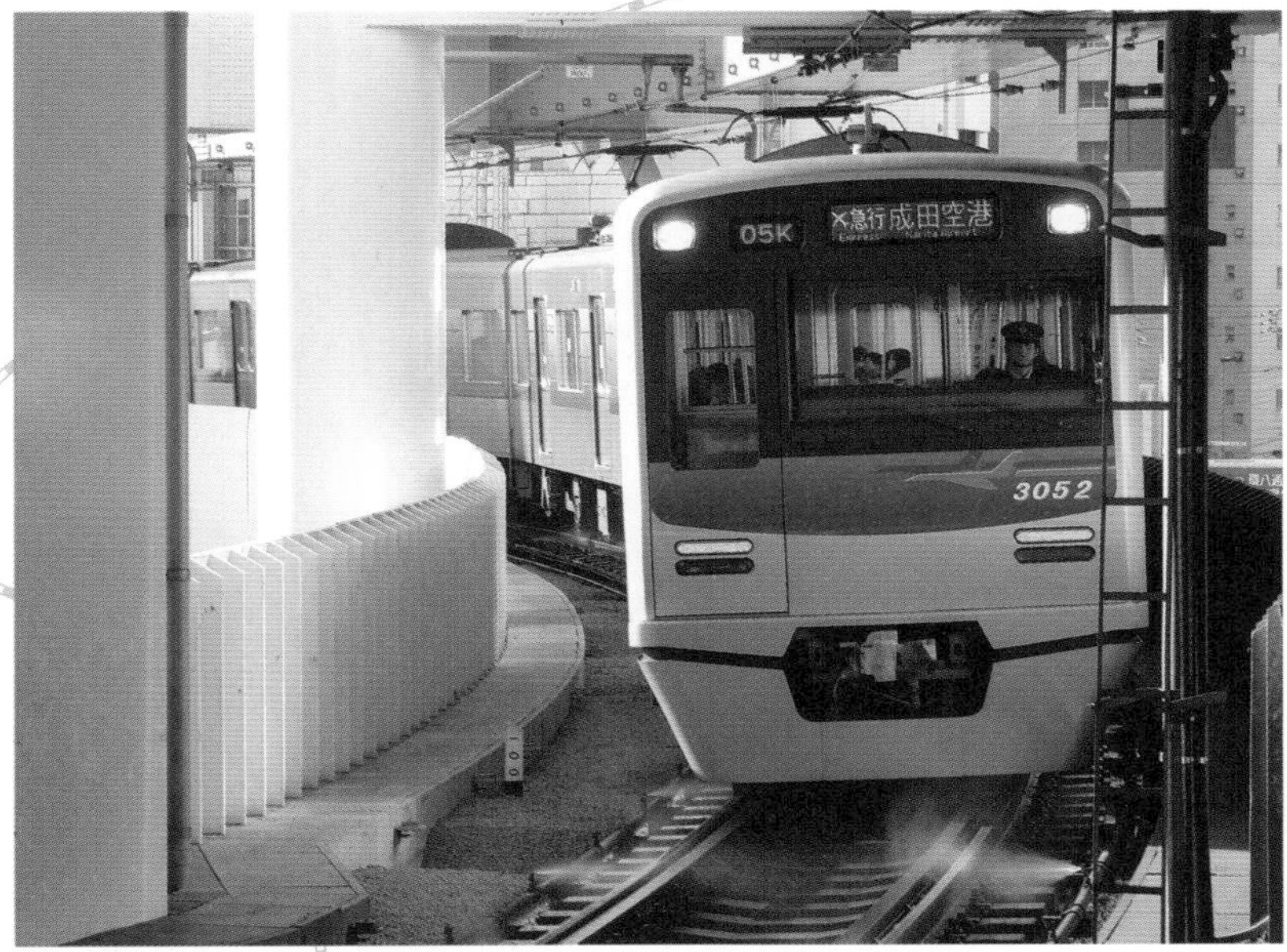

羽田空港発の電車が急カーブに差し掛かる京急蒲田駅。散水で車輪の軋み音が軽減する。

線の合流する京急蒲田付近でこの光景に遭遇する。しかも上りは、下り線が屋根の如く覆いかぶさる構造のため、降雨はおろか絶対に降雪がないのにもかかわらず、散水がみられる。不思議なことに、散水は電車が通過する直前に少量撒かれ、通過後停止する。これは何のための水なのであろうか？

本邦には、昔から門前に水撒きの習慣がある。夏の夕方、古風な日本家屋の前の水打ちの光景は、何ともいえぬ懐かしさを感ずる。我々は、庭園に造られた小川のせせらぎと鹿威しの音で「水」を感じ、その結果「静寂」を体感する誇り高い伝統文化を持つ。高速運転が売りの鉄道は騒音が避けられない。少しでも「静寂」を守るべく、ある時鉄道員はカーブの線路上に少量の水を撒いてみた。不思議と、車輪の軋む音が消えた…。

色の力

皮膚科医を生業とする上で発疹学知識は絶えず磨かなければならないスキルである。とはいえ、筆者はまだまだ浅学菲才の身であり、到底満足な能力を持ち合わせているわけではない。新人の頃、補助係として先輩医師の横でカルテ記載を行ったが、当時はドイツ語を使われる先生が多く苦労した。大学生時代ドイツ語講義はあったものの、名詞に性別があるなど天の邪鬼の筆者には理解し難く、新たに開発された製品の性など逆立ちしてもわからぬ！　などと屁理屈をこね、ろくろく勉強しなかったツケが回り、カルテにある単語を後で調べると何のことはない「鮮紅色」であったりして大恥をかいたものである。ドイツ語はともかく、やはり現症の記載は大事と考え、先輩医師の初診カルテから学んだものだが、紅斑であっても、その前には「暗紅色」「紅褐色」「乳白色」などの表現があり、新人の頃は感動したものである。診断における思考過程を垣間見るようで、先輩への尊敬の念となった。

鉄道現場においても様々な色が交錯する。最も重要なのは信号だが、一般旅客にとっては車体の色などが重要で、誤乗防止にも一役買う。現在の新型電車は軽量化のためステンレスもしくはアルミ車体であり、無機質なシルバーが主体であるが、それでも様々な帯を巻いている。先日、山手線には全体を黄緑に塗装した特別電車が運転され大きな話題となった。鉄道会社によってもこだわりがあり、例えば阪急は伝統的にマルーンを纏う。実は国鉄時代の旧型客車は同様の色であったが、同じ色でも当時国鉄車両はオンボロにみえても、阪急は気品高くみられ、大きなブランドイメージであった。最近では、JR西日本が地方各線の車両を単一塗装することとした。黄色や緑一色の電車が徐々にその数を増している。これは、地域により車両イメージを確立するためとされるが、本当の目的は他ならぬ経費削減である。単色化による節約効果は大きく、少子化に悩む鉄道会社には苦渋の選択であるといえる。一方、ホームにも様々な色がある。路線案内ではラインカラーが決まっている線も多く、ホーム掲示板もその色を使い誤

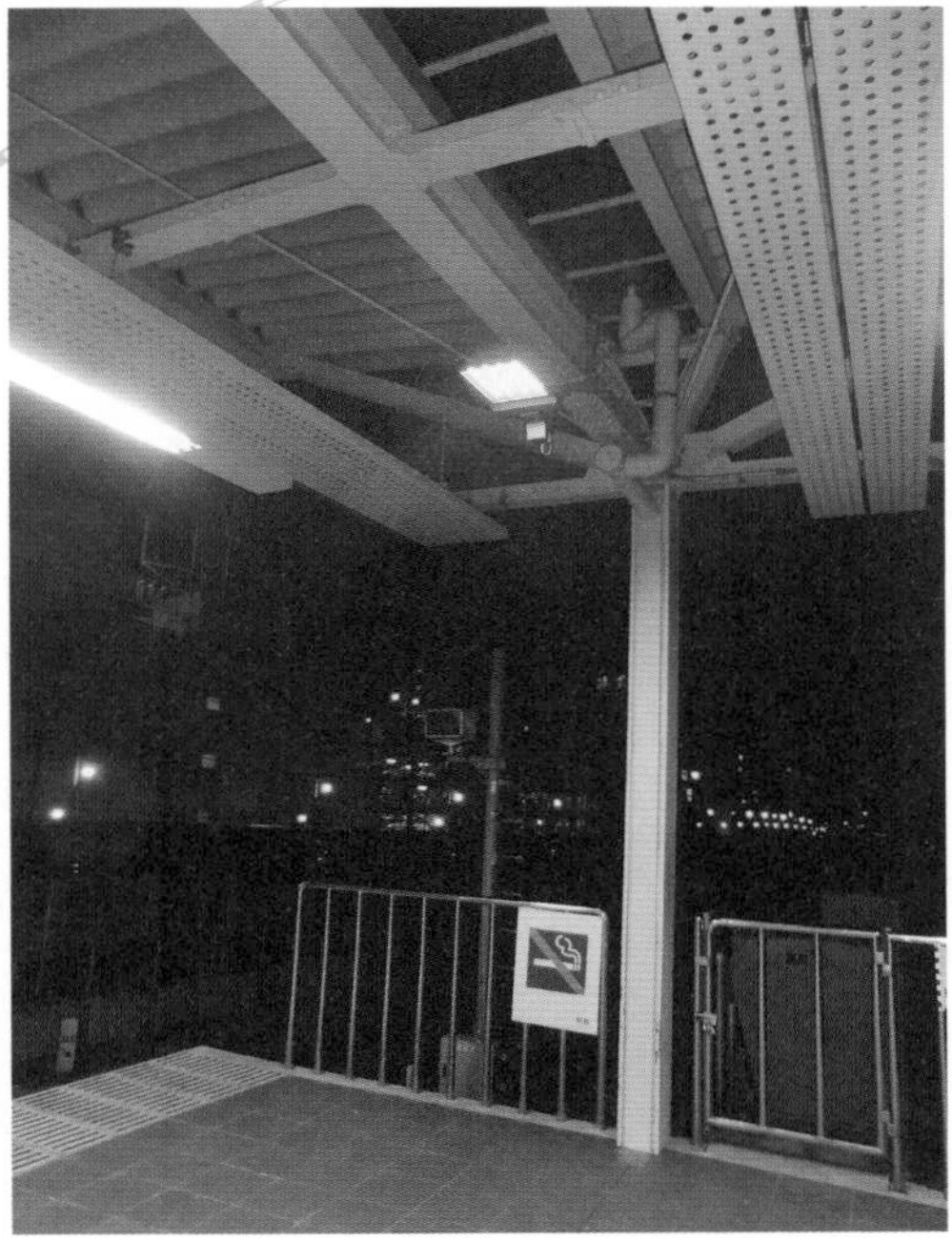

ホーム端に設置された青色LED。
列車進入時の人身事故に備え、
主に進入側に設置されている。

乗防止に一役買う。また、出口表示は黄色で統一され、更に緊急列車停止装置は黄色に赤ボタンと目立つよう工夫されている。夜間になると駅には様々な色の光が現れるが、最近、都市圏のホームの端にある青い光をご存じだろうか？ 徐々に踏切にも導入が始まった。このライトの目的は何を隠そう自殺防止である。青色は自殺を思い止まらせる作用があるという。どれくらいの効果があるのかは知らぬが、鉄道会社が短期間で整備するぐらいであるから、案外根拠があるのであろう。

筆者も歳を重ね、大学病院勤務時代には補助係がつく身分であった。時代は巡り電子カルテに日本語で書かねばならぬ現症。「紅色？ う～ん、乳白色？ じゃない、淡紅色…かなぁ～？」。患者にさえ理解できる日本語表現に迷う筆者。診断における思考過程が皆無なのを見透かされているようで、後輩医師への羞恥の念を痛感する。いっそ「死んでやる！」と見得を切っても、悲しいかな外来に青色ランプはどこにも存在しないのであった…。

STAP細胞がもたらしたもの

STAP細胞問題が世間を賑わせている（2014年初出掲載）。医学研究がこれほどマスコミに取り上げられるのは珍しく、ワイドショーなどでは医学研究などを全く知らぬニセコメンテーターが「STAP細胞は存在してほしい」などと幼稚園児レベルの発言をしている。医師の端くれとして一応研究経験もある筆者であるが、細胞の存在の真偽はともかく、恐れ多くもNatureにacceptされた論文のfigureが、複数の実験結果の切り貼りだったり、パワーポイントから抜き出したという事実に度肝を抜かれた。「悪意をもって論文を仕上げたわけではない」と筆頭著者は言うのだが、この場合の「悪意」はイコール「故意」という事であり、結果をよく見せようとした意図がなかった訳がない。そもそもNatureの査読体制自体を疑ってしまうのは筆者だけではなかろう。筆者など逆立ちしても手の届かぬ一流科学雑誌に、かようなデータが掲載されるとは、「皮膚科の臨床」の方が余程クオリティーは高い。

ところで、鉄道に関係するデータも、時に意図的に改ざんされる。昨今のJR北海道のレール検査データ改ざんは論外として、都市圏の不動産関連の広告では時に〝見栄えの良いデータ〟が採用される。「新宿まで26分!」などという不動産広告で、どう考えても26分では到着しない筈が、よくよく見ると小さな字で「最短時分。乗換時間

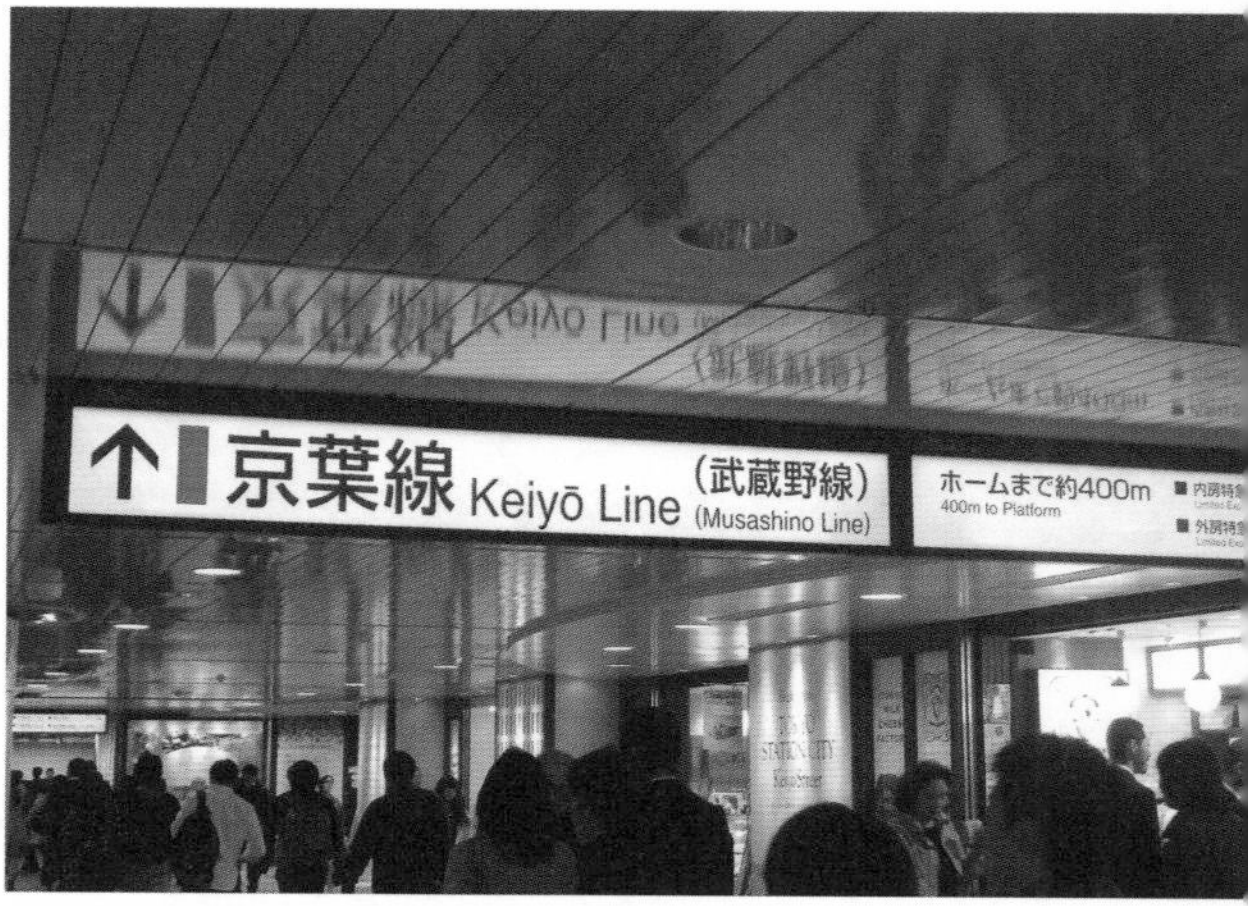

東京駅京葉線連絡通路「ホームまで約400m」。松浦鉄道（長崎県）の中佐世保と佐世保中央の間は200m！　往復距離に匹敵する。

は含まず」などと記載されている。どう考えても「悪意」である。乗換時間とは曲者であり、駅によってはその時間は馬鹿にならぬ。東京駅で新幹線から京葉線ホームに至るまでには10分以上かかり、実は京葉線ホームに限ると隣の有楽町駅京橋口の方が断然近い（新橋・品川方面からの場合、有楽町駅で係員に申し出ると乗換が認められるので、覚えておくと便利である）。鉄道会社としても、所要時間が短い方が当然宣伝効果は高く、新幹線と在来線乗換の「最短3時間！」という広告は、最速列車を合算したものである。誇大広告ぎみではあるが、不動産屋と違い乗換時間を含んでおり「悪意」までには至らぬのであろう。乗換時間については、新幹線と在来線の乗換駅で「乗換標準時間」なる目安が存在し、これは列車の座席を立ってから、乗換列車の車両に入るまでを基準に、歩く速度を80ｍ／分として余裕を加えて算出されている。

自分のことを良く見せたいというのは人間本来の欲求なのであろう。大学院時代、自らの研究業績蓄積を狙い、医学雑誌出版を企てた。〝Natural〟と称する英文雑誌を創刊し、一見すると〝Nature〟に間違わせる計画であった。自らのインチキ論文を掲載し、我が業績目録に〝Natural〟と続いて創刊する〝Since〟、〝Natural Medicine〟などの文字が多数踊る計画であった。これらの雑誌は世界からの投稿を歓迎し、査読などなく、どんな提灯記事から三文論文まで掲載可能であるが、掲載料はすこぶる高額で暴利をむさぼる計画であった。だが、今からでも遅くないのかもしれぬ。金原出版など、グローバル化するチャンスである。いや、お堅い一流出版社は一瞥もしないであろう。では、本誌編集部ＩさんとＫさん！　独立のチャンスだ。〝Natural〟、〝Since〟、〝Natural Medicine〟の編集長として、名誉と巨万の富を手に入れられたい。たとえインチキを非難されてもいいではないか！　若き才媛の特権で、「悪意をもって雑誌を仕上げたわけではない」と言えばいいのだから…。

論文の書き方

前回、STAP細胞問題を取り上げたところ、旬の話題からか反響が大きかった。概ね、筆頭著者の科学者としての倫理観に否定的な見方が多かった。しかし、テレビタレント化した皮膚科医ではない女医は、今回問題となった論文のcopy and paste（コピペ）に関して、「論文には定型句がある」とコメントしながらも、「『特殊な一例を経験した』などの言い回しは同じになってしまう」などと言い放った。症例報告の一文が同じになるのと、研究論文の序章の殆どを模倣するレベルはどう考えても違うのであるが、たまたま同じになってしまう記載を問題視すると、後になればなるほどどんどん使える言い回しが無くなる。本誌においても「毛包癌と推察するに申し分なき1例に遭遇せる」とか、「デゴス病に矛盾なき病理組織学的検討に値せると十分に確信を得たるいとをかし症例をここに供覧するに至る」など、意味不明な記載の嵐と化すであろう。

　コピペの代表的出版物に時刻表がある。毎月出版されているが、ダイヤ改正時以外内容は殆ど変らぬ。勿論、臨時列車などの情報がある為、業務用には毎月の更新が必要不可欠であるが、驚くべきことに毎月購入する猛者もおり、左様な方は時刻表を隅々まで眺める。更に恐るべきことに、貨物時刻表や復刻版時刻表なども販売されており人気が高い。しかし、貨物時刻表はともかく、復刻版は鉄道に興味がない方が見ても案外楽しめる。例えば新幹線のない時代の高崎線など、普通列車は極端に少なく30分に1本程度である。当時は長距離の特急、急行列車が幅を利かせており、輸送体系は大きく異なっていた。通勤圏が狭かった様子が当時のダイヤに垣間見え興味深い。

　論文を読む際、図から様々な情報を読者は読み取るが、時刻表も同様の楽しみがある。例えば単線区間での乗継。当然列車本数は少なく、1本逃すと長時間待たなければならない。時刻表をみると乗車列車はA駅が8時45分、しかし乗継列車は無情にも8時40分にA駅を出発してしまっている。一見乗継は逆立ちしても無理なようであるが、ここで時刻表を読む力が問われる。全然関係ない他の列車のA駅とその前の駅の所要時間を計算するとよい。例えば、他の列車が5分で走っているのに乗車列車が20分の表記だとすると、実際にはA駅に8時30分頃に到着している訳であり、十分乗継が可能だ。これは、時刻表では、主要駅以外については発車時刻のみが記載されているためであり、ここに読書としての時刻表が存在する。

上り　山陰本線（下関―米子）　　平成26年3月15日　訂補

列車番号	1560D	1562D	820D	1566D
飯井発	・・・	718	807	918
三見発	・・・	725	814	924
玉江発	・・・	734	821	931
萩発	・・・	739	825	935
東萩発	623	744	845	940
越ケ浜発	627	749	850	＝
長門大井発	634	755	856	・・・
奈古発	639	801	902	・・・

山陰本線時刻表。萩→東萩をご注目。赤字は20分かかるようにみえるが、両側の列車は5分である。〔図は筆者作成〕

筆者の最初の症例報告はそれはそれは不出来なシロモノであった。医学論文の書き方がわからぬので、先行論文を真似ながら半ばコピペの如く這《ほ》う這《ほ》うの体で書いた。しかし指導医そして上司に指導を仰ぐと、その度に研ぎ澄まされ、洗練された論文に昇華し、最初とは似ても似つかぬ見事な論文が出来上がった。気が付くとどこにもコピペは残っていない。おそらく最初はこれでいいのであろう。「学ぶ」の語源は「真似る」である。これから論文を書く若い先生方はどんどん真似ればよい。本誌投稿論文にコピペ疑惑が出るとしたらそれは指導医の責任である。そうして出来上がった筆者の初めての症例報告。愛着ひとしおである。惜しむらくは神よ！　悪魔よ！　未来を知らぬ筆者は迷わずライバル誌に投稿してしまった事実であった。

ミズイボの取り方

小児患者は、時として手古摺るものである。中でも軟属腫摘除は苦労する。確かに、親にしてみれば押さえつけられてミズイボを摘除する行為は非人道的であり、たとえ局所麻酔薬が使えるようになった現在でも、患児の恐怖心たるや同情に値する。ケシカラヌのは時に存在する小児科医である。「『放っておけばじき治る』といわれて何もしなかったら、あまりに増えたので再診したところ、『皮膚科に行けば簡単にすぐとってもらえる』と言われた」と、紹介状すら寄越さぬ。摘除せぬ信念の皮膚科医も存在するが、自らの責任の下悪化してから他医に投げ出したりは決してしないであろう。

　疣贅冷凍凝固や軟属腫摘除術を行った後、キャラクターシールなどをあげると、患児は存外喜ぶ。更にシール欲しさに次回も頑張る場合も多い。大人には些細な事であっても、子供には大きくアピールする手法だ。子供向けのキャラクター関連商戦は今や無視できない経済効果を生んでいる。少子化の時代において、鉄道会社の旅客収入は自然減少することが明らかであり、各社増収が大きな課題である。昨今、鉄道各社はアニメキャラクターを用いたスタンプラリーを多数開催しており、それがその答えの一つである。交通機関は悲しい宿命で、たとえ旅客がゼロであっても定期運行せねばならず、本音を言えば1円でも払ってくれれ

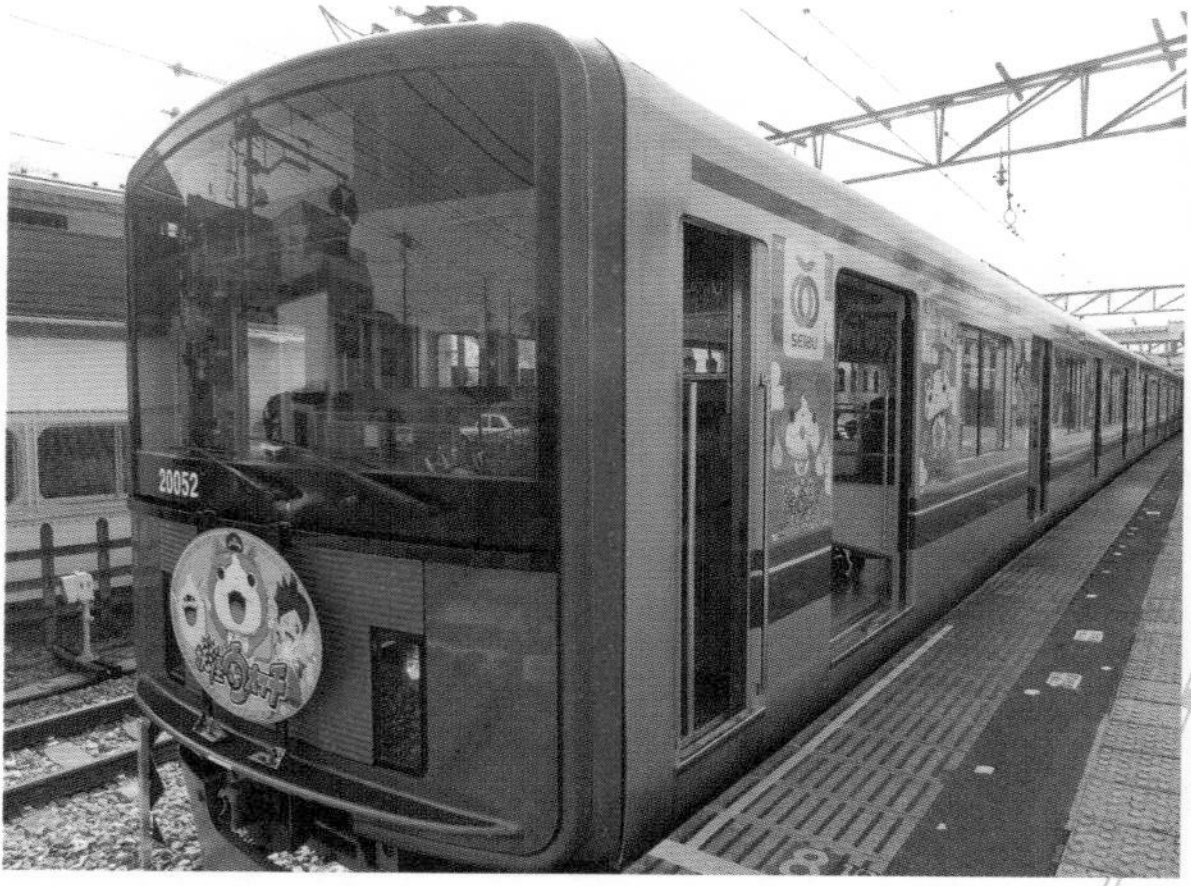

西武鉄道のスタンプラリーは「妖怪ウォッチ」。各駅のスタンプに長蛇の列が出来る大人気企画。1編成存在するラッピング電車の写真を撮る親子連れが後を絶たない！

ば空気輸送列車に乗車して貰ったほうが良い。スタンプラリーは親子向けになるため、日中閑散期の旅客増が可能であり極めて効率性が高い方法である。更にそれ向けにフリー切符などを販売するため、一定収入が確保される。キャラクター使用料はかかるが、子供が鉄道に親しみをもつという利用促進もあり、夏休みの定番となった。

この手のスタンプラリーでは、電車1編成にキャラクターのラッピングなどを施すことが多い。この電車に出会うとラッキーなどと宣伝されるが、どこでその電車に乗車可能であるのかは、大きく明かされないことが多い。秘密にするほうが人気は高まり、事実ツイッターなどで「今池袋駅で見た」などの情報が錯綜し更なる人気が出る。しかし、そもそも電車は運用が決まっており、1編成のみ例外を作るのは非効率なのである。鉄道車両は、定期検査の間隔が走行距離と期間により細かく定められている。各車両が平等になるよう、複雑怪奇な運用が組まれる。例えば一日中環状運転しているが如き山手線も、始発から終電まで一日中周回する運用もあれば、朝のラッシュ時のみ出庫し、僅か2周しただけで車庫に入ってしまう場合もある。ラッピング電車も、他の編成と区別なく様々な運用に充てられるため不規則に多方面に出没し、親子大騒ぎとなる。尤も鉄道ファンであれば運用予想など朝飯前であるが…。

目の前の患児は既に泣きじゃくり全く手に負えぬ。見かねた母親が「とってもらおう！　後でアイスを買ってあげるから！」と隠し玉を出す。が、「アイスなんていらないずら～！　痛いのは嫌ずら～！　でも、妖怪ウォッチ2（筆者注：有名なゲームソフト）買ってくれるなら我慢するずら～！」流行語を使いこなしオネダリする患児のほうが一枚上手である。尤も少子化時代を担う次世代には、かような交渉術があってもよい。我々の世代を将来支えるのは君たちだ！　世渡り上手なミスイボ患者出現に内心拍手喝采。この国の未来も案外捨てたものではない…。

ストーマスキンケア

学会の懇親会などで本連載をお褒めいただくことがある。しかし時に、「いいですね！　Visual○○の連載！」と掲載誌を間違われることも少なくない。同誌編集部U氏は喜び庭駆け回り、（本誌）Kさん炬燵で丸くなる……編集者は大変である。それはともかく、本連載のお蔭で、最近少数ながらエッセィ執筆依頼が舞い込むようになり、ニセ作家気分を満喫している。ただ、気になるのはそれに反比例して、本業の執筆依頼が減ったことであり、筆者が皮膚科医として認識されなくなるのも時間の問題であろう。そのような中、本誌編集部からだしぬけに郵便が届いた。大層分厚い書類であり、差出人は他ならぬKさんである。早速開封してみると「前略。長らくお世話になりました『憧鉄雑感』の連載は、他誌のアピールとなる危険性があるため、誠に勝手ながら連載中止と決定いたしました」のお詫びと共に、過去の原稿がすべて返却……という訳ではなく、本業の執筆依頼であった。まさに「捨てる神あれば、拾う神あり」であるが、神が同じ人物というのは珍しい。「拾う神」の依頼は、本誌増刊号「皮膚科医のための香粧品入門」の「疾患別スキンケア製品の使い方：ストーマ」の執筆である。編集委員の先生方のご厚志であろう。

何故筆者が「ストーマ」か？　と疑問に思われる先生方も多いであろう。何を隠そう、筆者は今現在「日本創傷・オストミー・失禁管理学会」唯一の皮膚科医理事であり、斯様なテーマもあながち無関係ではない。オストミーとそのスキンケアには興味があるが、本学会での筆者の担当は社団法人化と利益相反である。よって、皮膚科医としての活躍はゼロであることをひた隠しに執筆することはかなり困難を極める。本稿など、飛行機の待ち時間などにあっという間に書き上げるが、真面目な総説など逆立ちしたところでアイデアなど溢れ出る訳もなく、まさに「業」である。

ところで、最近の新幹線車内はオストメイトに配慮したトイレを完備する車両が続々登場している。ハンディキャップをもつ方が、何不自由なく移動できることが公共交通機関の使命であり、喜

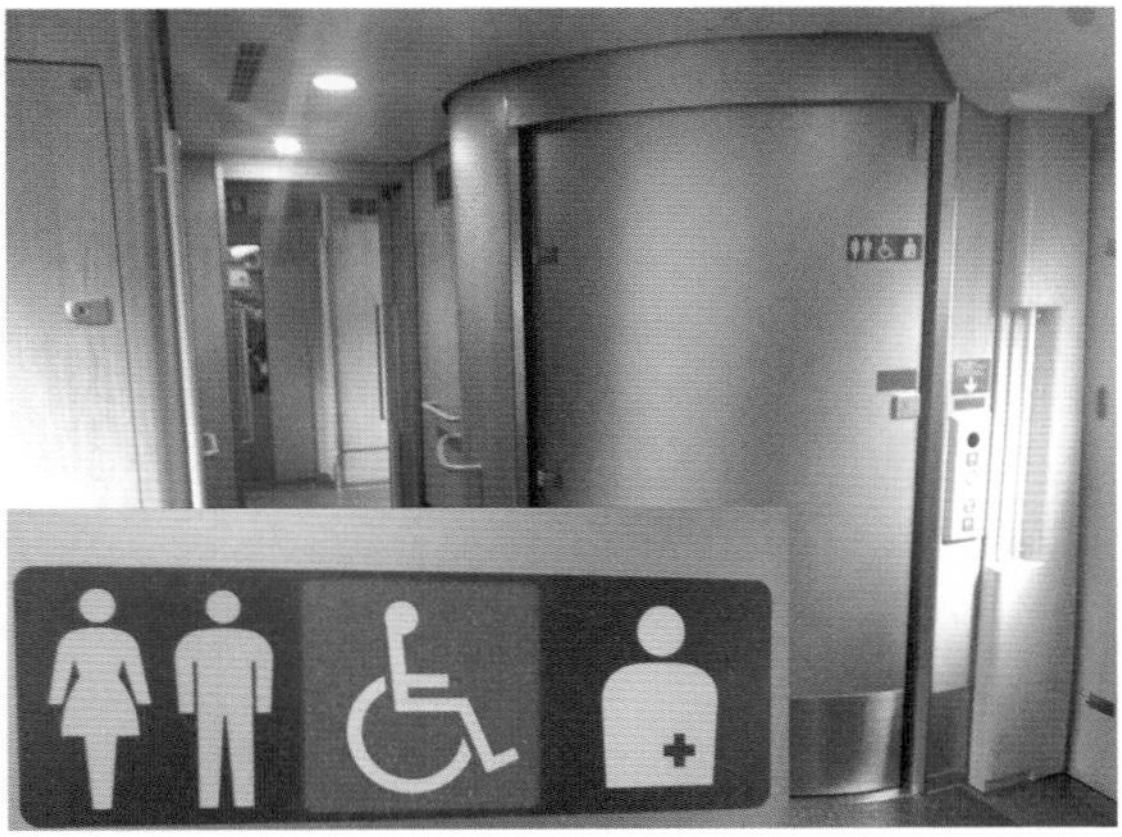

E5系のデッキ。ホテルのような美しい空間。清潔な化粧室の入口に、オストメイトに向けた表示が光る（左下拡大）。飛行機にはないサービスである。

ばしい傾向である。そもそも新幹線車両に多量の水を積むのは不可能であり、スペースもなければ、重量が嵩む。このため初期の新幹線車両は、水を消毒の上循環させて使用していた。しかし最近は技術革新により、少量の水で化粧室が賄えるようになった結果、誰でも気持ち良く使用できる化粧室の装備が可能となった。ただし、東海道山陽新幹線のN７００系ではオストメイト専用機器が装備されている反面、東北新幹線E５系は通常の機器を利用する簡易型であり若干異なる。反面、温水洗浄機能を全車に完備したのはE５系が先であり、ユビキタスサービスの差は一概に語れない。敵なる飛行機には、この様な配慮はなく、筆者は拍手喝采である。飛行機搭乗の際、オストメイトは気圧の変化に備えガス抜きも必要で、医療従事者としてはこのような苦労も知っておきたい。

　増刊号も交通ネタ満載にすれば瞬時に書き上げたに違いない。しかし、錚々たる先生方の力作揃いの増刊号に、鉄道ネタなんぞが掲載されれば、「捨てる神」Kさんの逆鱗に触れ、即刻『憧鉄雑感』連載中止が確定する。ならば受けて立とう！　続きは〇〇Dermatology連載ということで……。

ストーマ・オストミー

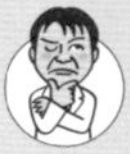
ストーマとは、手術によって腹部に新しく作られた、便や尿の排泄の出口のこと。オストミーとは、その手術のこと。ストーマをもつヒトのことをオストメイトとも呼ぶ。ストーマ周囲には様々な皮膚トラブルが発生するため、皮膚科学でも重要な分野である。

プレフィルドシリンジ考

「先生のご専門は乾癬です」と紹介されることがしばしばある。特に優れた研究をしている訳でもなく、単に全国の乾癬患者会をウロウロしているだけであるので、忸怩たる思いであるが、さりとて「いえ、専門は鉄道です」などと訂正するわけにもいかず黙っている。しかし、一応乾癬診療の末席を汚させていただいており、近年の治療の進歩にはただ驚くばかりだ。注射製剤の使用も多いが、最近はプレフィルドシリンジ(注)が多く、安全性は高いが意外に扱いにくい。注射中、少量の空気のためだしぬけに空気音などがすると、「先生、身体に空気が入ると死にますよ！」などと真顔で訴える患者も存在し、ヤブ医者の評が更に高まる。時にバネの不具合なども出現し、業者へ報告せねばならず、安全性向上のため余計な仕事が増えてしまった。

　ところで、最近鉄道現場においても安全対策整備が急がれている。ホームドアはその一例であり、莫大な費用がかかるものの旅客接触事故や自殺(ナマナマしいので「人身事故」と案内する)対策として効果は高い。そもそもこのホームドアは、ワンマン運転を行う省力化目的で導入された。車掌とホーム監視駅員が不要となるため、費用対効果は高い。ただし、ホームドアはドア数の異なる列車が走る路線では対応が難しく、車両規格が統一された路線が好ましい。さらにドアに合わせるべく停止位置厳守の運転操作が求められるため、コンピュータバックアップ整備も必要である。つくばエクスプレスなどは格好の路線であり、車両が統一されているのはもちろん、運転も原則コンピュータ制御なので、運転士は出発時にボタンを押すのみである。最近では省力化ではなく安全性を主眼に導入する会社が増えた。山手線などは乗客が多く到底ワンマン化などできぬが、旅客のホーム転落防止の観点から全駅導入を決定した。当然、運転士はさらなるスキルアップが求められる。また、2つあるドア操作に時間がかかる点も意外に厄介であり、秒単位で運行ダイヤが決められている混雑路線では、車掌のドア確認も倍となり乗務員の負担が増えた。駅側もホームドアメンテナンスに気を遣わねばならぬ。近年、関西圏では異なるドア数をもつ複数の車両形式に対応するホームドアも開発され、安全性向上の試みは急速に進歩している。鉄道敷地内における安全性向上は、プレフィルドシリンジの扱いにくさなど取るに足らず、省力化と相反することとなった。

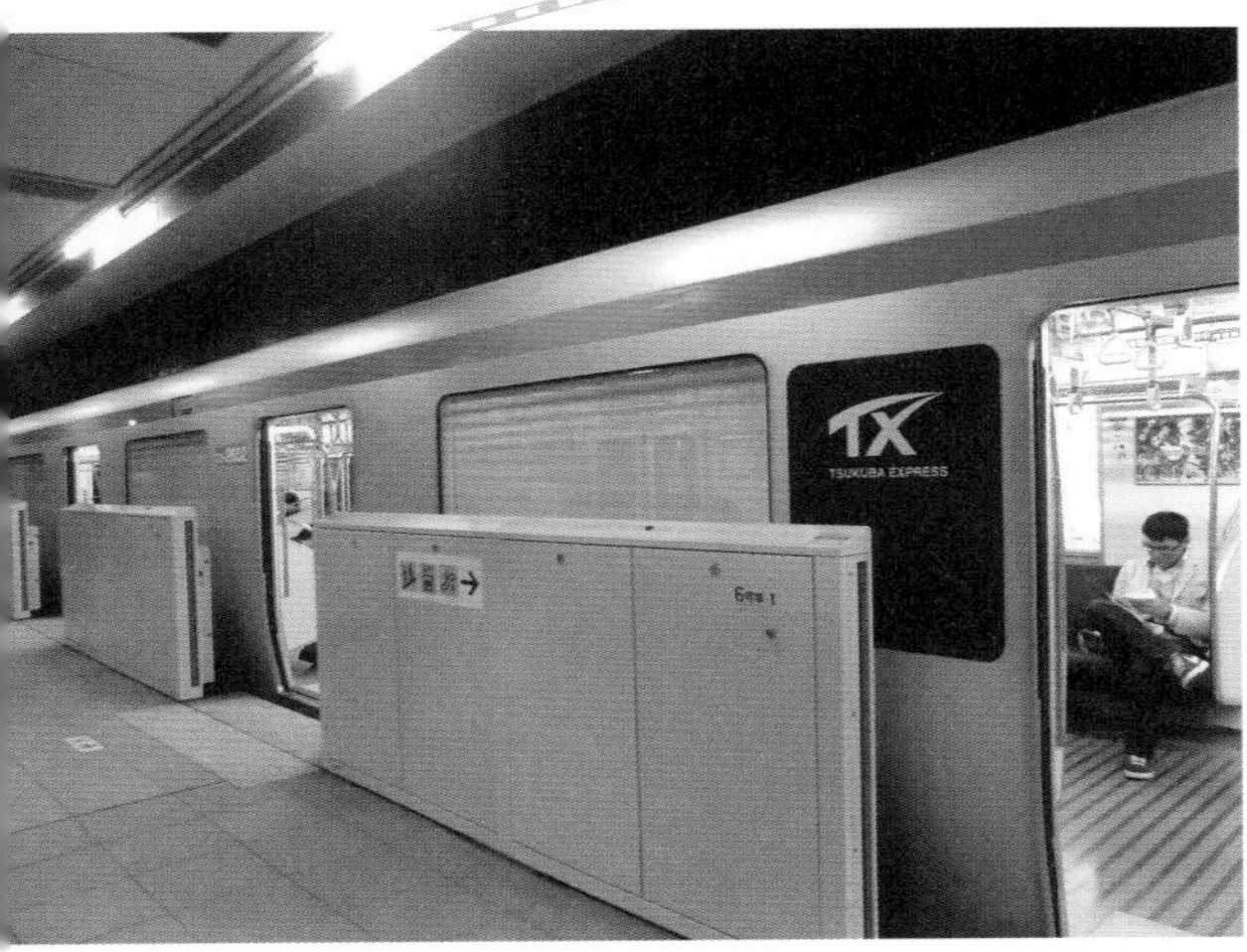

つくばエクスプレス。ホームドア完備で、高速鉄道でのワンマン運転のお手本を築いた。

最近、「先生は鉄道に造詣が深いのですね。エッセィも連載されていますし…」と言われる。乾癬を専門と称されるより、余程気が楽でありそもそも嬉しい。しかし、「雑誌はなんでしたっけ？ ○○ Dermatology?」。状況は2カ月前と何ら変わっておらず、同誌編集部U氏はまたもニヤリである（ひとつ前の「ストーマスキンケア」が本記事の2カ月前に掲載）。本誌も、三文エッセィで幾ばくかの知名度向上を狙ったのであろうが、原稿料をケチるがあまり筆者の如きプロの作家に程遠いニセモノを登用した編集部Iさんの誤算であろう。出版業界において、知名度向上とコスト削減は相反する事実を学んだIさんは、今日も鬼編集者と化して先生方の投稿論文に目を光らせている。

プレフィルドシリンジ

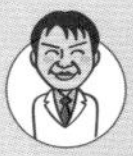
予め薬剤が充填された注射器のこと。注射剤は通常、アンプルやバイアルと呼ばれる容器に入っており、使用する際にその都度調整する。しかしプレフィルドシリンジは既に注射剤が注射器に充填されているため、そのまま使用が可能である。メリットとして、①感染リスクの軽減、②調整時のミスを軽減、③即時使用可能、などが挙げられる。

憧景雑感 ①

降車ボタン――この世に生を受けて

記憶力が滅法悪い。しかし、最も古い記憶は3歳である。当時長崎に住んでいた筆者は、妹の出産のため父とバスで産科医院に向かっていた。間も無く最寄りバス停に到着する際、父にせがんでバス天井に取り付けられている〝降車ボタン〟を押したのだが、その降車ボタンの形状が、今でもはっきりと記憶に残っている。恐らく、天井のそれに触れることが出来ぬ3歳の筆者にとって、父に抱えられてのささやかな冒険であったのであろう。ちなみに、古い記憶に関する調査では、最初の記憶が平均3.9歳とされ、筆者は案外早い方である。

しかし、ここで医学の常識には仰天する事実を書かねばならぬ。実は筆者はそれを遡ること遥か以前の記憶が残っているのである。自ら記すのも憚られるが、実は筆者は稀に見る大天才としてこの世に生を受けたのである。順調にいけば、今頃斯様な駄文を認めることもなく、当然皮膚科医なんぞにはならず、例えば物理学においてかのアインシュタインを超えるような大法則を発見していたであろうし、文学においては夏目漱石を超える文豪になっていたであろう。ところが、この大天才が凡人以下に転落する事件が、早くも生後3日目に勃発した。

それは忘れもしない1968年11月30日昼過ぎのことである。この世に出て3日目の筆者は、早くも天才ぶりを発揮し、我が国における自衛隊の矛盾なんぞを熟考していた。閉眼し瞑想してい

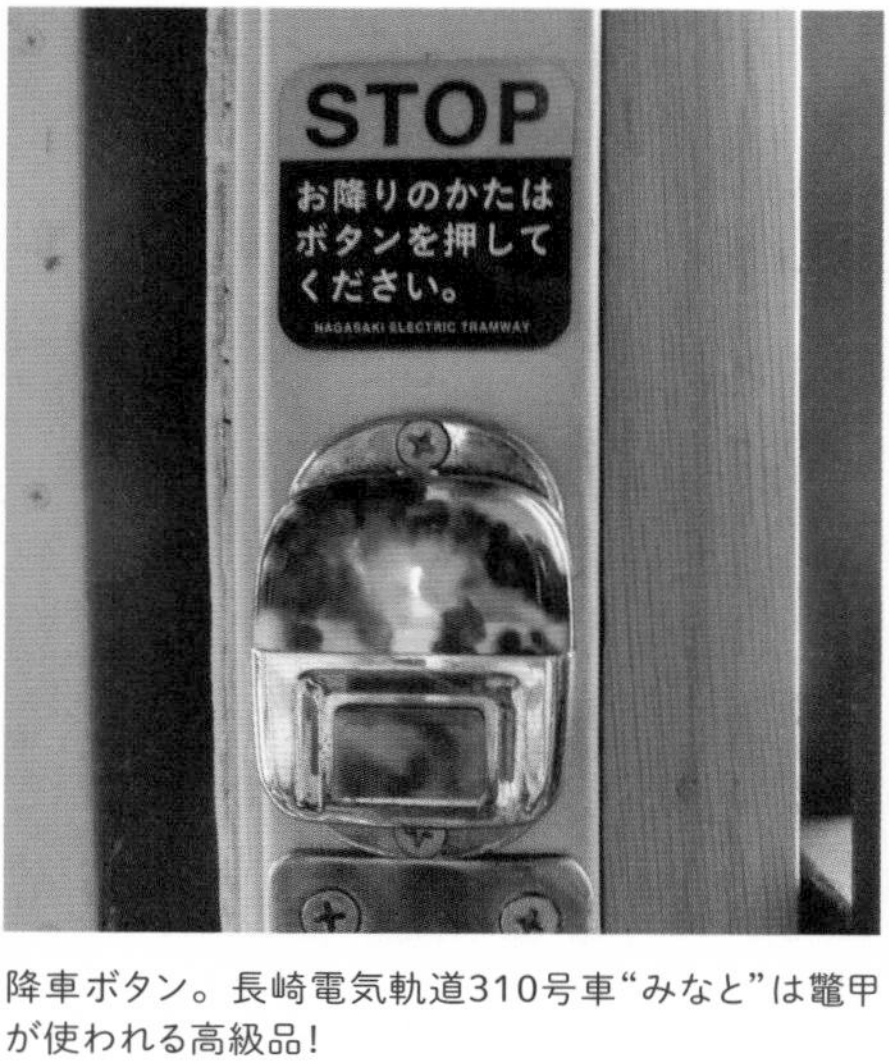
STOP
お降りのかたは
ボタンを押して
ください。
NAGASAKI ELECTRIC TRAMWAY

降車ボタン。長崎電気軌道310号車“みなと”は鼈甲が使われる高級品！

ると、傍を通った看護師が、あろうことか筆者の爪が伸びており、切ってあげようと思い立ったという。この愚かなる看護師は、筆者の高度知的作業中の姿を、単に赤子がすやすや眠っていると勘違いしたようである。恐るべきことに、筆者は生後3日目で皮膚科学をほぼ修得しており、Terry帯から爪甲遊離縁までは正常範囲内であり爪切りは不要と断じた。しかし、既に哲学的頭脳をも兼ね備えた筆者は、薄給ながら日々産科医療に従事するこの直向きな看護師に、その事実を告げ厚意を落胆させるのも忍びないと思い、目を瞑り日本国憲法論なんぞを静かに吟味していたのである。果たして、この看護師は筆者を抱きかかえ、窓側のベッドに移した。爪切りを準備すべく、ナースステーションに戻ったところ、あろうことか院長に別の用事を命じられたのが悲劇の始まりである。

時間が長く感じられた。国際社会の恒久平和を考えていると、どうも寒い。待てど暮らせど現れぬ看護師に、ひとまず高度知的作業を中止し、ここはひとつ大学病院にでも移送を請うべく電話を探すが、悲しいかなその肉体は生後3日目の赤子であり思うように動かぬ。無情にも時間は過ぎ、次第に息苦しくなってきた。何より寒い。これは生命の危機である。後遺症が残ると直感し、国際弁護士を手配しようとフランス語を発するも、やはり悲しいかな赤子である故泣き声にしかならぬ有様である。もう、この世ともお別れだ。思えば短き人生であった。しかし、生命とは所詮儚きものである。次第に目前が暗くなり気が遠くなった。

その鳴き声を聞きつけた看護師は、口から泡を吹きながら小刻みに震えている赤子を発見した。直ちに保育器に入れられ懸命の処置がなされた。この結果、筆者はこの世に舞い戻ることになったが、なにより残念なのは、この一件で筆者の稀に見る高度な脳細胞がほぼ全滅してしまったことである。凡人となった事実に筆者は思わず嗚咽したが、そのか細い赤子の鳴き声は図らずも医療者を安堵させる皮肉な結果となった。文豪が偽エッセイストに堕落した瞬間でもあり、この事件が長き時を経て本書出版につながるとは誰も知る由もなかった。

第2章

乗車中の出来事

乗車中は思いもよらぬことが起こる。
一瞬たりとも気を抜けないのである。

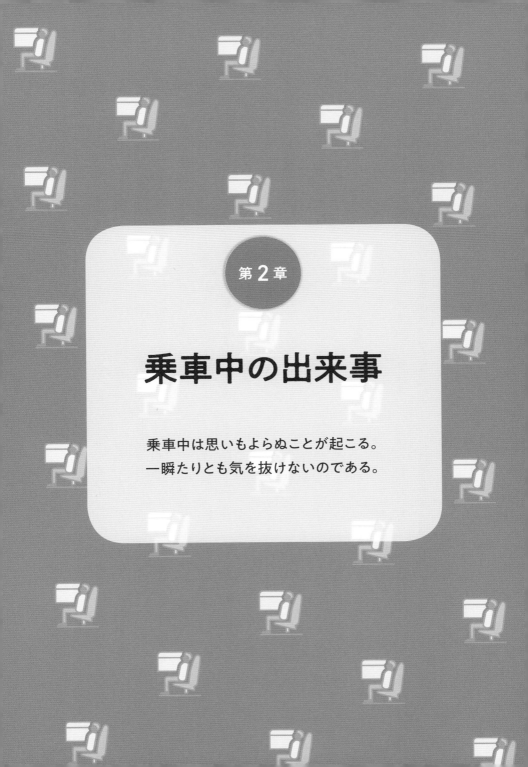

虫刺症とその誤診

「うちの子、先天性表皮水疱症でしょうか？」父親の発言にギョッとする。筆者にはどう見ても虫刺症にしか見えぬ皮疹を前に、これは名医が診ればそう診断するものかと思案する。昨日だしぬけに下腿に水疱が1カ所現れ、痒いという。無論これまでに水疱出現の既往はない。訊くと、子供自身が外で遊んだ後に出たと証言する。幸いモンスターペアレントではない紳士的な父親と雑談を交わすうち、実は元来医師志望であり医療に興味があると判明した。インターネットでこの病名がヒットしたらしい。医師に憧れを有する市民はさほど多くはないのかもしれぬが、以前開業医であった筆者の父の医院へ、だしぬけに白衣を身に纏うおっさんが現れ、「院長の依頼でこれから診療を行います！」などと意味不明の宣言をする事件があり、仰天したことがある。

医師に比較し、鉄道員に憧れを持つ人物は多い。ある時、京浜急行の京急蒲田での乗り換えの際、扉の近くで構内放送ではなく声を張り上げ旅客案内をする人物がいた。不思議なことに、この男は制服ならぬトレーナーを着ており、さりとて的確な案内をしている。ドアが閉まる際にも〝ドアが閉まります〟ではなく、京急に準じて〝ドアを閉めます〟などと細部へのこだわりも見逃せない。果たして、鉄道に憧れを持つ一般人の良く言えばボランティアなのである。筆者が向かいのホームで羽田空港行を待っていると、男が現れ案内を始めた。流石に筆者は左様な奇行は羞恥の念からできぬので、せめて男を楽しませてやろうと、「すみません。穴守稲荷には停まりますか？」と訊いた。男は待っていましたとばかり目を輝かせ「次は快特ですから停まりません。下のホームのエアポート急行だけど、もう出るな～。抑止をかけられるかな？」などと喜々としている。〝抑止〟とは、電車の発車を待たせることであり、そもそもトレーナー男にそんな権限などあろう筈もない。言い終わるや否や、男は電光石火の如く遠く離れた普通列車待避線まで走っており、今度は「横浜方面お急ぎのお客様は、後方より快特三崎口行です」などと声を張り上げている。京急蒲田は高架化された際、土地の制約から本線待避線が遠方にある為、結構な距離を走らねばならず、誠にご苦労なことである。男はさらに駈け足で戻り、到着した三崎口行の案内を行っている。再度筆者の近くに戻ってきたので、その苦労に敬意を表すべく「上大岡にはどれが早いのですか?」と訊いてみた。京急ファンであれば、〝上大岡〟を出すあたり、

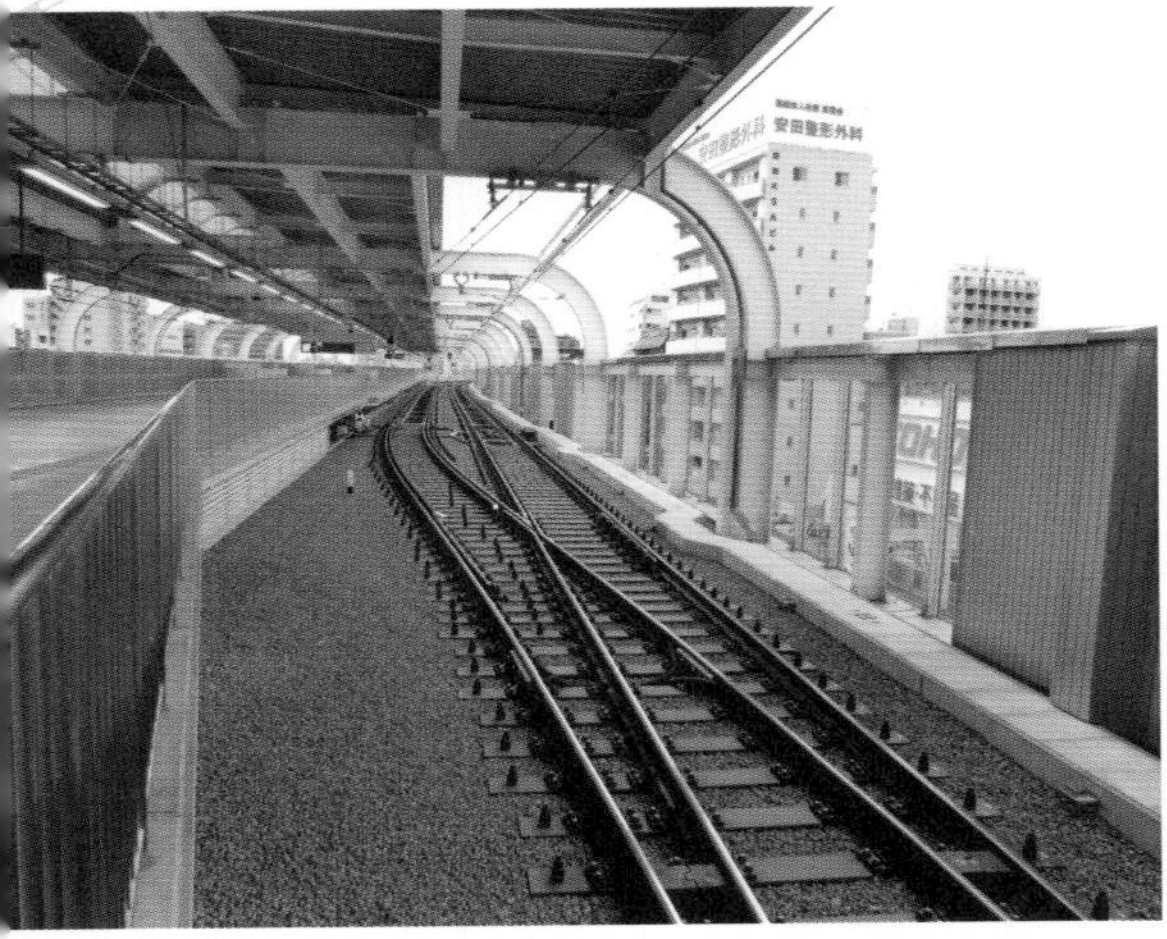

京急蒲田駅。土地の制約から待避線は遥か横浜方面に存在。普通電車が発着する。

かなりのツボを押さえる筈である。しかし、豈図らんや男は「お客さんは穴守稲荷でしょう?」などと筆者が忘れかけた事実を覚えており、男の自尊心を傷つけてしまった。謝るのもどうかと思っていると、本物の駅員が数人で現れ、トレーナー偽駅員は両脇を抱えられ、哀れにもどこかに連れられていった。筆者の心の中で、この時のＢＧＭが〝ドナ・ドナ〟であったことは言うまでもない。

「先天性表皮水疱症の心配はないと思いますよ」
「では虫刺され以外には何か考えられますか?」
筆者にとっては専門医試験の如き修羅場である。子供に喋らせぬ父親に一発かましてやろうと「あとはGrover病かな?」新たな病名の出現に父親は興奮して帰っていったが、子供は自分の病気なのにと不満そうであった。せめて最後に手を振ってあげると、ちょっとにっこりした。屈託のない最高の笑顔であった。筆者の心の中で、この時のＢＧＭが〝魔王〟であったことは言うまでもない。

絶対的予約術

当院では、手術や定期処置に関しては予約診療であるが、それ以外は予約を受け付けていない。当然、予約診療のほうが患者にも効率性から喜ばれるのかもしれぬが、キャンセルの場合の罰則が科せられないのがネックであろう。事前に連絡を入れてもらえれば、他の患者の診察に順当できるが、無連絡は勿論、直前にキャンセルの連絡を貰っても、他の患者を処置することはできない。

鉄道においては、優等列車を中心として予約が可能である。当然、指定席もキャンセルの場合は手数料収入が入り、さらに出発2日前からは手数料が跳ね上がる。医療とは異なる合理的なシステムであり誠に羨ましい。反面、普通列車では指定席を連結する列車が極めて限られているため予約は難しい。特に混雑する線区では、着席は運に支配され、首都圏の通勤区間ではむしろ立席が普通である。

ある時、電車に乗ると一角の席が空いている。車内はそこそこ混雑しており、立客も多い。何か本稿のネタになりそうな理由があるのであろうと筆者は眺めていると、果たしてすぐに判明した。中年男性が空席に着席した瞬間、それまで空席を悠々と占拠していた初老の男が間髪を入れず話し出した。〝ボクはね、日本銀行に405兆円貯金しているのさ!〟男は無視である。〝神奈川県内にセブン-イレブンを8店舗経営し、茨城県

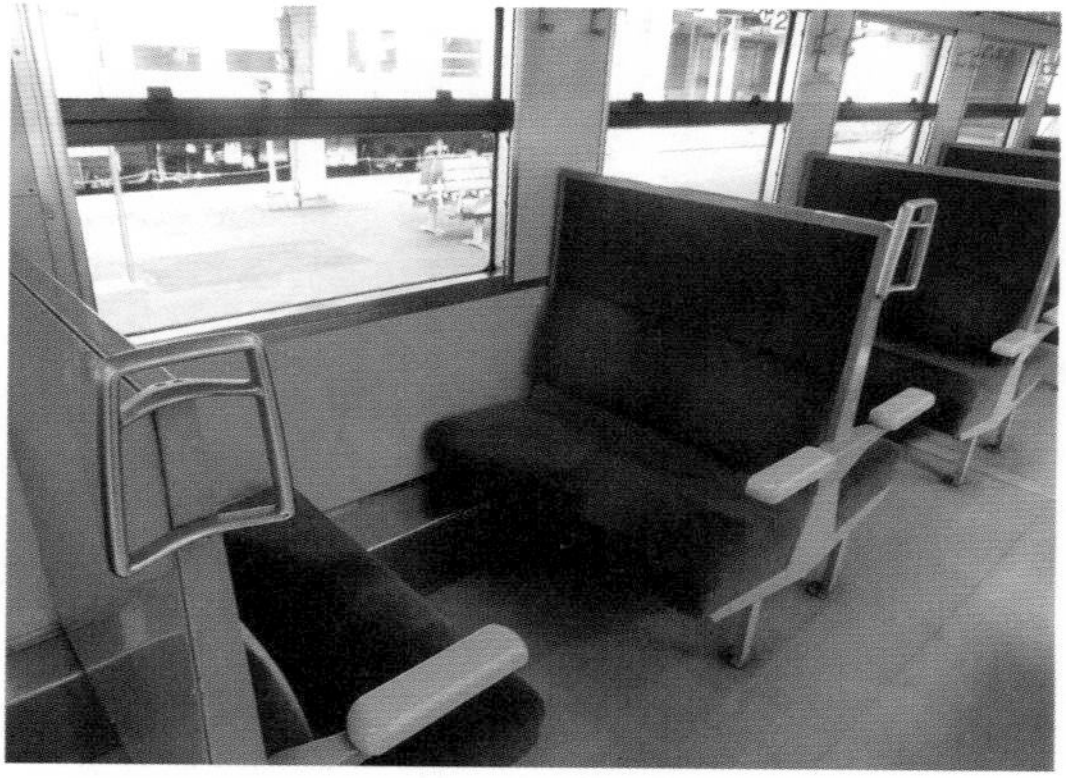

今でも残るボックスシート。強面の男や変人のオッサンがいると3席無駄になる。

にはローソンが６店舗〟男は初めて大変なところに座ってしまったと後悔する表情をみせる。〝おまけに滋賀県に自動販売機を２機もっているのさ！〟ここで男は根負けしたのか、そそくさと席を立った。斯様な初老の男の出現は筆者が極めて好む場面である。興味津々として、引き続き何食わぬ顔で観察した。果たして、次駅で事情を知らぬ若い女性が男の隣に座った。男は待っていたとばかり〝ボクはね、日本銀行に４０５兆円貯金しているのさ！〟などと始めた。〝埼玉県内にミニストップを８店舗経営し、千葉県にはファミリーマートが４店舗〟恐るべきことに、件の初老男は異なるコンビニチェーン店のフランチャイズをもつ凄腕経営者なのであった。この調子であれば、世界各国に自販機を持っているに違いない。驚いた女性は忽ち席を立ち、隣の車両に移動する有様である。かくして、初老の男は並み居る着席希望旅客を次々撃破し、空席を確保し悠々と着席している。しかし、ここまで記すと、時々街中で見かけるたいそうオメデタイ男と誤解されるであろう。ところが、恐るべきことに初老女性が乗車し、何も知らぬが如く隣席に座った。さて、貯金自慢が始まると思いきや、男は黙ったままである。当然女性は何の疑問もなく隣におとなしく座っている。いったい何が起きたのであろう。さてはこの瞬間世界恐慌が起き、円の価値が暴落してしまったのか……⁇　電車は順調に走り終着駅。乗客は皆ホームに下車する。ゆっくりと最後に降りた筆者は、その初老の男女がともに歩いていく姿を見逃さなかった。夫婦であろうか、知り合いなのか、あるいは不倫カップルなのか、誰からも文句の出ない究極の座席確保術を見せつけられた。

教訓！　日銀に４０５兆円の貯金をし、多数のコンビニを持ち、自販機を数台所有していれば、我が国ではどんなに混雑した電車の中でもタダで着席が確保されるようである。

子どもの興味

皮膚科診療の醍醐味の一つは、小児から高齢者まで幅広い年齢層の患者と接することであろう。押並べて高齢者は穏やかであり対応に大きな差はないが、小児の気性は様々であり苦労する。液体窒素凍結療法に全く動じぬ中学生に、「痛くなかった?」と訊くと、「これ位の我慢など容易い」なんぞと悟りきったことを言う。きっと将来彼は宗教家になるのであろう。アトピー性皮膚炎の小学生に外用療法を勧めたところ「ジェネリックで!」。きっと黒柳徹子の親戚なのであろう。

時に顕微鏡に興味を示す稚児が現れる。大抵、水虫の父についてきており、「なにそれ?」「何が見えるの?」「水虫は動くの?」「見せて!見せて!」うるさきことこの上ない。しかし、こちらもサービス業である。時間の許す限り、真菌検査を説明し、時に顕微鏡を覗かせる。「いる!いる!」研修医でも見つけられぬ糸状菌など、絶対発見できぬ筈であるが、面倒なので「よく見つけたね!凄いよ!」。満更でもなき顔をする稚児。でも、これがきっかけで将来医師となり、剰え皮膚科医にでもなれば筆者の功績は大きく、将来の名医を確保する意義は大いに褒められよう。幼少の頃の興味は、〝三つ子の魂百まで〟なのである。

皮膚科医になりたい!という稚児は稀であろうが、電車の運転士になりたい!という少年は多い。近年、前面展望を売りにする列車も多く人気が高い。通常の電車でも先頭車両に陣取り、前面展望を楽しむ少年の姿は多い。何を隠そう、筆者も通常運転室直後に陣取り前方を凝視している。大人のくせに……と思われようが、筆者は前面の景色を楽しむほど暇人ではなく、運転士が安全確認をしているのか?　信号誤認はないのか?　を厳しくチェックしているのである。何せ海外のLCCが他のパイロットを追出し、墜落させた時代である。一人乗務の運転士に何か不穏な動きがあれば即非常ボタンを押すべく、絶えず緊張感を持って乗車している。診察室では見られぬ鋭い眼差しは、周囲の乗客から白い目で見られるかもしれぬ。しかしその電車の安全運行は筆者のお蔭なのである。感謝されてしかるべき行為への誤解に

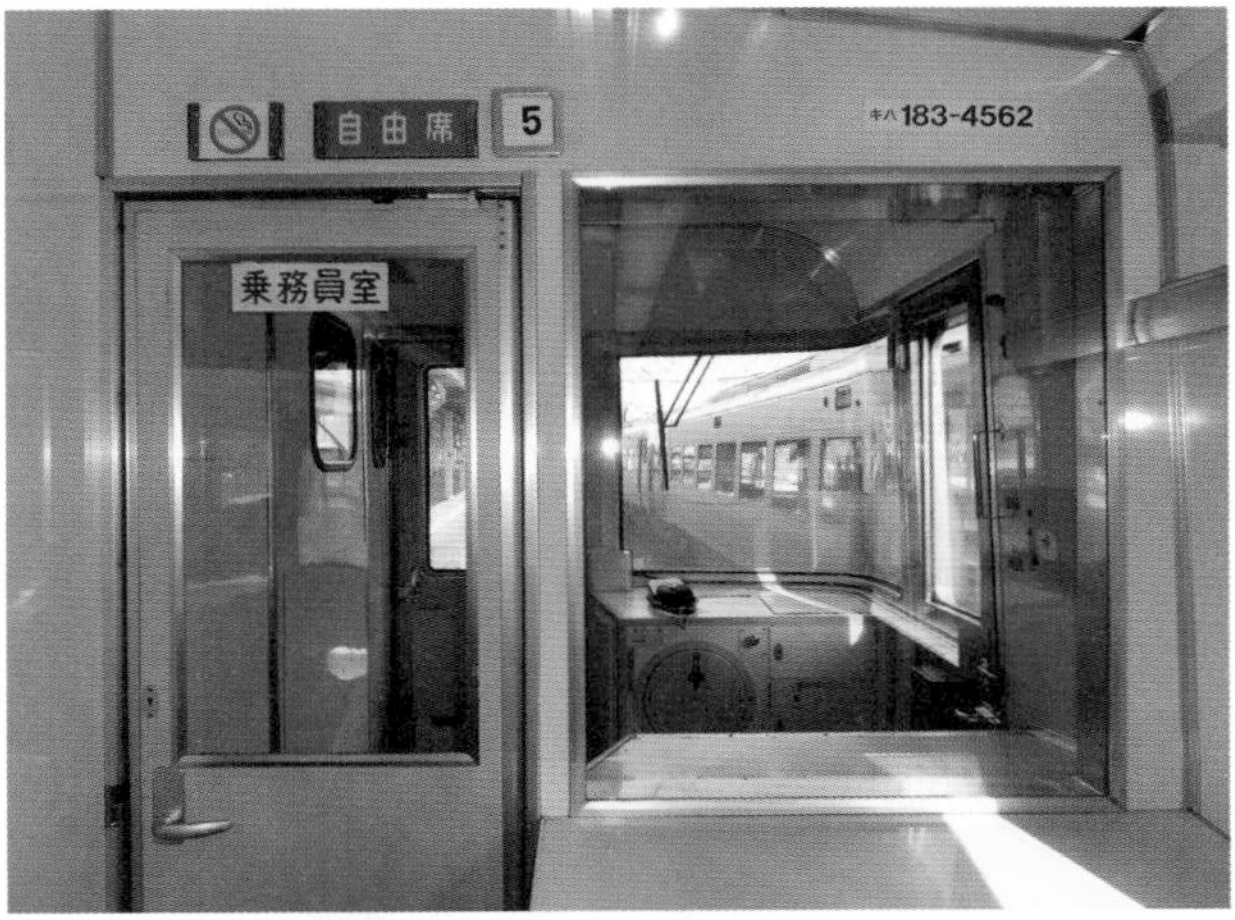

JR北海道、特急「北斗」の最前列右側座席。雄大な北の大地を疾走する前面展望が楽しめる。

対する無念は筆舌に尽くしがたい。

本日も安全運行の為、運転室直後に陣取る。車内もそこそこの混雑である。気が付くと、筆者の後ろに、電車運転に憧れる男児が立っている。運転士は指差確認もしっかり行っており駅への停止も極めてスムーズだ。筆者なくとも安全運行には問題なしと判断し、男児に前を譲ろうかと思案するうち、駅に到着した。すると、大勢の乗客に混ざり強面の堅気でない男が乗車した。満員となった車内に冷たい空気が流れる。あろうことかドスの効いた声が筆者に向けられた。テロか？　殺されるのか？「おい！　すまん！このボウズ、前を見たいんや！　代わってくれよ」死刑から放免される喜びをひた隠しにしながら「どうぞ！どうぞ！」とダチョウ倶楽部よろしく後ろに下がる。「さあ、ボウズ！　前をみろ！　楽しいか？」暫くして電車はトンネルに入った。前面ガラスに反射するニヒルな笑顔の悪役スターの下に、景色など目に入らないであろう凍りついた少年の顔が映った。その表情は、少年の職業選択肢の中から「電車運転士」が消えた事実を物語っていた。我が国から未来の優秀な鉄道マンが一人減った瞬間であった。

学術大会成功の秘密は？

昨年、四日市で開催された第62回日本皮膚科学会中部支部学術大会に参加させて戴いた（2012年初出掲載）。主催された三重大学の先生方の様々な創意工夫と、参加者へのご配慮に接した素晴しい学会であった。質疑応答も活発で、秋の好日、学問に没頭される先生方の充実した表情が印象的であった。学問にあまり縁がなく、この連載の如く一流皮膚科専門誌から皮膚科と全く無関係の原稿を依頼される筆者は、学問に没頭することなく??、（編集部担当者注：あくまでご本人談で、小誌は純皮膚科的依頼原稿もちゃんとお願いしています）学会帰りに近鉄のナローゲージに試乗してきた。

　ナローゲージとは文字通り、狭い線路幅を有する鉄道である。軽便鉄道とも呼ばれ、通常の鉄道車両に比較し低規格であり、線路も狭ければ電車自体も小ぶりな可愛らしい鉄道である。線路幅が広ければ、より高速で安定した走行が可能であり、新幹線は１４３５ミリに対し、ＪＲの在来線は１０６７ミリである。当然、在来線は、新幹線に比較し最高速度も低くなるが、建設費が少なくて済むため国策として狭軌が採用された。ナローゲージはさらに狭く７６２ミリ。以前は全国各地

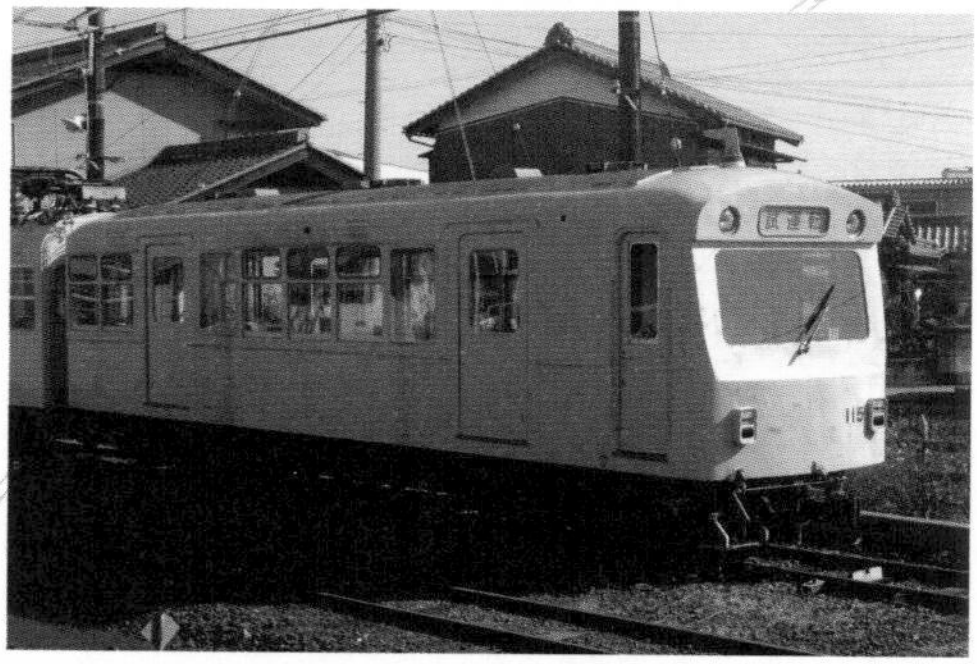

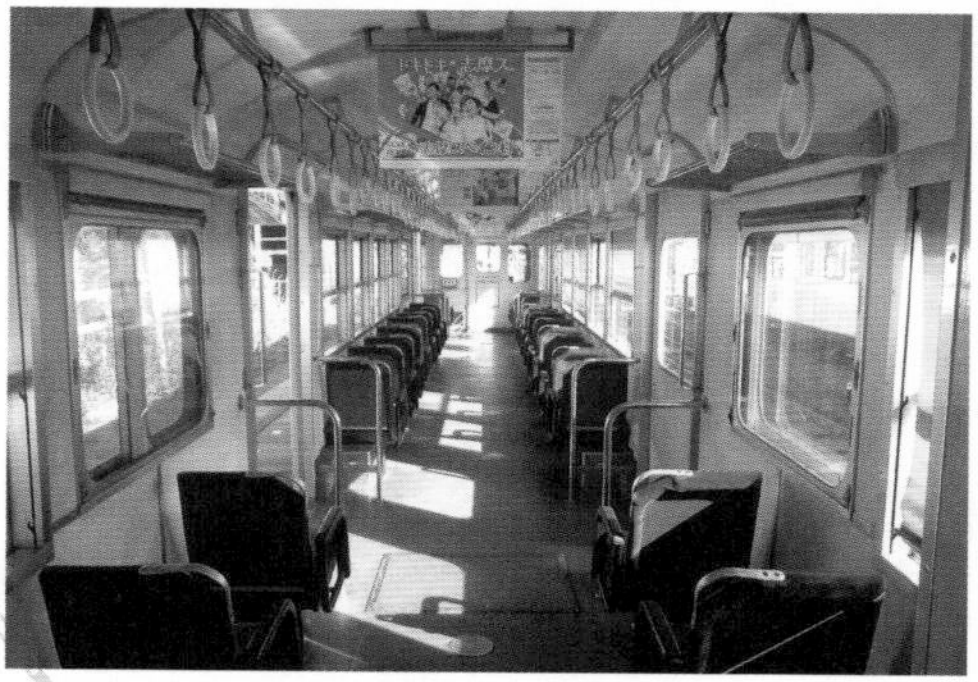

内部線電車。車体は小ぶりであり、車内もバスの如く一人掛け椅子が左右に並ぶ。

に存在したが、車社会の到来と共に次々と姿を消してしまった。しかし、ＪＲを除いて日本一の路線距離を誇る近鉄には、その資本力もあってか、四日市市内に内部《うつべ》・八王子線が今日も健在である。「内部線？　あんなの遅いですよ。ここらの人は誰も乗りませんわ！」とタクシー運転手。しかし学会場から内部駅までは意外に長距離で、上がるメータに表情も浮き浮きしており、「じゃあ帰ります」と言おうものなら、拉致される勢いであった。果たして、小ぶりな内部駅は住宅街にだしぬけに現れた。しかし、30分間隔での運行はさすが大手私鉄。名古屋までの直通乗車券も購入出来、妙に感心する。早めに改札を入ろうとすると初老の駅員はとても親切な対応であった。さらに、折り返し時間を使い電車をいたわるように車内清掃する姿に思わず涙する（ウソです…）。電車はワンマン運転。運転士は、スピードこそ最大40キロしか出さないものの、丁寧に運転する。自転車並みの速度だが、安全確認は怠らない。車内は狭い通路を挟んで一人掛け座席が並び、タクシー運転手の言葉とは裏腹に、結構乗客は多く3両編成の小さな電車はほぼ座席が埋まった。乗客は高齢者が多く、のんびり走る電車の中で皆楽しそうに雑談に興じ、いいムードだ。終着の近鉄四日市も小ぶりな地平ホームに到着。ここでも駅員が下車する乗客に笑顔で挨拶していた。

インターネットの発達で、瞬時に情報が駆け巡る現代社会。東京⇔名古屋間を40分で結ぶ中央リニア新幹線もまもなく着工開始の時代。どんどん慌しくなる現代社会において、自転車並みの速度を持つ鉄道が生き残る秘密は、乗客の笑顔と職員のサービス力かもしれない。そう考えたとき、学問を楽しむ先生方と、思いやり溢れる三重大学の先生方の姿が重なり合った。学術大会成功の秘密もきっと同じであるに違いない。

のんびり走る電車を心から享楽した筆者。しかし、その後の新幹線は「こだま」に目もくれず、あっさり「のぞみ」に乗込んだ筆者を目撃された先生！　何卒内密にして頂きますよう伏してお願い申し上げます。

皮膚科医と化粧

皮膚科医を生業にしていると、時に化粧品についての質問を受ける。無論、優秀な皮膚科医であれば、皮膚のことなら何でもござれ！　で適切に対応ができようが、筆者のようなヤブ医者は鉄道のことならいざ知らず、化粧品のことなどそこらのオヤジに毛が生えた程度の知識しか持ち合わさぬ。そもそも、化粧など本当に大変な作業であり、男に生まれた僥倖を日々噛み締めている。しかし、知らぬ存ぜぬでは到底済まないので、筆者なんぞでも相手にしてくださる製薬企業や化粧品会社に情報提供を願っている。有難いことに、患者へのサンプルなどを提供して頂けるため、確たる知識がなくとも、「そうだ！　高級石鹸のサンプルがあります。今日は特別にお分けしましょう」と深夜のインチキ通販の如き言動とともにサンプルを渡すと、すっかり患者は喜んでしまい、筆者の無知ぶりなど忘却の彼方となり極めて都合がよい。思わず30分だけオペレーターを増員したくもなってしまう。

尤も、外見が美しいというのは重要なことである。鉄道においても、近年は見違えるばかりに綺麗な施設が増えた。昔は、汽車と呼ばれるが如く、蒸気機関車が客車を牽引するのが一般的であり、当然煙により車両はすぐ汚れた。禁煙車もゼロであったため、車両は独特の煙草臭を漂わせた。世の東西を問わず、列車のトイレは垂れ流しであり、デッキは不潔で臭気も強かった。ところが、その後鉄道は無煙化に取り組み、蒸気機関車を全廃した。併せて、トイレもタンク式となり最新型ではウォシュレットを備える。現在は全車両が禁煙車となったため、列車は見違えるほど清潔で綺麗になった。ＪＲ九州では、より魅力的な列車にするためデザインにも工夫を凝らせた。外部からデザイナーを招聘し、車体色も従来とは異にした。たとえば、特急「かもめ」や「ソニック」に用いられる８８５系電車は塗装を白を基調とした。その結果、産業デザイン振興会グッドデザイン賞を受賞したが、その分現場の負担は増えた。白は汚れが目立つため、この電車は他の電車より車体洗浄の回数を増やす措置が取られた。外見を美しくするためには、負担が増えるのはものの通りであり、化粧に時間がかかるのも理にかなっている。しかし、一度完璧に仕上げてしまうと、維持はなかなか大変であり、素敵な金持ち風のマダムが時として老婆の如き様相で現れるが、決して非難してはならぬ。

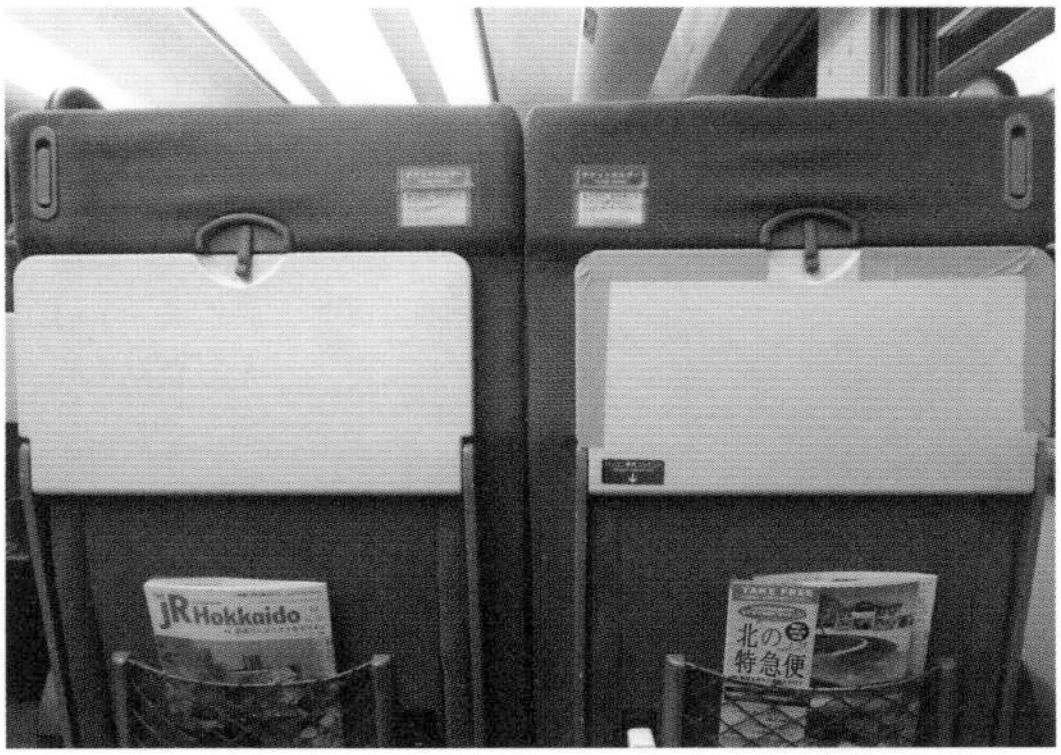

無残にもガムテープ剥き出しの特急車内。写真左下の車内誌上に会社名が出てしまっているのはご愛嬌。

ある時、ＪＲ東日本の特急電車に乗車すると、目の前の引出し式テーブルが故障していた。筆者は気持ちが鉄道マンであるため、その旨車掌に伝えると、驚くべきことに途中駅で整備担当者が乗車し、あっという間に直してしまった。さすが我が社だ！　と気持ちだけその会社の社員である筆者はすっかり嬉しくなった。これぞサービス業のお手本である。

後日、今度は違う会社の特急電車に乗車すると、あろうことか同様にテーブルが故障している。筆者同様気持ちだけ社員の乗客が指摘したのか、応急処置としてガムテープがベタベタ貼られており見苦しいことこの上ない。車掌に苦言を呈そうか？　しかし、「すみません。お詫びではないのですが、次回ダイヤ改正の時刻表サンプルがあります。差し上げましょうか？」とでも言われれば、先の苦情はどこへやら、狂喜乱舞する筆者が目に浮かぶ。苦情すら抑え込む絶大なサンプル効果に、筆者は今日も患者にせっせとサンプルを配る毎日である。

待ち時間対策今昔

　診療の待ち時間対策はかなり進んだ感があるが、それでもゼロにすることは不可能である。待っていただいている間も、極力退屈させない工夫は様々であり、最近ではキッズスペースなどを完備する施設も多い。絵本に玩具、ミニ滑り台などで小児患者を惹きつければ、多少苦痛を伴う処置でも受け入れてくれるのかもしれぬ。大人はといえば、以前の定番は本であり、週刊誌や新聞がサービスされていた。筆者が大学勤務で外来医長を仰せつかっていた頃、待ち時間対策として大画面テレビを導入した。無論、大学当局からの予算などない独自の試みで、他科に皆無な対策であったが、上司の快諾もあり我が皮膚科だけの患者サービスとなった。存外好評であったが、恐ろしいことに患者同士でのチャンネル争いが勃発し、ワイドショー派と通販派が激しく対立する何ともレベルの低い戦いとなった。そのような光景も今は昔、現在の待合室は皆スマートフォンを凝視する。

　この光景は当然待合室だけではなく、特に電車内では日常の光景となった。以前は文庫本を読む人、音楽を聴く人、お喋りに興ずる人など様々であったが、今は静かな車内である。電車の混雑度の指標として、新聞が読めるか否かというツールがあるが、今は新聞でさえスマホで読む時代であ

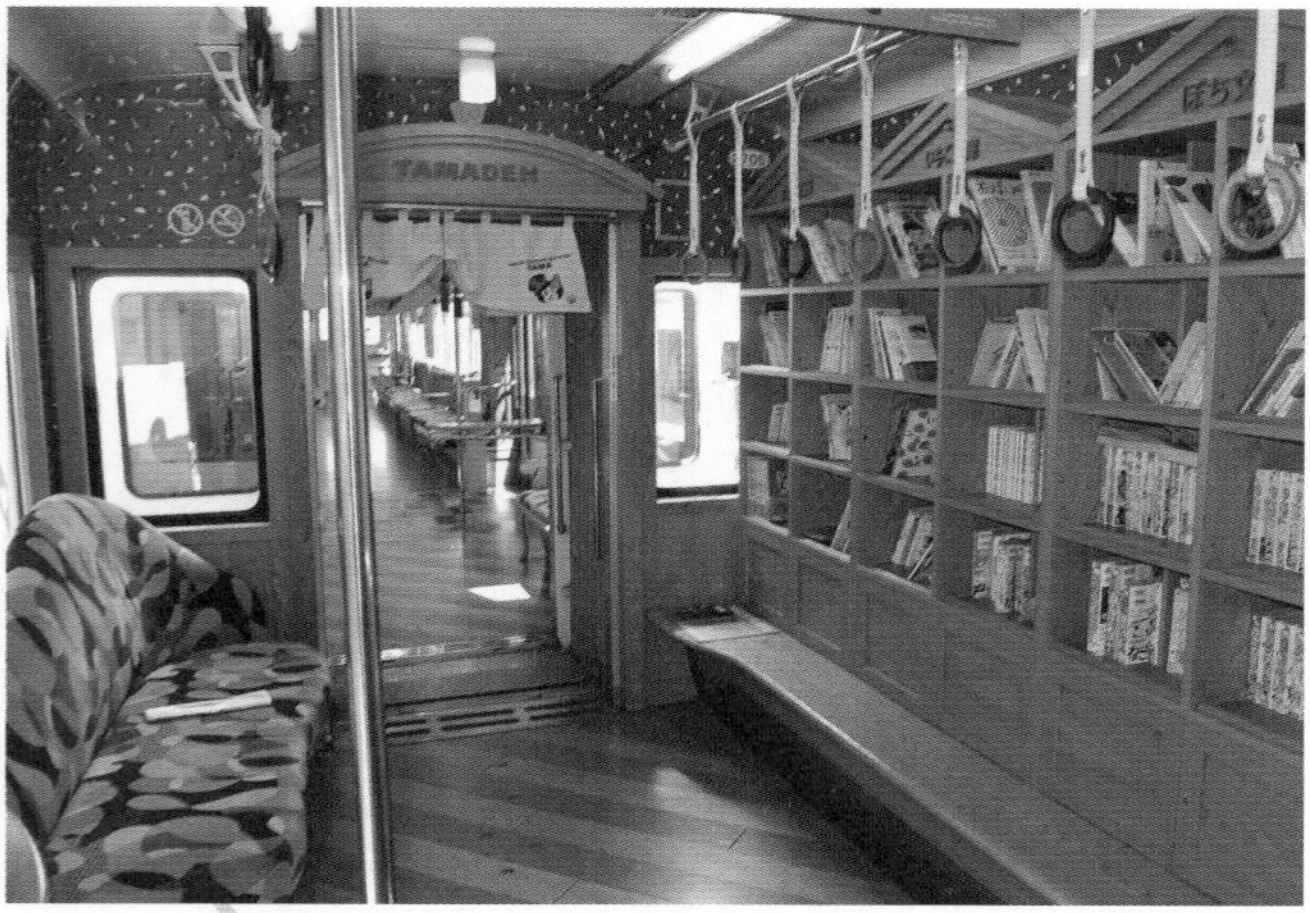

和歌山電鐵電車車内。図書館だけでなく、暖簾やかわいいシートにも注目。

る。筆者など、電車乗車中にスマホチェックなど勿体なく、その気持ちがわからない。定刻運転か否かだけではなく、運転士の技量、車掌の態度などチェックするのに余念がなく誠に忙しい。最近では電車にとどまらぬ有様であり、飛行機に乗ればその機体の所属空港から、離陸ルート、さらには機長や客室乗務員のアナウンスまで聞き逃さぬ。バスに乗れば、整理券発行機や運賃箱の機種から、最近多用される運賃表示ディスプレイまでつぶさに観察する。当然、スマホの暇つぶしより筆者の気持ちを理解するほうが遥かに難しいのは火を見るよりも明らかであろう。

しかし、近年は列車乗車を楽しむ試みが多数存在する。最たるはクルージングトレインやレストラン列車であるが、これらは非日常を楽しむためであり、日常の鉄道乗車時間を有効利用するのとはいささか異なる。鉄道会社の追加料金不要の試みはラッピング車両などがある。無論、広告としてのそれは多いが、最近では子供向けにアニメキャラクターのラッピングなどが施されており、ＪＲ四国のアンパンマン列車や、ＪＲ西日本の新幹線エヴァンゲリオンプロジェクトなどは有名である。この流れは地方中小私鉄に及んでおり、なかには車内まで大幅にリニューアルした車両が存在する。島根県の一畑電鉄には沿線の出雲大社にあやかって縁結びをテーマにした電車があり、カラフルな車内にはぬいぐるみが置いてあり、記念撮影する若い女性も多い。猫のたま駅長で有名になった和歌山電鐵では、車内に図書館を設けた。1冊の本を読み切るには遥か短い乗車時間であるが、少しでも旅客を楽しませたい意欲に心を打たれる。

今日もほぼ満員の待合室は、いたって静かである。我が職場には、本も準備してあり、読書とスマートフォン半々だろうか。本来医療現場の待合室はこれで良いのであろう。医師や看護師、受付の言動をチェックし、院内に目を光らせる、電車内での筆者の如き患者が現れては迷惑この上ない。

記憶力

元来記憶力が悪いのに、これだけ病名が山ほどある皮膚科学を何故選んだのであろうか。しかも、寄る年波でただでさえ少ない皮膚科学的知識が、どんどん忘却の彼方となり嘆かわしいことこのうえない。〝この皮疹。何か読んだ気が…〟などというのは後で調べればよいのでまだマシであり、気づかぬうちに流している疾患があると思うと空恐ろしく、そろそろ隠居せねばならぬ。過日、日本を代表する皮膚科学者の先生方とお話をさせて頂く機会を得た。驚くべきことに、物忘れについて話されており仰天した。筆者の何千倍も知識を持つ天才の先生方であるが、凡人の筆者はある意味ほっとしたのも事実である。

ただ、唯一自慢を記せば、皮膚科学はいとも簡単に忘却するものの、鉄道に関しては、かなり記憶が正確であることである。いや、あったというべきであろう。筆者にとって最悪な事件がおきてしまった。

早朝から大好きな東海道新幹線で移動し、次の職場に向かった。鞄から仕事道具を取り出すと、愛用するデジタルカメラが見当たらない。そういえば、確か新幹線車内で撮影をして、隣の空席に鞄とともに出しっぱなしにした記憶がある。こともあろうに電車内に忘れてきてしまったのである。自信を木端微塵にされた時、人間はパニックになる。無論、他人にみられて困る画像はなく、そもそも憧鉄雑感用のカメラである。文章を記すのは容易いことであるが、本稿には必ず写真を入れねばならぬ。このため、鉄道利用の時は目的後回しでとにかく撮影している。結果、信号機や自動券売機など一般には無意味と思える写真が多い。剰えホームなどを撮影しているため、一歩間違えれば盗撮行為と誤解されよう。カメラから筆者が割り出され、公安に逮捕されようとも金原出版は非情にも知らぬ存ぜぬの一点張りであることは火を見るよりも明らかである。とにかく、JR東海のお忘れ物センターに電話をする。存外親切な女性が対応し、ことの詳細を訊かれる。忘れ物発見率を上げるコツはとにかく状況を詳細に伝えることである。皮膚科学的内容ではないため、乗車列車

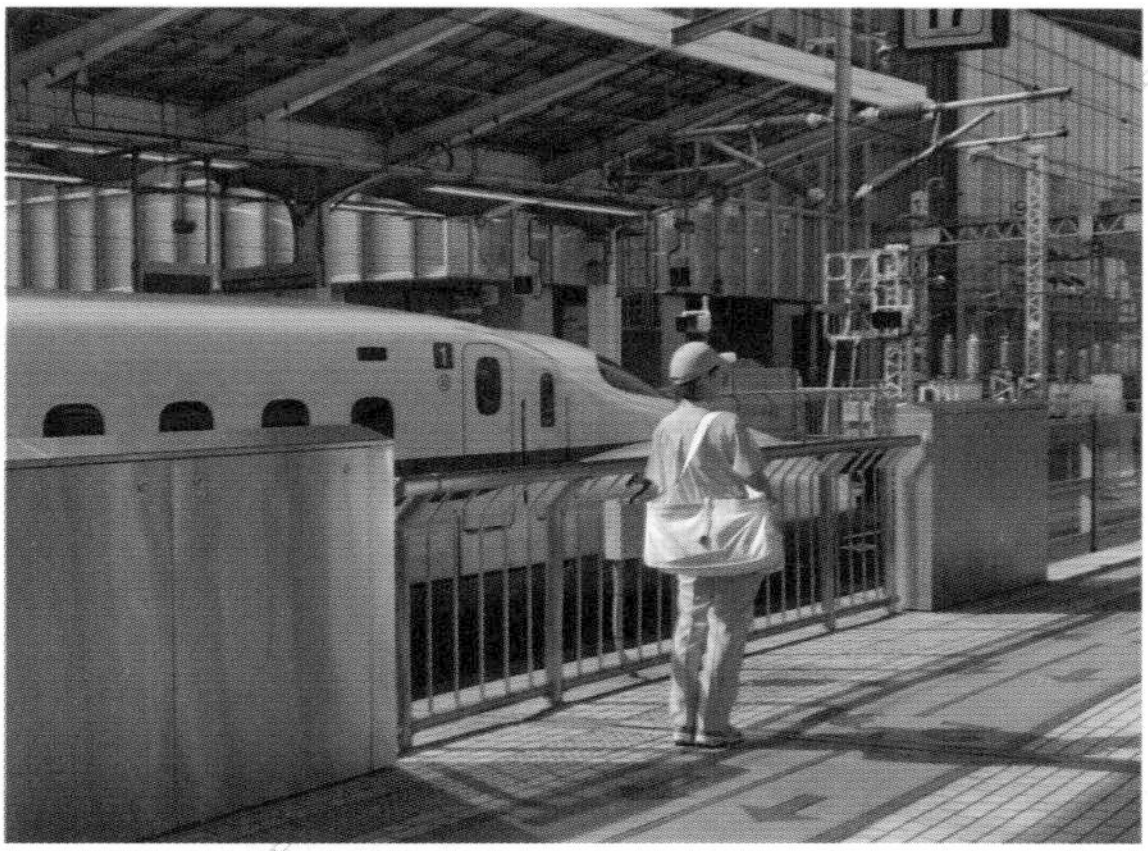

折り返し運転では清掃員が忘れ物に目を光らせる。このため入庫列車に比べ、比較的早く発見される。

と号車と席番、カメラの種類、東京駅終着時に置いてきたことを伝えた。ついでに乗車したのは到着後回送で入庫する運用の東京交番検査車両所所属で、間も無く廃車予定の７００系であることも伝えようかと思ったが、オペレーターは鉄道ファンとは限らず、過剰情報でありやめておいた。〝発見された場合にのみお電話します〟祈るような気持ちだ。実は、終着直前そろそろ鉄道敷地内でも忘却が始まるリスクを考え、座席情報を記録すべく切符をカメラで撮影していたのである。航空機と異なり切符は回収されるので、一般人が忘れ物対策としてしばしば使用する手段だ。それを忘れるなど、いくら本稿が笑いを求められる駄文であるとはいえ、ドリフターズのコント以外の何物でもなく、全く余計なことをしたものである。

暗澹たる気分ながら何とか仕事を終え、帰路に就く。金原出版は代替カメラなど進呈してくれるであろうか…と思う筆者の眼に不自然な鞄のポケットの膨らみが映った。果たして、あろうことか今や恋人より愛おしいカメラがそこにあった！　医学的には鞄に入れたことを忘れるほうが遥かに問題であろう。しかし、鉄道敷地内での忘れ物ゼロ更新のほうが、筆者にとって遥かに重要なのである。病名などどんどん忘れよう…と妙な決心をする筆者であった。

開業志向

筆者は一見開業医の如くみられるが、現在、クリニックの勤務医である。医師仲間にも間違えられることが多いにもかかわらず、何故か不思議と怪しげな業者からの開業勧誘が多い。勧誘など無礼なモノも多く、大学時代は「税金対策に大阪ミナミにあるマンションを！」など頻繁に電話がきた。嘘くさいので、試しに「祖国を憂う小生は税金を払いたくてしょうがない！」などと右翼的な出鱈目発言をしたところ、驚くべきことに「ならば東京大手町の貸事務所がよい。税金がかかりまくる物件がある」などと敵ながら天晴れ！の斬り返しを受けた。不思議と節税対策のマンションは大阪、特にミナミに集中しており、南海沿線のマンションは空室だらけなのであろうか？

昨今も開業セミナー勧誘が郵送される。具体的に〝先生に朗報！　〇〇駅近くの医療モール！交通至便。薬局間近。内科、眼科、歯科、皮膚科盛業中！〟などと書いてある。すでに同業者が盛業しているなど、筆者は何科の医師と思われているのか不思議であるが、居酒屋など異なる同業店舗が駅前に集中することで客が分散し共存共栄を図れることもあり、筆者を余程のヤブ医者と心配してくれているのかもしれぬ。

商売の基本はヒトの流れを見極めることであろう。この点駅周辺は勿論、駅構内は絶好の商業地

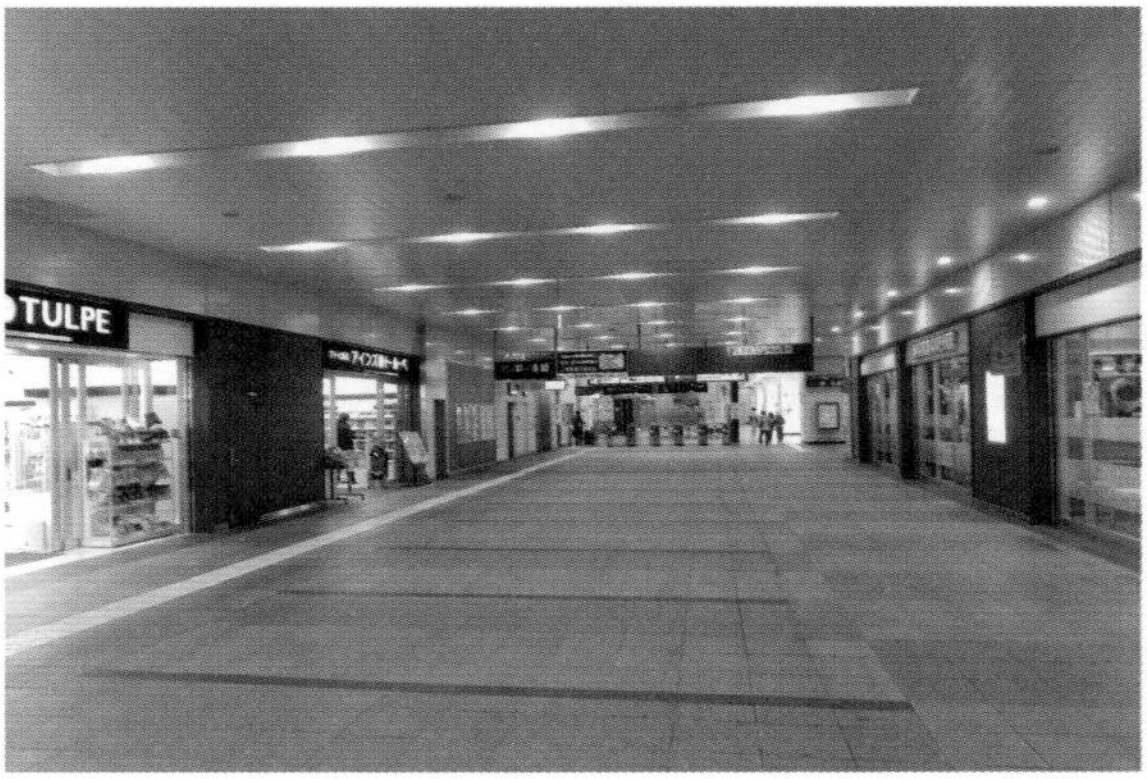

最近は地方駅でも構内営業店舗が増えた。東北本線（JR宇都宮線）小山駅も面目を一変した。

である。最近、鉄道会社はこの点に目をつけ、いわゆる〝エキナカ〟ビジネスを展開し成功させている。JR品川駅や大宮駅では、構内に多彩な店舗が並ぶ。飲食店や書店に留まらず、惣菜屋やアパレル関係、理容院などデパートの如き様相である。人気店では行列ができ、駅構内にある関係上、鉄道非利用者は入場券を購入せねばならず、この売り上げも増収に一役買う。そうだ、筆者が開業するなら駅構内がよい。診療自体も短時間で済みそうであるし、何より暇な時間には電車を見て楽しむことができるではないか。

過日、仕事で某駅に降り立つと、通路で男が騒いでいる。「有難うございます！飛ぶ様に売れています！」〝何だろう？〟「大人気の水饅頭です！」〝スウィーツは苦手だ！〟「昨日も2時間で完売しました！」〝それは凄い！〟「テレビでも紹介されました」〝そんなに美味しいの？〟「今日も完売必至です！」試しに近づいてみると「東京MXテレビで紹介！」などとあり如何にも中途半端だ。せめてテレビ東京であろう。買う気もないので通り過ぎる。5時間後の帰路、聞き覚えある声がする。「有難うございます！　飛ぶ様に売れています！」フレーズもそのままに同じ男が声を張り上げている。何と本日は5時間たっても売れ残っている様で飛ぶ様に売れなかったらしい。面白いので近寄ってみると水饅頭はまだ山積みであり以前にはなかった試食なども出ている。男は「お客さん！昨日はね！たった5時間で売切れたよ！」などと叫んでおり〝えっ？　2時間では？〟ご苦労なことだ。しかし、テレビで紹介された水饅頭が売れ残るということであれば、テレビにも出ぬ筆者がエキナカで開業した場合、水饅頭以下であることは容易に想定される。考えてみれば、皮膚科診察に敢えて入場券を購入する物好きなど皆無であろう。寒さに震えながら大声で患者を乞う哀れな筆者の姿が目に浮かぶ。電車到着のアナウンスで我に返った。現在のクリニック勤務医の幸福な生活に感謝しつつホームへと急いだ。

憧景雑感②

運転席の風景——私立住吉幼稚園

幼稚園は近くの私立住吉幼稚園であった。母は遠からぬ長崎大学教育学部附属幼稚園に入園させたかったらしいが、当時から保護者による毎日の送迎が必須であり妹を残してのそれは不可能であった。今では考えられぬが、筆者が通った幼稚園は園児のみで登下園するシステムで、現代では言語道断ともいえるセキュリティーレベルであった。筆者が過ごした長崎は坂の街で、狭隘な道に車が行きかい、よくもまあ事故が起こらなかったものである。幼稚園もまた狭い敷地にあり、校舎と園庭の間に市道を挟む構造であった。市道の両端には白線が引かれており、園児が勝手に遠くへ逃げぬよう〝白線を超えると人さらい（つまり誘拐犯）がでる〟と教育されていた。多くの園児はこの迷信に恐れ慄いていたが、生後殆どの脳細胞を失った筆者は、辛うじて残存した少ない脳ミソで〝では、なぜ下園時には人さらいが出ぬのか？〟などと質問したものである。すると先生は〝皆が家に帰るときには、園長先生が人さらいを追っ払っている〟などと、矛盾甚だしい理論を述べた。そもそも誘拐犯など身代金目当てに大金持ちの子弟を狙うものであり、筆者が通えなかった附属幼稚園の園児を狙うであろう。更に、誘拐事件など当時の長崎では全く起こっておらず、斯様な理論破綻を起こさぬためにはせいぜい〝お化け〟ぐらいにしておいた方がよかろう。

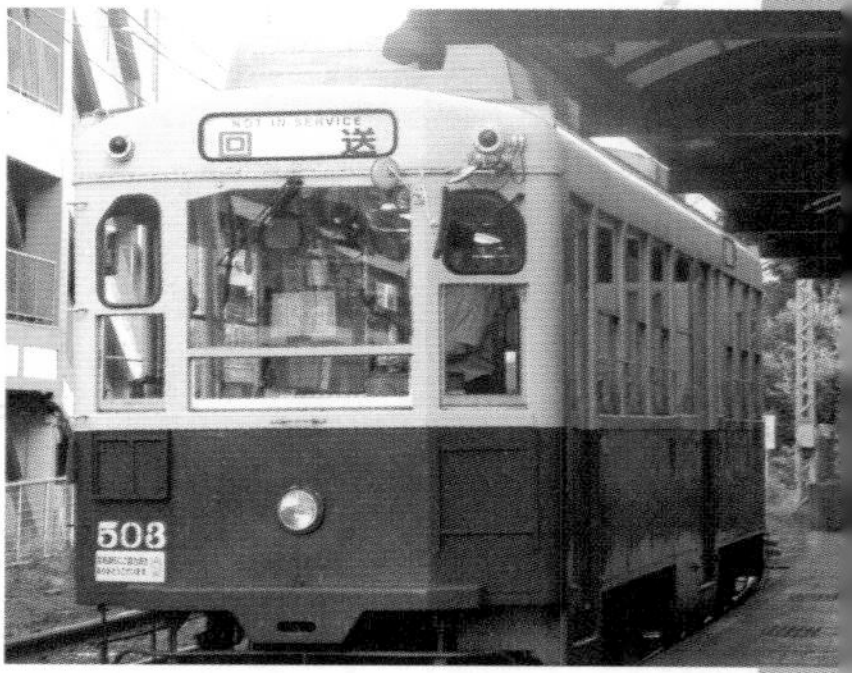

長崎電気軌道503号車。筆者が憧れた運転席に心優しき運転士が乗り込む。

　さて、幼稚園の遠足は長崎名物の路面電車を利用することが度々あった。今でも長崎電気軌道では貸切利用を受け付けており、片道10400円出せば一人でも利用可能である。遠足当日、あろうことか筆者は熱発してしまった。かなり怠かったのを覚えている。理由は忘れてしまったが、何故か遠足には参加した。果たして、往路は、今はなき車掌乗務の旧型車両が来た。箱根登山鉄道小田原市内線から譲渡された車両で154号車であった。斯様などうでもいいことを記憶している一方、皮膚科知識は即忘却するのはいかがなものかと思うが、さりとて当時から電車に興味があったことが窺い知れる。幼稚園児の電車ごっこといえば、ロープで輪を作り皆で動かすのが定番である。しかし、筆者が級友と行う電車ごっこは全く異なり、教室のドアを電車のドアに見立て、形式毎に異なるドアの開閉音を忠実に再現するという高度なものであった。ちなみに、現在でも斯様なこだわりを持つ愛好者がおり、ただひたすらドア開閉を記録した動画を公開する猛者が存在する。

遠足が終盤に進むにつれ、体調は悪化の一途を辿った。もはや立っているのがやっとで目が回る記憶である。漸く帰途につくと、帰りの電車は当時の最新鋭ワンマンカー、前が折戸、中は引戸が特徴の503号車であった。満員の車内で立ちんぼうを強いられる体調不良の筆者を心配した優しき先生は、運転士に頼んで後部運転台に座らせてもらおうか？　とそっと告げた。その愛護に満ちる思いやりを、心とは裏腹に筆者は遠慮した。幼き心にも、〝運転席立入禁止〟の札の意味は理解しており、何より自らの体調不良により担任の先生に迷惑をかけたことを心から恥じる思いであった。ただ、今思えば甘えればよかった。具合の悪い幼児を運転席に座らせるなど、法規違反とはいえ、社会が緩やかであった当時、長崎電気軌道の運転士は快諾したであろう。同社の運転士は昔も今も皆優しい人ばかりである。

一旦幼稚園に戻る友人たちと別れ、筆者は下車した電停から直接帰宅することとなった。いつも独りぼっちで帰るのとは違い、心配した先生がついてきて下さり、最初で最後の同伴下園となった。途中、雨が降ってきた。先生は手にしていた折畳み傘を広げ、そっとさしてくれた。その時、向こうから母親と一緒に帰宅する附属幼稚園児が現れ、ほどなくすれ違った。一つの傘の下に笑い声が溢れていた。妹は来春附属幼稚園に入園することが決まっている。ちょっとだけ羨ましく思えた。

つばさ写真館〜旬感〜　春

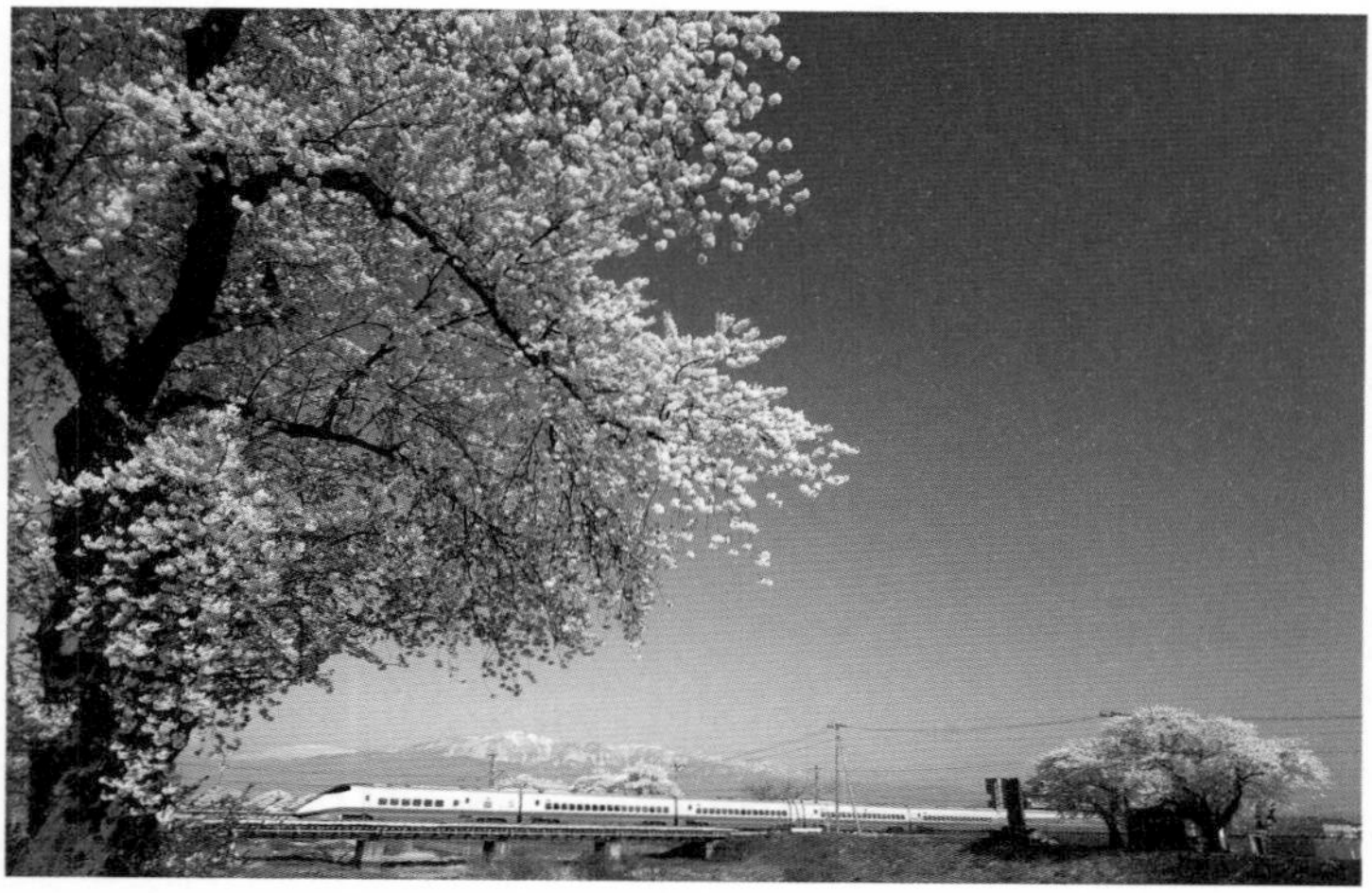

橋本秀樹（つばさ皮膚科・院長）

2014年4月25日
さくらんぼ東根－東根間（東根市）つばさ128号

白水川は桜の有名撮影ポイント。青空に満開の桜、
そして残雪の山々までキレイに撮れました。

第3章

診察室での出来事

何を隠そう筆者の本職は皮膚科医である。
診察室での事件の真相は…?

皮膚科医の逃場

皮膚科に限らず、外来診療室は患者と1対1で対応することも多く、時に逃場のない構造が問題となる。先日も宗教団体が電波で攻撃するため、顔面が赤くなったとの患者を診察した。不思議なことに確かに頬は潮紅している。この手の患者を無性に好む筆者は嬉々として対応した。恐ろしいことに宗教団体は患者の住むマンションの向かいのビルの屋上から電波を発し、患者を焼き殺す予定だという。警察にも連絡したが、警察無線も盗聴している様で歯がたたぬらしい。患者の話を真に受け「電波皮膚炎の1例」なんぞを本誌に投稿すると、新知見の宝庫の症例報告であっても、「遂に頭がおかしくなりました！」と編集委員の先生方に嬉々として報告する編集部Kさんの活躍で、本連載は忽ち打ち切りを宣告されよう。宗教団体潜入を試みたい筆者であるが、無論打ち切りは困るので、左様な愚行を犯す筈もなく、ささやかに糖尿病精査などを勧めた。患者は憮然とし一触即発のムードが流れたが、幸い暴力行為などはなかった。

ところで、鉄道現場で最も危険性が高い場所は運転室である。踏切事故や障害物追突の場合、高速運転する鉄道は自動車と違い回避できない。在来線には「急ブレーキで600m以内に停止」という基準があり、逆に高速運転時、600m以内であれば衝突は避けられないのである。そこで、最近の電車は乗務員を守る構造が徹底している。例えば、首都圏の新型車両の乗務員室は異様に広いのをご存じだろうか。満員電車であればそのゆとりに文句の一つも言いたくなるが、実はこれこそ運転士の逃場である。広いスペースの後部は、運転台のある先頭部に比較し障害物衝突時わざと容易に壊れるようにできており、そこでエネルギーを吸収することで運転士と乗客を守る。他方、近畿圏の新型電車をみると従来通り運転席は狭い。福知山線の事故を起こしておきながら、安全を軽視し実にけしからぬ！　とフンガイするむきもあろうが心配は無用だ。これらは運転台を高い位置に設置し、障害物衝突時にはその下部が容易に壊れることでエネルギーを吸収し、乗務員と

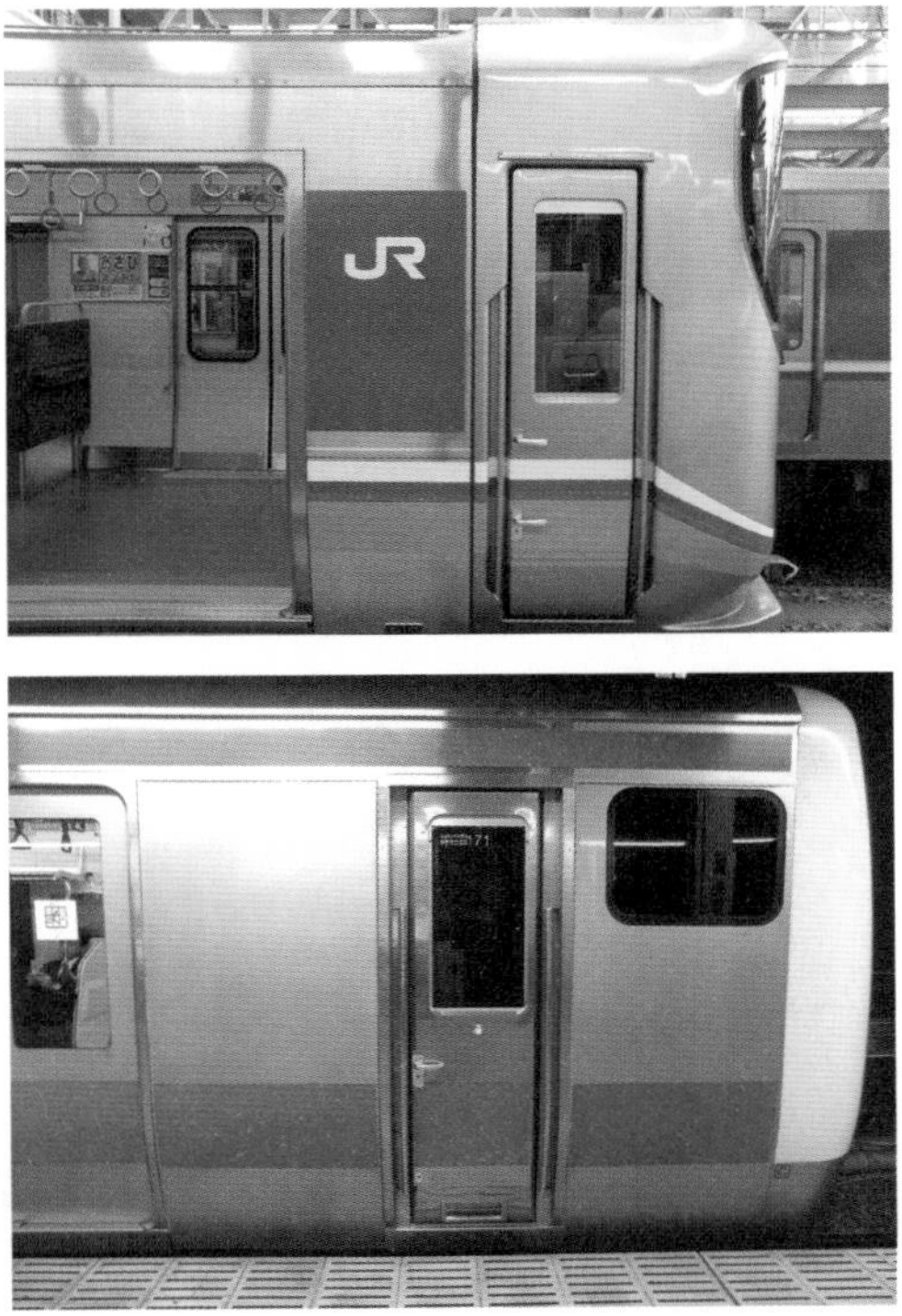

JR西日本の車両(上)に比べ乗務員室のスペースが広いJR東日本車(下)。同じ発想の異なる安全対策が講じられている。

乗客の安全を確保する。現在でも国鉄時代の車両が四半世紀を経て使用されているが、以前の鉄道車両はとにかく頑丈にして安全を確保していた。しかし、最近はわざと頑丈さを放棄し、安全対策に充てるという、常識を覆す「発想の転換」の時代となった。

過日、向かいのビルの耐震工事に使うゴムの飛散により顔がかぶれたとの患者が現れた。しかも、業者はわざと自分にのみゴムを飛散させるという。一応「ゴムの詳細が不明なので…」と言いかけると、驚くべきことに患者は耐震工事の詳細に滅法強い。聞けば以前耐震工事の会社に勤めていた由だ。そこで、休憩時間返上で30分ほど耐震工事に関する講義を受けた。複雑な物理学の公式を見たのも大学時代以来である。レクチャーを終えた患者は、無診療であるにも関わらず極めて満足して帰った。いつもながら筆者のいい加減な診療？　いえいえ、これぞ「発想の転換」による非皮膚科的診療術なのである。

一職種を極める瞬間

4月号で筆者の所属が変わったのをお気づきの先生が多く、お問い合わせを多数頂いた（2013年初出掲載）。これ以上仕事を増やしたくない編集部Tさんの指示で、急遽この件に触れさせて頂く。この春、20年奉職した大学を辞し新たな道を選択した。24歳で皮膚科医になり、定年を65歳とすると丁度折り返し地点である。筆者の尊敬するジャパネットたかたの高田 明 前社長が通販に乗り出したのは、丁度同じ43歳であり、いつしか自らの将来を考える時期を迎えた。無論皮膚科医としては変わらないが、仕事内容は変化し、新しいことを覚える日々である。

最近の鉄道会社社員は、駅務の後車掌になり運転士になり、その後また駅務に戻るというローテーションを行う。すべての職を経験し他職種の重要性を知る一方、オールマイティーの社員を養成する狙いがある。しかし、以前の鉄道員は一職種を全うするのが常であった。運転士はひたすら経験を涵養し、車掌は熱心に乗務を重ね、その結果かなりベテランになって初めて、花形の特急列車に乗務できたものである。特急専門に担当する運転士や車掌長は、エリート中のエリートであった。

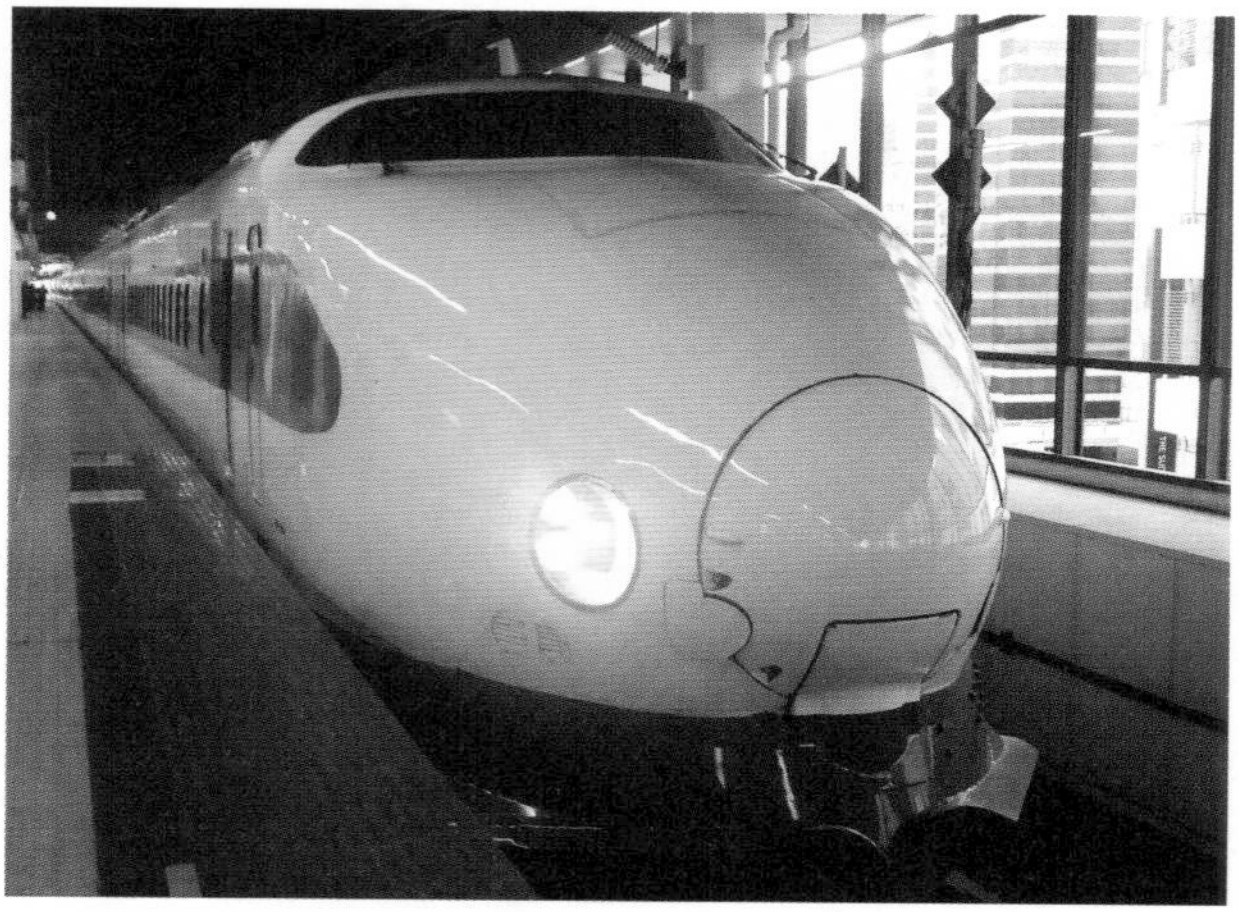

上越新幹線200系電車。筆者と同時期に卒業を迎えた僚友。最後は開業塗装に復元され有終の美を飾った。

運転士にしろ車掌にしろ、一職種を全うした最後の乗務ではドラマがみられ、終着駅に到着後、同僚や家族から花束を渡される乗務員を何度か目撃した。しかし、鉄道員は安全運行が最大の任務であり、花束をもらっても涙ぐむよりは安堵の表情を表すのが常である。現実主義の筆者は、花束など所詮枯れてしまい、それならむしろ最終乗務に着用した制服などを進呈するほうがいいのではないかと思ったが、制服を着ている限り鉄道敷地内では警察権も持てるので厳重に管理されており無理な相談である。

大学での最後の乾癬外来。最終日とあって多くの患者が来院した。剰え、最後の患者は「辞めるなど全く聞いていない」とフンガイする男であった。這《ほ》う這《ほ》うの体《てい》で診療を終えると3時間オーバーである。24歳予診係でデビューした外来。完全個室化の際、予算不足の為休日に自ら一人で机を動かし、外来を整備した思い出が蘇る。しかし、無機質な外来は静まり返り、寒々としていた。

待合室に出る。すると、乾癬患者が輪になって待っているではないか！　本日受診のない患者までもが集まり「お疲れ様でした」「ありがとうございました」と声がかかる花道の出現にちょっと照れる。大学を辞めると決めてからも迷い、悩むことも多かった。診療と関係ない些細な事で落ち込むこともあった。しかし、そこに集まった患者達は、何が尊く、筆者が今後何をすべきかを教えてくれた。迷いが消えた。そして、熱いものが込み上げてきた。職務を全うした安堵の表情は、涙を流すのと表裏一体であることを知った。

花束を手にする女性患者の腕にはいつも見慣れた乾癬皮疹がある。筆者にとっては素敵なコントラストだ。拍手が湧く。新しい世界への旅立ちの瞬間である。花束が差し出される。色とりどりの花々はかすかに揺れ、無機質だった外来にほのかに甘い香りが漂った。20年間、一度も外来で経験したことのない心地よい香りを放つ勿体無いほどの大きな花束は、これまで筆者が見たなかでそれはそれは一番美しい花束であった…。

診療の息抜きは珠玉のミステリーで…

我々臨床医は患者と良好なコミュニケーションを構築することが診察の第一歩である。瞬時にKOH（注）法で足白癬を診断し、にこやかに説明するのが名医であり、下腿の丘疹に対し「噛まれた？　さてはツチノコ！」なんぞ高度過ぎるツッコミはヤブ医者のレッテルを張られるのがオチである。しかし、忙しい中すべての患者に満足を与えるのは至難の業であり、まず我々の心が健康でなければならない。日常診療に忙殺される先生方において手軽な〝息抜き〟は精神衛生上誠に重要であろう。友人の先生は朝5時のランニングが〝息抜き〟であり、極めて健康的な方法で院長としての激務をこなす。翻って筆者は不健康極まりなく、200m先のコンビニにも車で行く有様である。先日、だしぬけに健康増進などを思い立ち、9階の内科病棟まで階段を使ったところ、6階までは順調極まりなく、これでは富士登山なども楽勝！と思いきや、9階につくころには精根尽き果て、往診も儘ならぬ緊急事態となってしまった。剰え、這う様にして辿り着いた患者は、神よ！　悪魔よ！　素人目にも足白癬の様相を呈しており富士登山の如き道のりを再び外来へKOHを取りに帰らねばならぬ苦行となってしまった。いっそ出家し荒行をするほうがまだましというものである。

運動以外の手軽なストレス発散法は読書であろう。我が当直室にも、数冊の推理小説が置いてある。いつ何時お呼びがかかるかわからぬ当直では、軽めの読み物がベストである。谷崎潤一郎なんぞを読もうものなら、その一文の長さにPHSが鳴っても出るに出られぬ。推理小説の中には鉄道ミステリーというジャンルがあり、実際逃亡が難しい列車でわざわざ殺人などを犯す頭の悪い犯人など皆無であるが、推理とともに旅情も味わうことが可能で一石二鳥と人気が高い。但し、最近はネタも尽きたのか、トリックと呼べぬシロモノも多い。やはり名作は松本清張の「点と線」であろう。列車の出入りが激しい東京駅で隣のホームが見通せる時間を突いたトリックは秀作である。実は筆者は、これに遥かに勝る鉄道トリックを既に思いついており、絶対に見破られない自信がある。し

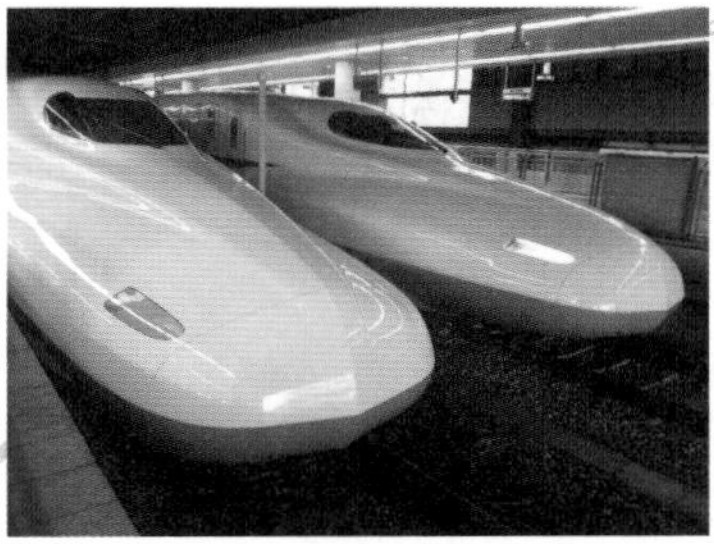

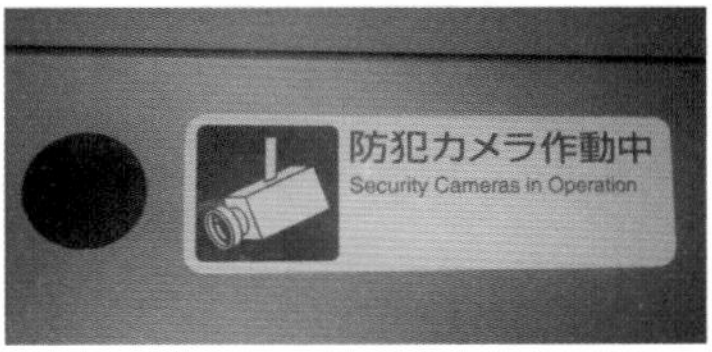

殺人までではなくとも、時に許しがたい迷惑行為が発生するデッキ。しかし、新幹線のN700系(上)を筆頭に、最近の新型車両では防犯カメラが設置されるようになった(下)。安全性は高まったものの、これでまた鉄道ミステリーの高い壁が一枚増えたのも事実である。

かし、うっかりここに記すと本職の推理作家にパクられる恐れがあり泣く泣く割愛する。皮膚科医として限界を感じたら、じっくりと執筆を開始する予定であり、脱稿の暁には、本エッセイを連続推理小説に変更しようと軽口を叩いたところ、本誌担当のKさんに睨まれてしまった。

本誌は編集委員の先生方のご尽力で、精読すれば皮膚疾患の診断力が確実に向上する。本エッセイは、勉強に疲れた際の〝息抜き〟の役割を仰せつかっており、有益な情報を極力排し、無益な事項を中心に書かぬようにしている。無論、Kさんの判断は正しく筆者の様な素人ミステリーは〝息抜き〟に程遠い。そもそも意図している3500枚の長編は、このスペースだと連載期間が何と1世紀に及ぶ。当然読者は何度も入れ替わっており、最終回のトリック明かしで「被害者は単なる自殺であった」などと記そうものなら袋叩きである。しかし、そもそも筆者は当然死んでいるのでその心配はないのだが、『皮膚科の臨床』も大きく変わっていることは想像に難くない。100年後の本誌の特集は「ツチノコ噛症」であろうか??

KOH(水酸化カリウム)

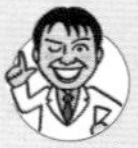

白癬菌(水虫)は皮膚表面や毛、爪に寄生するので、白癬菌が寄生していそうな部位をメスやハサミで少し切り取って、顕微鏡で観察する。このとき、水酸化カリウム(KOH)を検査材料にたらし、カバーグラスで覆ってから顕微鏡で観察すると、角層や爪などが溶けて白癬菌が見えやすくなる。このことから、この検査法をKOH直接鏡検と言う。検査結果によってその後の治療がまったく違ってくることから、皮膚科医にとっていかに重要な技術か、お分かりいただけると思う。

メラノーマ患者

受持ち患者を看取る際には、複雑な人間模様が見え隠れする。皮膚科医1年生の頃、指導医に勝るためにはとにかく患者と時間を共有しようと、毎日朝晩必ず受持ち患者の下を訪れた。休日を含め実践していたので1年間病棟に皆勤であったが、楽しい毎日であった。その悪性黒色腫（メラノーマ）の患者は全身に転移のため、エンドステージで入院したが、極めて穏やかな人格者であり、家族も熱心に看病していた。しかし、病魔は非情にも研修医一年目の筆者に最期の時間を告げさせる試練を与えた。号泣の家族は、何一つ役に立っていない筆者に深々と頭を下げ、「故人は、毎日朝晩顔を出してくれる先生をみて『この病院で死ねるのが幸せだ』と言っておりました」と奥様が仰り、涙した。筆者は無神論者である。好人物が早く逝く事実は、神の存在を懐疑的にするが、先輩の女性医師の「メラノーマで亡くなる方は皆いい人ばかり…」の言葉が心に響いた。

後年、高齢者主体の内科病院当直を担当した。年末年始3日間にある患者が急変した。看護師に家族への連絡を依頼し、処置に駆けつけた。何とか救命処置をしていると、家族が到着した。現状を説明しようとしたところ、「お世話になりまし

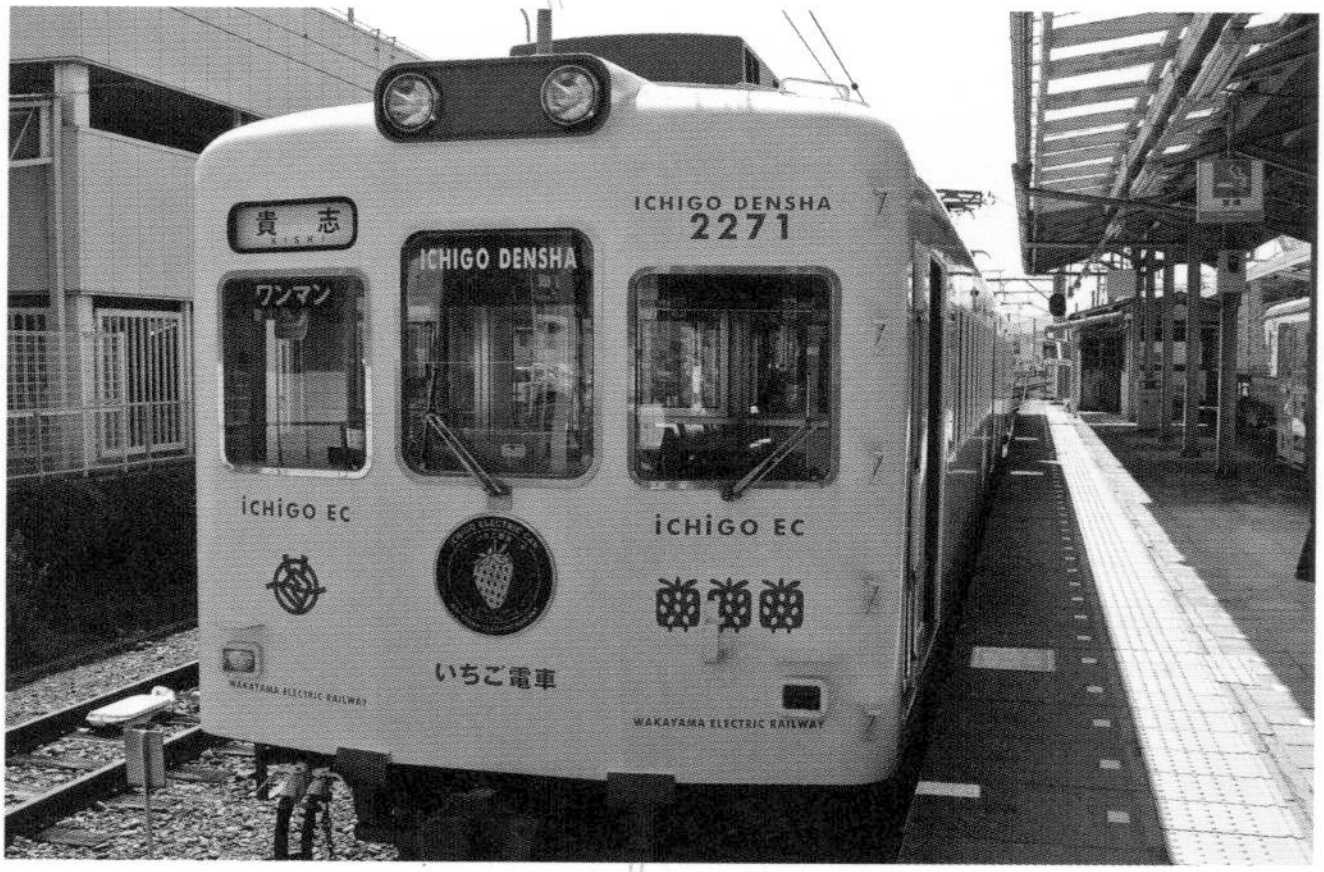

和歌山電鐵。可愛らしいいちご電車。家族連れや若いグループが電車目当てに訪れる。

た。先生のご尽力で故人もいい人生を全うさせて頂きました…」などと牧師の如き大演説が始まってしまい、まだ存命の事実をこの即興詩人に「まだ生きておられます！」とも言えず困惑した。大晦日にひっそりと最期を迎えようとしている患者が気の毒に思えた。

過日（2015年初出掲載）和歌山電鐵のたま駅長が天寿を迎えた。社葬まで行われ、我が国のみならず海外でも報道された。これだけ惜しまれているのであるから、大往生であろう。無論、ネコの死についてここまで過熱報道することに否定的な意見もあろうが、その功績は確実に地方鉄道のあり方に一石を投じた。そもそも、和歌山電鐵は大手私鉄の南海電鉄が不採算路線として手放した路線である。それを引き継いだ両備グループは、単に運行を維持するだけではなく、乗りたくなる鉄道を模索した。実際電車はカラフルで可愛らしく、女性や子供が喜ぶ塗装と工夫が施されている。車内は木を主体として、暖簾や図書館も設けられ、乗ってみたい電車に仕上がっている。たま駅長は人気者であったが、トータルでテーマパークの如き和歌山電鐵は、職員の一丸となった努力の結果、旅客は増え南海時代とは比べ物にならないくらい活性化した。但し、電車は南海時代の改造であり、どこかの国がウイルス感染対策として配った布マスクとは違ってコストも十分勘案している。たま駅長を慕って大勢のファンが訪れたのは、可愛いネコ1匹だけの効果ではなく、社員一同工夫に工夫を重ねて鉄路を守った偉業が根底にある。当たり前であるが筆者が死んだところで、たま駅長ほど全世界は悲しまぬことは火を見るより明らかであり、金原出版すら弔電を出してくれるかどうかも疑わしい。

人間だけではなく、この世に存在するあらゆるものは必ず最期を迎える。寿命には逆らえぬのであるから、せめてこの世に生を受けた意味を残したい。その意味で、皮膚科学では異色の本連載に感謝せねばならぬ。筆者は最期をどう迎えるかわからぬが、人格者の対極であるため、メラノーマで命を落とす心配はないのであろう。

真菌検査

真菌検査は皮膚科診療においても基本中の基本である。臨床症状が爪白癬であっても、ＫＯＨ法で糸状菌が検出されない場合、真菌との根比べとなる。数回再検するうち、カルテは溜まり、さりとてこれを放棄しては自ら皮膚科医としての最低限の誇りを放棄することになりそうである。グラインダーで削り、漸く菌糸を見つけたときにはどっと疲れがでる。これだけ丁寧に診察すればさぞ患者からも感謝されようかと思うも、豈図らんや患者も疲れ切り「実は市販薬を使っていました」などと白状する有様だ。〝なぜそれを早く言わない?〟と思うも後の祭り。そういえば、今朝のテレビの占いは筆者の射手座が最悪で、ラッキーアイテムは〝マッシュルーム〟。しかし、英語のマッシュルームがフランス原産のキノコのみを指すのはこれ如何に?…と考えながらカルテに〝pilz(+)〟と記載。ん! pilz? 先輩から教えられたこの用語は、皮膚科医なら誰しも知るドイツ語であり、皮膚科診療で伝統的に使われる。真菌および真菌検査の意味に通称されることもある。昔外来陪席中、患者から「先生! 水虫ですか?」と問われた先輩医師が「pilzは陰性です」「えっ!? 先生、悪い病気ですか?」「pilzではない! 安心してください」。頭の中が〝??〟だらけの気の毒な老年患者は、深々と頭を下げ家路に就いた。

長らくカルテ記載はドイツ語が主流であった。しかし、筆者が皮膚科医になった頃から英語となり、現在では電子カルテの普及も相まって日本語である。この場合、患者も容易に意を理解してしまうので、筆者のような幼稚園児如きの現症を記載する医師にはたまったものではない。しかし、pilzは今でも立派に通用し、皮膚科の良き伝統である。水虫と周囲に知られたくない若い女性患者も確実に存在し、隠語としても便利である。

近年、特急列車から次々とサービスが廃止されている。以前は、必ず冷水器が存在し、旅人の咽喉を潤したが、ペットボトルの台頭から撤去されて久しい。車内販売も次々に廃止され、今やない

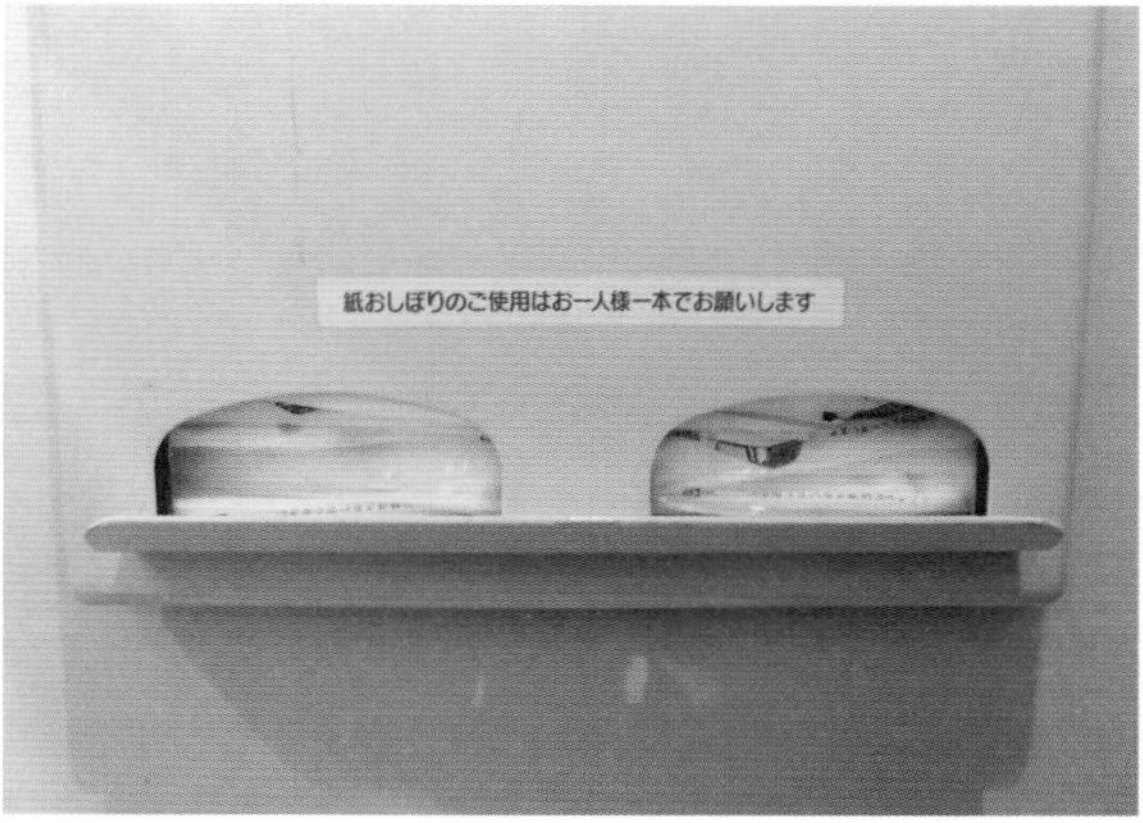

近鉄特急の洗面所に備えられた紙おしぼり。伝統を知る乗客はいかばかりか…。

のも当たり前だ。近鉄は数多くの特急を走らせ都市間輸送に力を入れている。以前はほとんどの列車に車内販売があったほか、出発後おしぼりサービスが乗客の好評を得ていた。当時の国鉄などにない上質なサービスは近鉄特急の象徴であったが、車内販売員の兼務のため、時代には逆らえずいつしか姿を消した。

ところが、現在の近鉄特急の洗面所にはおしぼりが備え付けられている。アツアツのタオルではなく紙おしぼりであるが、近鉄特急サービスの伝統を守る心意気が見え隠れする。〝一人一本〟のただし書きは、かようなものまで多量に持ち出す不届き者がいる証かもしれぬが、係員が一本ずつアツアツのおしぼりを配っていた良き時代の名残と解釈したい。スピード化と合理化の時代に生き残ったおしぼりが、電子カルテ化時代でもテクニカルタームとして生き残る〝pilz〟のように恨しく思えた。

我に返る。目の前の患者は内服療法を選択した。これも苦労して爪からpilzを発見した賜物である。何がラッキーアイテム〝マッシュルーム〟だ!。今日の筆者のラッキーアイテムは〝糸状菌〟こそ相応しいのだ！　何の罪もない朝のワイドショーに立腹する筆者は、〝pilz〟に〝きのこ〟の意があるなど知る由もなかった…。

臨床写真

継続は力なりというが、恐るべきことに本連載も目出度く？　50回を迎えた。かような駄文が4年以上も続くとは、予想だにしなかったことであり、これも読者である先生方のご愛読の賜物である。多くの先生方から、ご感想を頂き有難いことこの上ないが、中でも第43回「医師の接遇」（第7章144ページ参照）には、少なからず反響を頂いた。本来、本稿は〝有益な事実は一切排する無益な駄文〟が鉄則であり、意に反する側面もあるが正直やはり嬉しい。今現在、懐深い編集委員の先生方からも連載打切りの話は出ていないようであり今暫くおつき合い願いたい。「ネタが尽きませんか？」と言われることも多いが、幸いその心配は無用である。本稿執筆には、鉄道ネタが瞬時に10本ぐらい思い浮かぶ。それを皮膚科と関連付ける時点で5本位に絞る。さらにそこから1本に絞るのが苦労するところである。苦労は執筆内容ではない。そもそも駄文を旨としているので、医学論文検索の手間もなく気楽なものである。平素より皮膚科論文は読まずとも、鉄道論文は精読してお

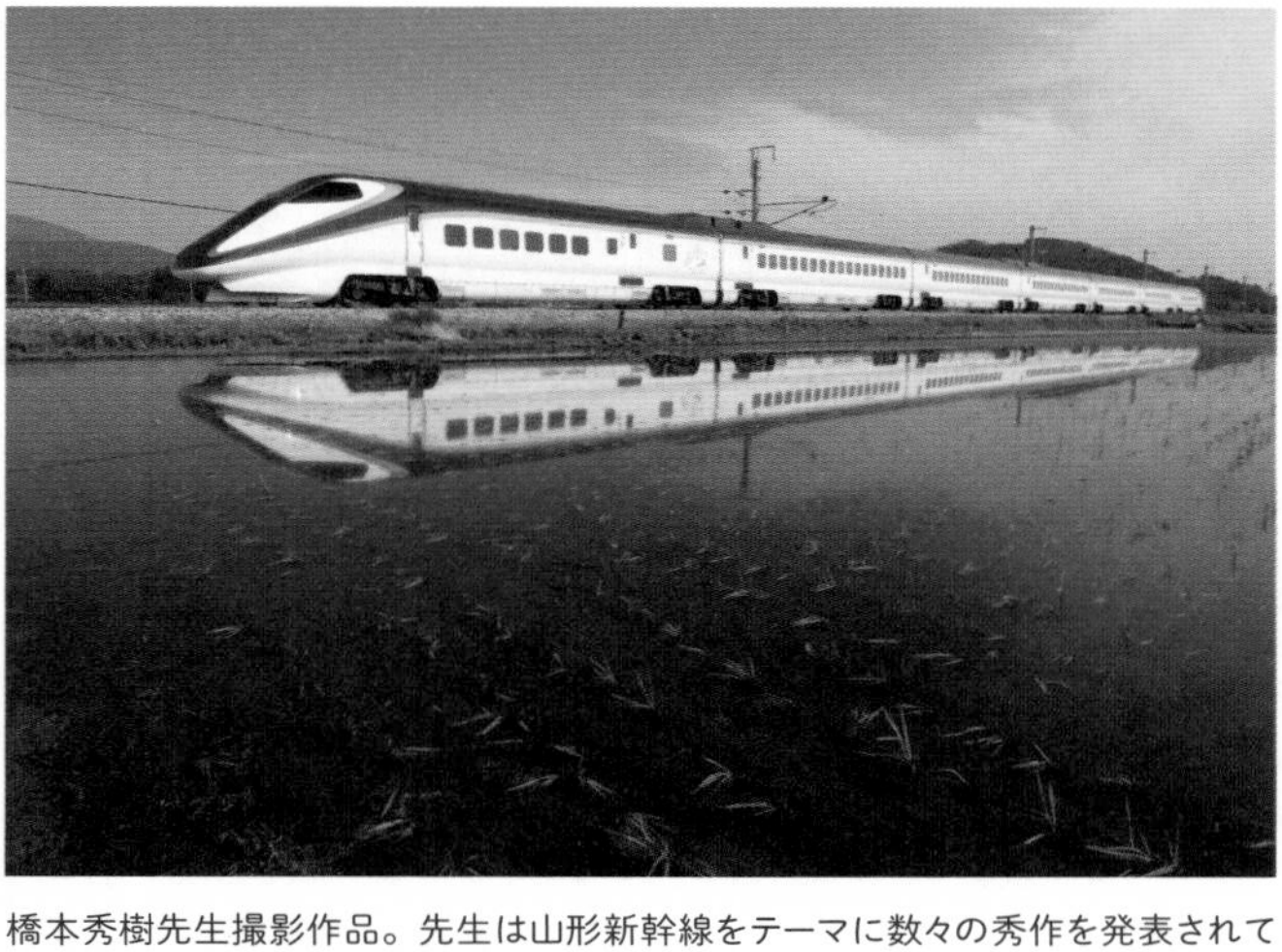

橋本秀樹先生撮影作品。先生は山形新幹線をテーマに数々の秀作を発表されている。50回記念特別掲載!!

り、アイデアに事欠かない。苦労するのは何を隠そう写真である。本稿には必ず写真を1枚入れなければならない。筆者は写真の知識は皆無であり、

安いデジカメでネタになりそうな鉄道場面を構図の良し悪しも考えずただ撮影するのみである。

誰しも新人皮膚科医の時には臨床写真の撮り方を教育されるものである。その後も、新人は写真係となることが多く、〝衣服など余計なものを入れてはならぬ〟、〝化粧は全部落としてもらう〟など、後の発表を考えれば当然ではあるが、脱衣の指示に患者に激怒され、化粧を落とす要求に憤慨されることも少なくなく、写真係は憂鬱であった。臨床写真撮影の鉄則を知ってか知らずか、若い先生の学会発表で衣服はともかく、顔面の皮疹の発表ながら化粧をしたままの写真が出てくると、先輩に指導を受けているのか不安になる。しかし、筆者が掲載する写真は構図も悪い上に、余計なプラットフォームなどが入っており、悪しき臨床写真をとやかく言える立場ではない。言い訳するようであるが、真の鉄道写真は大いなる労力を要求されるものなのである。長時間悪天候の中で列車を待ち、被写体が来る一瞬をついて渾身の一枚をとる。その時、天候が味方に付くか否かで単なる車両形式写真となるか、芸術作品に昇華するかが決まる。

皮膚科医の中にはその道のプロがいる。筆者が尊敬してやまない橋本秀樹先生は、皮膚科の名医でありかつＮＨＫでも紹介される鉄道写真家である。受賞作品は多く、その作品は鉄道ファンならずとも感動を禁じ得ない。今回橋本先生に無理をお願いして、ご労作掲載をご快諾頂いた。限られたスペースであるが、筆者のインチキ写真とは違う〝芸術作品〟を50回記念として是非ご鑑賞願いたい。

金原出版は多くの医学雑誌を出版している。ホームページでの本誌紹介欄には〝憧鉄雑感も好評〟との文字が躍る。他科雑誌にかような記載はなく内心得意であった。後輩に自慢したところ「単に他の雑誌にはエッセィがないだけでしょう」と筆者を生殺しにする様な、しかしこれぞ無益なエッセィに相応しい指摘であった。さまざまなご評価を頂きながら、第51回原稿に向けた写真探しが始まる…。

アルコールランプ

皮膚科診療室の机上には真菌検査に使用するアルコールランプが存在する。電気ヒーターなどを使用する施設もあるが、アルコールランプは、微妙な加温調節が可能であり誠に便利である。何より安価であるのが良い。ただ、患者にはその用途がなんとも不可解らしく疑問を呈する子供も多い。筆者が答える間もなく、「あれは先生が軟膏を温めるのに使うのだ」とか「消毒の為じゃない」とか「水分を飛ばす為に使うんだよ」と珍解答が続出し、なかなか面白い。「残念！　カビをみやすくするためとお答え頂きたかった！　お立ち頂きもう2問ご辛抱！　３人で参ります～アタックチャ～ンス！」と正解を明かす機会もなく粛々と診療を進める。確かに、素人にその用途が誤解されるのも無理はなく、患者の回答も着眼点は良い。

ところで、鉄道施設でも旅客にその用途を誤解される設備は少なくない。例えば電車の前照灯。電車によっては、複数の種類を装備するものがある。なかでも、小型の白色灯や黄色灯を装備する車両がある。これらの灯火の意味は何であろうか。一般には補助的前照灯やフォグランプと理解されている場合が多いものの、時に片側のみ点灯しており明らかにおかしい。正解は、通過表示灯である。前照目的ではなく通過運転をする列車か否かを区別する灯火である。機械化が進んでいなかった時代、信号所の係員は接近する列車の種別を目視で判断し、信号操作を行っていた。しかし、ダイヤが乱れた場合など通過か否かを見極めるのは困難であり、通過表示灯を点灯させることでこの問題を解決した。阪急電車では尾灯と一体となった灯火が通過表示灯であり、前照灯は前面貫通路上に装備する。

東海道新幹線は、冬季関ヶ原付近での降雪障害がおこる。そこにはスプリンクラーが設置されており、威力を発揮するが、実はこれは融雪の為ではない。同じ新幹線でも、上越新幹線のそれは融雪の為である。積雪には温水散布が有効であるが、通常の軌道は多量の水により歪みが出るため、散水には限界がある。新幹線が降雪時高速走行すると、舞い上がった雪が車体に付着し、氷片が落下しバラストの石とともに飛び散り大事故となる。このため、関ヶ原付近での散水は、積雪をシャーベット状にして重みをつけ、舞い上がらないようにするためである。散水量は限られ、軌道へ悪影響の心配もない。これに対し豪雪地を走る上越新幹線では、軌道をコンクリートで排水構造として散水対策を万全とし融雪を行う。同じ設備でも新幹線によりその目的は異なる。

最近、アルコールランプが教育現場から消えようとしている。理由は「取り扱いが難しく、注意点が多く、危険だから」だという。筆者が小学生の時は、理科でアルコールランプ使用法が教育され、試験にも出題された。単純な構造のアルコールランプは火の怖さとともに、安全な取り扱いを教えてくれた。剰え小学校の担任教師は、今では考えられぬアル中教師であり、アルコールランプを震える手で扱い、度々アルコールを散乱させる始末であった。子供には正視出来ぬ光景により、多くの同級生が将来酒に溺れぬ誓いをたてた。同級生にアル中がいないのはアルコールランプのおかげであろう。

診察室からアルコールランプが消えればちょっと寂しい。心して真菌検査をせねばならぬ。しかし、その前に高性能の真菌検査キットなどが一般的になるかもしれぬ。顕微鏡すら消える診察室。子供達は何に疑問をもってくれるのであろうか…。

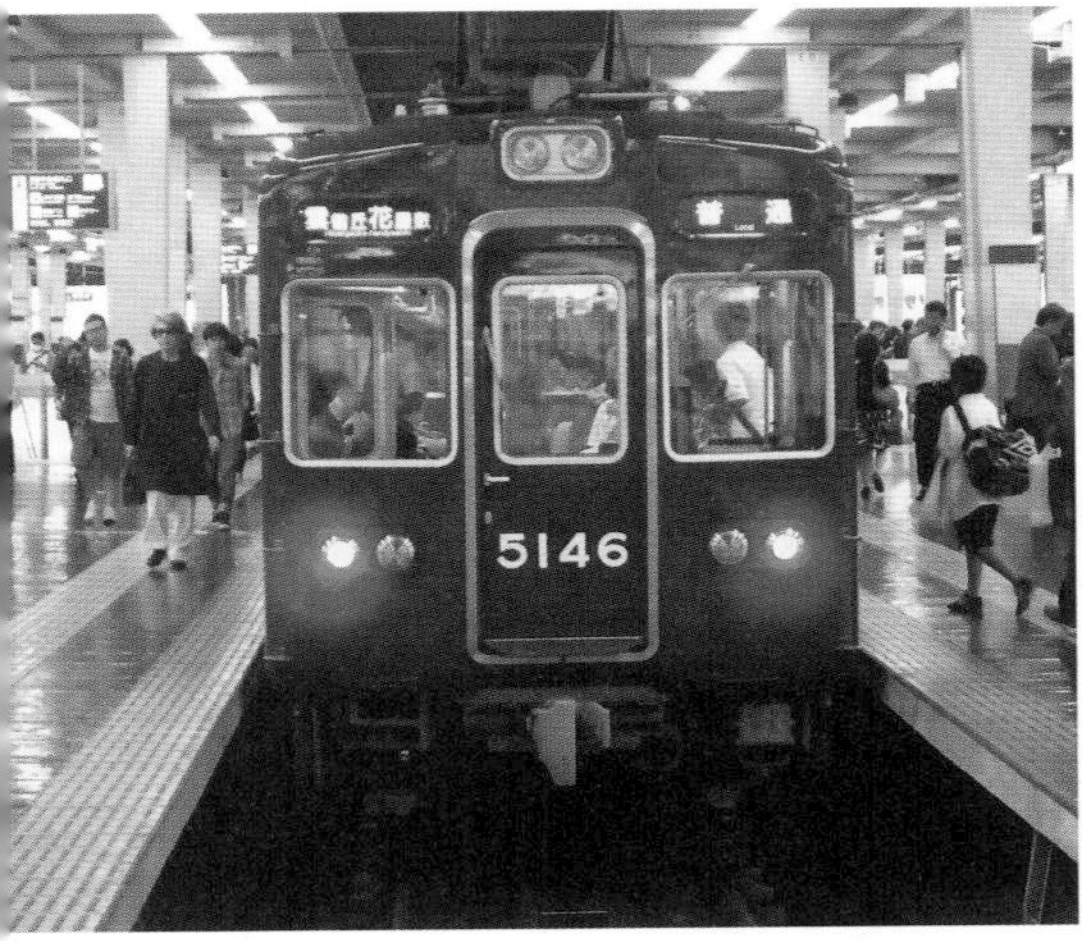

阪急電車。点灯する赤色尾灯の内側が通過表示灯。種別により両側、片側点灯を変える。

差し入れする患者

　病棟の隅でニヤニヤと手招きする受け持ち患者。「先生さぁ～今夜の夕飯は食わないでいてくれよな～」斯様なことを言う。「毎日遅くまで働いているんだから、せめてもの感謝よ！」筆者が研修医時代の話である。当然、謝意とともに丁寧にお断りすると「大したもんじゃない。ちょっとさ、旨いうどんが手に入ってね。かかぁが今夜持ってくるから食ってくれ！」そんな貴重品など、迂闊に貰う訳にもいかぬ。「悪いけど、先生の分だけだから、他の先生には内緒な！　滅多に手に入らないからさ～」平素から素行に問題があり看護師から決して評判がよくないこの男は、まるで麻薬の取引が成立したが如く、周囲に警戒しながら猫背でベッドに戻っていった。

　うどんは単純な料理ではあるが実に奥深い。機会を得て本場の讃岐うどんを1時間待ちの人気店で食したが、セルフで作るため出し汁など自ら入れる訳だが頗る美味しい。なお、筆者が一番好むのはやはりホーム上の立ち食いうどんである。麺類と鉄道は縁が深く、列車の車内販売が縮小の一途を辿るなかでも、主要駅のホームに蕎麦・うどん店が健在であり心強い。尤も、これら店舗に求められるのは早さであり、讃岐うどんに味が劣るのは当然である。茹で上げ直前の麺を多量に準備し、客の注文とともに湯をくぐらせて提供するス

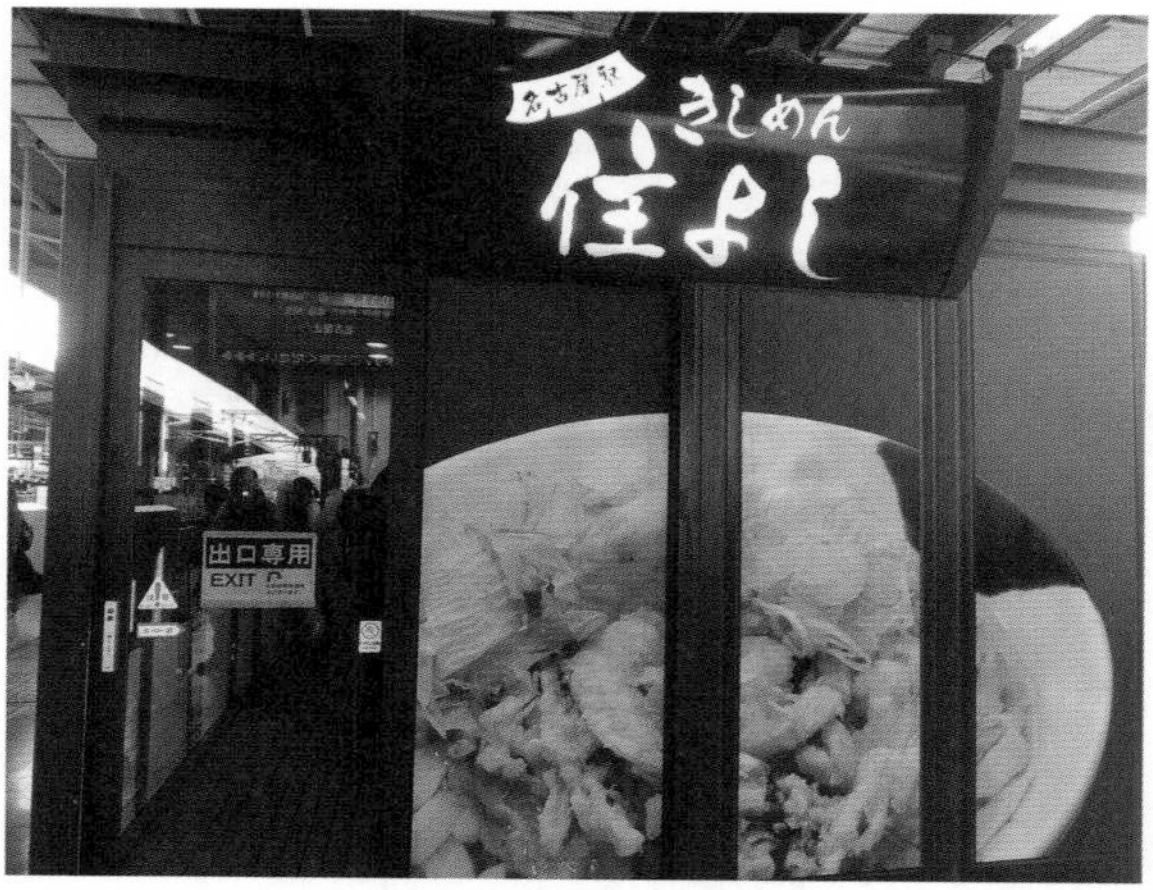

名古屋駅新幹線ホームのきしめんスタンド。味が異なる在来線ホームのきしめんも是非ご賞味あれ！

ピード感は、わが国固有の堂々たるファストフードだ。近年は券売機方式が主流になったが、かつては一度に多量の注文を覚え、間違いなく釣銭まで渡す凄腕店員などがいて、その店内は見飽きなかった。最盛期はワゴンの販売形態も現れ、注文に応じて巨大なやかんから出し汁を注ぐ光景がみられたものである。

ところで、日本一入場券が売れる駅をご存じだろうか。正解は名古屋駅である。愛知の方々には律義な見送りの文化があるのかと思うと、そうではなく、実はホーム上のきしめん店への飲食客が購入するためである。当然無駄な出費であるが、このきしめんは食べる価値がある。出汁からホーム上の店舗でとり、ホーム毎の店舗で味を競っているらしい。

「先生！　先生！」消灯過ぎに件の男がひっそりと現れた。「俺も滅多に食えないうどんだ！　食ってくれよ！」そう言い残して、男は覚醒剤密売を無事終えた売人の如く足早に暗い病室に消えていった。仕事もひと段落、他の医師も既に帰宅しさあうどんタイムだ。厳重に封された紙袋を開けた瞬間、驚きは最高潮に達した。今までに見たこともない豪華なうどん……ではなく、そこに存在したのは見慣れた日清〝どん兵衛きつねうどん〟であった！　しかし、このエッセィ、これで終わる筈がない。何かオチがあるのであろう。そうだ！　味が違うのだ！　〝どん兵衛〟は発売地域で出汁の味が異なる。きっと関西バージョンなのだろう。だったら貴重だ。が豈図らんや、調べてみるになんの変哲もない関東バージョンである。あまつさえ、驚くべきことに何と底にはスーパーの小札がついている有様である。だが、患者の気持ちが入っているのは事実である。お湯を入れて５分。食してみた。医師にとって一番の隠し味である感謝が入った即席うどんは、筆者がこれまで食べたことのない、それはそれはまろやかで美味しいきつねうどん……であろう筈もなく、単なる普通の〝どん兵衛きつねうどん〟であった。

静寂なる診察室

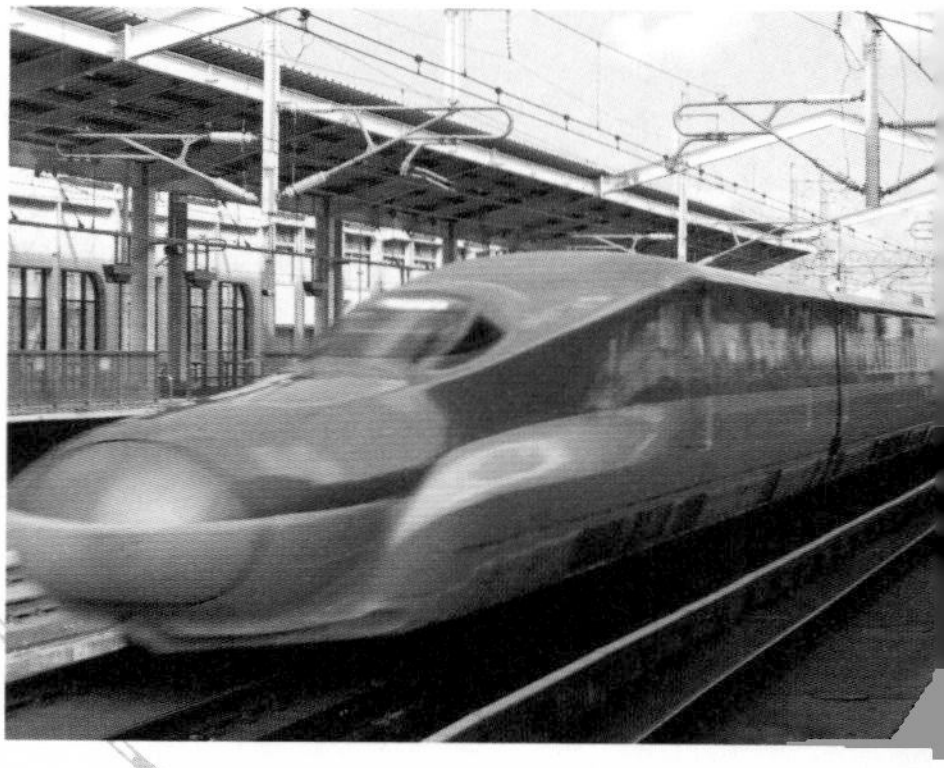

騒音対策万全の北海道新幹線H5系は最高時速320キロ！　通過線をアッという間に駆け抜ける！

医療機器の発達というのは目覚ましいものがあり、医療現場を一新させるまでに至る。先日訪れた歯科医院には驚いた。各診察台の上には患者用モニターが置かれ、歯の具合が瞬時に一目瞭然であるほか、合間には医療情報が流れる。尤も〝怖い歯周病は3カ月ごとの歯科検診が有用〟などという、集客まがいの情報であるが、それ以上に静寂な空間である様相に驚愕する思いであった。筆者の祖父は歯科医であった。祖父宅に遊びに行くと、歯を削る恐ろしき機械のモーター音が耳について離れなかった。その後お決まりに泣き喚く患児の声。おどろおどろしい光景である。しかし、昨今の歯科外来は気になるモーター音はなく、時折泣き叫ぶ患児が静寂を破る。尤も、皮膚科診療は昔から左程煩くもなく、時に液体窒素や軟属腫摘除に泣き叫ぶ稚児の大声がこだまする。大げさなリアクションをする大人の患者も存在するが、逆にこれでもか！　とばかり液体窒素をかけてもニヤニヤする尖圭コンジローマ（注）のオッサンなど不気味以外の何物でもない。

ところで、先頃世間を賑わせた大幅割引の国有地売却であるが、地下にたまったゴミのみが注目され、なぜ売却されるのかが報道されないのは不思議である。実はあの土地は、伊丹空港の空路の真下であり、飛行機騒音対策に確保された土地である。空路の真下にある建物には、騒音対策として二重窓やエアコンの補助が行われる。手厚い補助が必要となるため、いっそ国が買ってしまえ！

尖圭コンジローマ

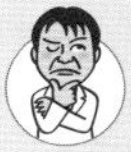

尖形コンジローマは、ヒトパピローマウイルスが原因となるウイルス感染症。外陰部に発症する。性感染症であるため、羞恥心からなかなか皮膚科を受診せず、巨大化する場合もあり、カリフラワー状の巨大腫瘍となることもある。治療は液体窒素による凍結療法の他、最近では専用の外用薬もある。

という性質の土地である。しかし、近年航空機性能の向上は目覚ましく飛行時の騒音は激減した。結果、騒音対策のため確保する必要がなくなる土地が出てくる訳であり、そこを民間に払い下げる。

他方、我が鉄道も新幹線は性能が向上し騒音対策は確実に進んでいる。東北新幹線Ｅ５系は最高時速３２０キロを誇るが、その技術には目を見張るものがある。航空機と違いエンジンをもたない電車はもともと静かな乗物であり、主な騒音は高速走行時の空気抵抗である。当然突起物などの車体形状により騒音は左右されるため、Ｅ５系はパンタグラフを1基で高速運行を可能とした。それ以外にも、新幹線軌道両側に防音壁などを設置し環境基準をクリアしているが、国が鉄道の騒音対策のため土地を保有するなど皆無である。鉄道は自ら自前で速度向上から騒音対策までなさねばならぬ、まことに哀れな企業体であることを声を大にして主張したい。尤も、線路沿いの国有地が、騒音が減ったために払い下げとなれば、全国の鉄道ファンが土地購入に殺到し、ゴミなんぞそっちのけで、値引きならぬ値上げになるかもしれぬ。

静寂を破る患者の大声である。なんでも、受付終了2分後に来院した患者に、看護師が「次からは終了前においでください」と優しくたしなめたところ逆上したらしい。筆者の患者であり、いつもの仏の顔が今日は赤鬼である。「たった2分でなぜ怒られるのか！」興奮する患者に「いえ、我々運転士の2分延は立派な運行支障でして…」と毅然として告げる…訳もなく、赤鬼が退散するのをひたすら待った。無論、静寂を破ったこの男は尖圭コンジローマ患者ではない。外用療法が無効なのか、それとも単に激怒したためなのか、顔面紅斑の解釈が運転士を自称する皮膚科医にはとても難しいアトピー性皮膚炎患者であった。

外来診療体制とコスト

現在の職場は恵まれており、診療時には看護師が必ず1人ついてくれる。さらに処置担当やレーザー担当がおり、軟膏の塗り方なども懇切丁寧に指導してくれる。男性患者など、筆者などにあれこれ指示されるより、優しい女性看護師に外用指導されたほうがよいに決まっており、誠に有難い。他方、大学在職時代の外来は、とにかく何でも自分でやる必要があった。何しろ7診ある皮膚科外来に看護師は約3名。しかも受付業務兼務であるため、処置を依頼するなど夢のような出来事であった。急性期病院が経営的にもコストがかかる外来診療に手厚くできぬのは理解できるが、患者サービス低下は避けられない事態である。

鉄道現場でも今同様の事態がおきている。JR九州は在来線の特急列車のワンマン運転を拡大しており、社会から非難が殺到している。コストダウンのため、運転士がドア扱いまで行い車内はモニターで監視しながら運行する。車掌が不在のため、〝車内改札が行われずタダ乗りが増える〟、〝緊急時、運転士一人で十分な対応ができぬ〟などご尤もなご意見が新聞を賑わせる。ただ、タダ乗りに関しては本来犯罪行為であり、車掌の車内改札があろうがなかろうが支払わねばならない対価である。我が国では、切符を持たぬとも鉄道に乗車でき、車内や着駅で清算しても何ら罰則はないので、むしろバレなければ逃げ得のような風潮があり誠に嘆かわしい。この点、海外では信用乗車方式が定着しており、タダ乗りする旅客は極めて少ない。信用乗車方式は、乗客自らが事前に切符を買い、乗車した車内で機械に日付を印字するシステムである。なぜ、このシステムが稼働するかといえば、タダ乗りの際の罰金が極めて高額であるからである。抜き打ちで車内改札が行われ、そこで切符を持っていなければ有無を言わさず罰金が科される。このシステムは、法制度の改正などが必要なため、我が国ではなかなか採用されないのだが、筆者は是非早急に導入して欲しいと思う。最近でこそ、首都圏の普通列車のグリーン車が事前購入と、乗車後の価格が異なる設定となっているが僅か数百円だ。

ワンマン運転に関して反対意見が多いが、ではツーメン運転を必須とすれば、コストダウンのため運行本数を削減すればよいこととなる。そうなると不便になるのは旅客の側であり、少なくとも筆者はワンマン運転に踏み切りながらも現行運転本数を確保するＪＲ九州の姿勢を評価すべきであると思う。信用乗車方式で鉄道側に利益は確保し、遠隔監視システムで安全性を担保するなど、利便性を損なわないシステムを旅客側も考えねば、公共交通システムなど到底維持できる訳がない。車社会をどっぷり享受する者が、めったに乗らぬ鉄道を口で批判することは簡単なのである。

我が外来でも時々ワンマン運転が求められることがある。男性のコンジローマの患者である。患者自体が筆者と1対1の診療を求めている訳ではないのだが、確かに若い女性なんぞが同席するのは気まずかろう。ただ、時にワンマン運転を拒否する患者が登場する。〝看護師さんはいないのですか？〟、〝液体窒素は看護師さんにやってもらいたいのですが……〟、〝他の病気だったら、看護師さんが診てくれるのですか……？〟時間がかかることこの上ない。診療報酬改定により、高額な追加点数など取れぬものか……。

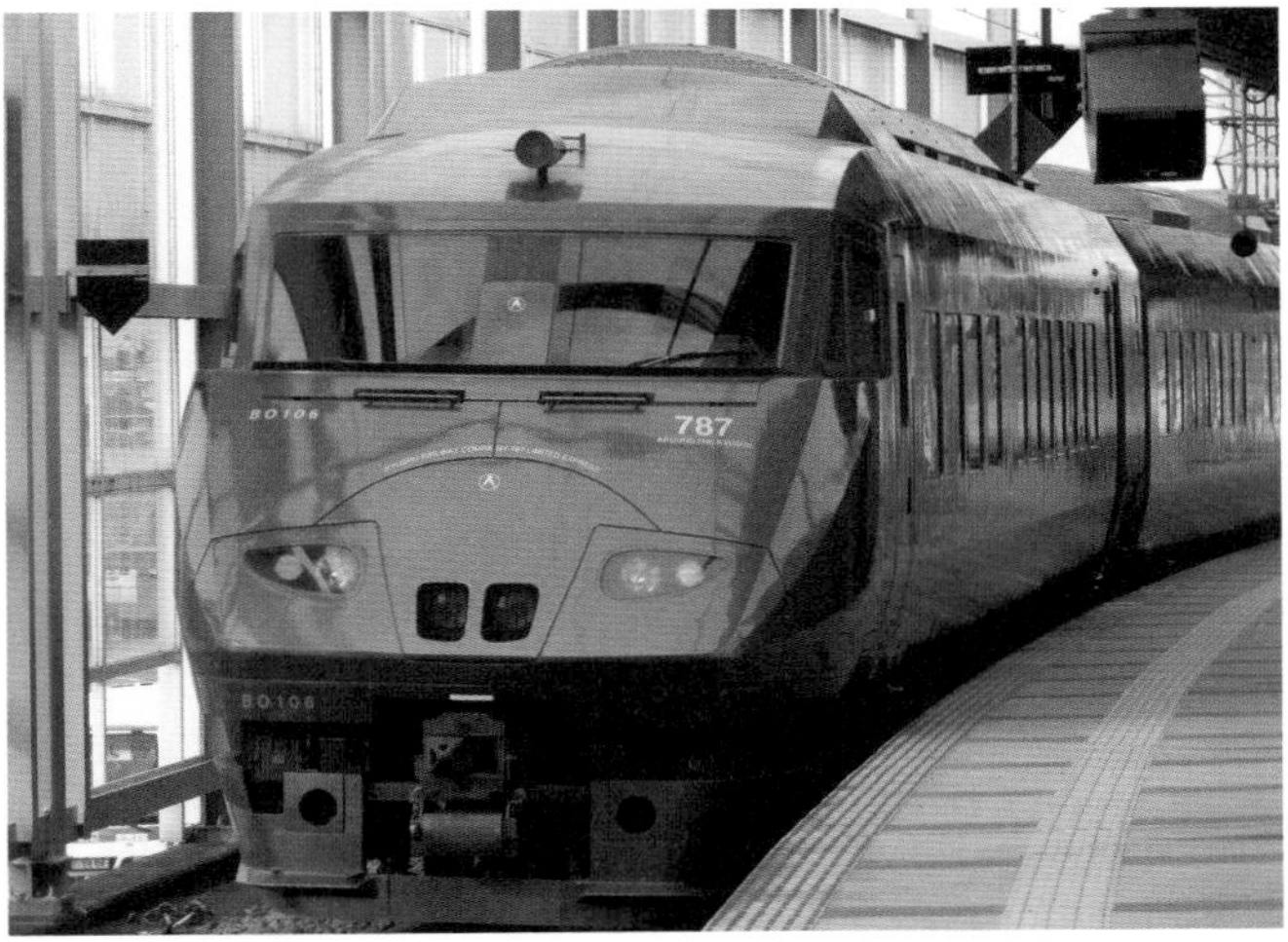

ワンマン特急「にちりん」。当面車内補助係員が乗務するが……。

帯状疱疹を正しく診断するために

医療技術の発達により、診療スタイルが変化するのは当たり前のことである。近年、帯状疱疹迅速診断キットが保険適用となった。皮膚科医からすれば、斯様なシロモノの出現は他科医師へ塩を送るようなものであり、そもそも診断は発疹学を熟知していれば十分と考える向きもある。たとえ非ヘルリッツ型接合部型表皮水疱症やブラジル天疱瘡は正しく診断できぬ筆者であっても、苟も皮膚科医の末席を汚す以上帯状疱疹は人並みに診断できると考えていた。事実、過去皮膚科学の神様とも思えるご高名な先生が、新聞に帯状疱疹の名医として筆者の名前を挙げて下さり、当人が一番驚いたものである。無論、これは先生の大温情であることは火を見るよりも明らかであるが、この記事が家宝であるのは言うまでもない。本来大学時代にこの記事を持って外来をウロウロし、後輩に向かって「帯状疱疹の名医といえば誰かね？」などとのたまう予定であったが、大学を辞めてしまっては左様なこともできぬ。

過日、このキットを試しに使用してみた。意外であったのは患者の反応である。陽性所見を見せ帯状疱疹の確定診断を伝えたところ大変な納得ぶりであった。無論、平素の筆者の診察が至らぬだけであろうが、患者にとってはヒトの眼力より科学的根拠により納得するのかもしれぬ。確かに、筆者も内科医の「インフルエンザのようだ」の言葉より迅速キットの結果に納得する。しかし、こうなるとTzanck試験（注）の頻度が減り、次第に行われなくなっていく危惧を抱くのは筆者だけであろうか。

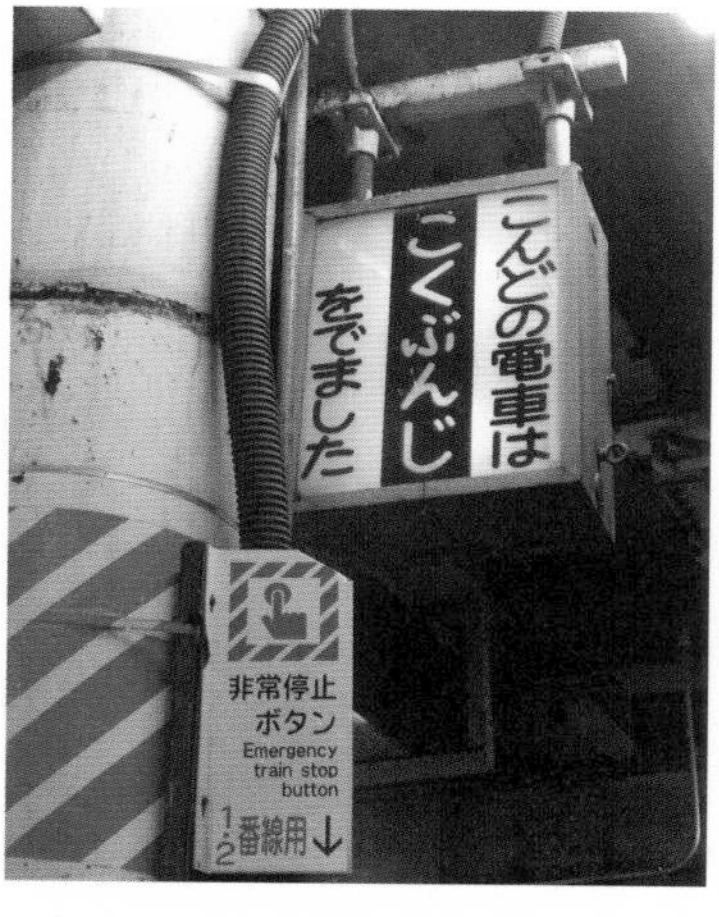
こんどの電車は
こくぶんじ
をでました
非常停止
ボタン
Emergency
train stop
button
1/2番線用↓
旧来式列車接近案内装置。撤去が進むが、一部の駅では現役で活躍。どこか懐かしい昭和風情を残す。

Tzanck試験

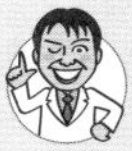

帯状疱疹や単純疱疹の診断に用いられる検査法。水疱をつぶし、その底部をぬぐい、スライドグラスに塗り付け、同部をギムザ染色する。顕微鏡でウイルスの存在を示唆する巨細胞を観察する。外来診療で、きわめて短時間で行える検査であり、とても便利である。

鉄道界でも技術の進歩は目覚ましい。大都市近郊の運行管理は一元的にコンピューター管理され、最近は会社の垣根を超え他社の鉄道情報もリアルタイムで流される。電光掲示板には電車の在線状況もキメ細かに表示され、輸送障害時には振替輸送の案内もなされ混雑分散化にも貢献する。電車接近案内も、以前は隣駅を電車が出発したことで案内板が点灯するだけの単純なものであったが、最近は停車と通過の区別から、編成両数までフルカラーLEDが的確に案内する。しかし、高度化したコンピューターシステムの泣き所は一旦障害が生ずると復旧まで時間がかかるところである。先日も出張先のホテルでテレビのスイッチを入れ、NHKにするとあろうことかビールのCMが流れている。地方のNHKは財政が逼迫し、遂にここまで来たかと思ったがどうも様子がおかしい。遂にジャパネットの通販が始まる有様である。剰え、他チャンネルにトーカ堂でも映ればまだしも、全てがジャパネットのままである。安値は魅力的だがホテルでエアコンを買う訳にもいかず、フロントに連絡するとホテルマンが飛んできた。結局故障であり、本日は専門スタッフが不在で直せぬという。プラズマテレビ一つとってもこの顛末である。

今日はダイヤが大幅に乱れており、運行情報システムの不具合か発車案内板は〝調整中〟と出ている。懸命に復旧を急いでいるのであろうが、複雑なシステムは難攻不落の要塞の如きである。その時、奇跡的に残されていた旧来の列車接近案内が点灯した。単純なシステムは信頼性がむしろ高いのであろう。なるほど、皮疹を診るという極めて単純な診察行為が最も信頼性が高いのだ。水疱を持つ患者が来たら、キットは補助的手段と考え、丁寧に中心臍窩を診よう……。帯状疱疹の名医は、今日も鉄道に教えられるのであった。

奇病！　痴漢皮膚炎！

時に怒り、時に悲しそうに話をする患者を前に、何かと質問をしてしまうのは皮膚科医としての性だけではなかった。上京した際、電車で痴漢にあい触れられた腰の部分が後に痛くなったという主訴である。いくら何でも筆者とて皮膚科医の端くれであり〝痴漢皮膚炎〟などと本誌に投稿するほど愚かしくもなく、悪魔の如き眼力で帯状疱疹と見抜いた。帯状疱疹は直前のエピソードが原因と思う患者がおり、時に他科で誤診されることも多い。

痴漢行為は鉄道会社にとっても頭の痛い問題である。各社様々な取り組みを行っているがゼロにはならぬ。最も効果的なのは防犯カメラであり、まず試しに埼京線の痴漢多発車両に設置したところその被害は激減した。鉄道における防犯カメラはプライバシーを問題視されることも多いが、現在では街角からタクシーに至るまでカメラは設置されており、犯罪抑止になるのであればどんどん設置すべきであろう。また、混雑路線を中心に女性専用車両が設定され、これまた一定の効果を挙げている。当然根本的解決策ではないが、少なくとも女性が安心して乗車できる環境があるのはいいことだ。殆どはラッシュ時のみの設定であるが、大阪メトロのように終日設定のある路線もあり考え方はそれぞれである。時に〝男性差別〟を訴える活動家が強引に女性専用車両に乗り込みニュースとなるが、女性専用車両はグリーン車のように特別料金を課す制度ではなく、鉄道会社はあくまで男性客に協力を得るというスタンスのため、強制的に下車させることはできない。

なお、痴漢など自らには関係ないと安心している方も要注意である。痴漢行為には冤罪も多く、被害者役の女性と周囲に男性3～4人のグループにカモとされたら逃げようがない。何もしていないのにだしぬけに女性が悲鳴を上げ、周囲男性から「痴漢だ！」などと言われ、強制的に下車させられ駅員に引き渡されたらもう終わりである。冤罪を証明するのは難しく、やってもいないのに罰金を払い、示談にさせられることとなり、〝とにかく逃げる！〟ことをおススメする弁護士もいるほどである。筆者は鉄道のプロであるのでラッシュ時の電車乗車に関しては細心の注意を払う。極力、先頭もしくは最後尾の乗務員室に向かって立ち、手はガラスに置く。少なくとも乗務員の眼があれば冤罪痴漢のカモとして狙われる確率はぐんと下がり、事実痴漢犯罪グループは乗務員室から離れた車両が格好の舞台となる。筆者にとっては前面もしくは後部展望が開け、乗務員の勤務態度もチェックでき、一石三鳥である。

目の前の患者は被害者であるので冤罪ではない。皮膚科学がちょっとだけ得意な鉄道評論家である筆者は、興味津々で話を聞く。痴漢にあったのは東武スカイツリーライン、朝の上りの急行浅草行先頭車だという。ん？　そもそも浅草行急行など存在しない。しかも、東武スカイツリーラインの女性専用者は必ず最後尾であり、朝と夜でその位置が変わる珍しい路線である。どうも虚偽のようだ！　帯状疱疹を誤診せず、さらに痴漢の虚偽まで見抜くとはなかなかアッパレ！　と思われるであろうが、実は鉄道を知らない人でも容易に真実に辿り着く。目の前の患者は、明らかに女装したオッサンなのであった。

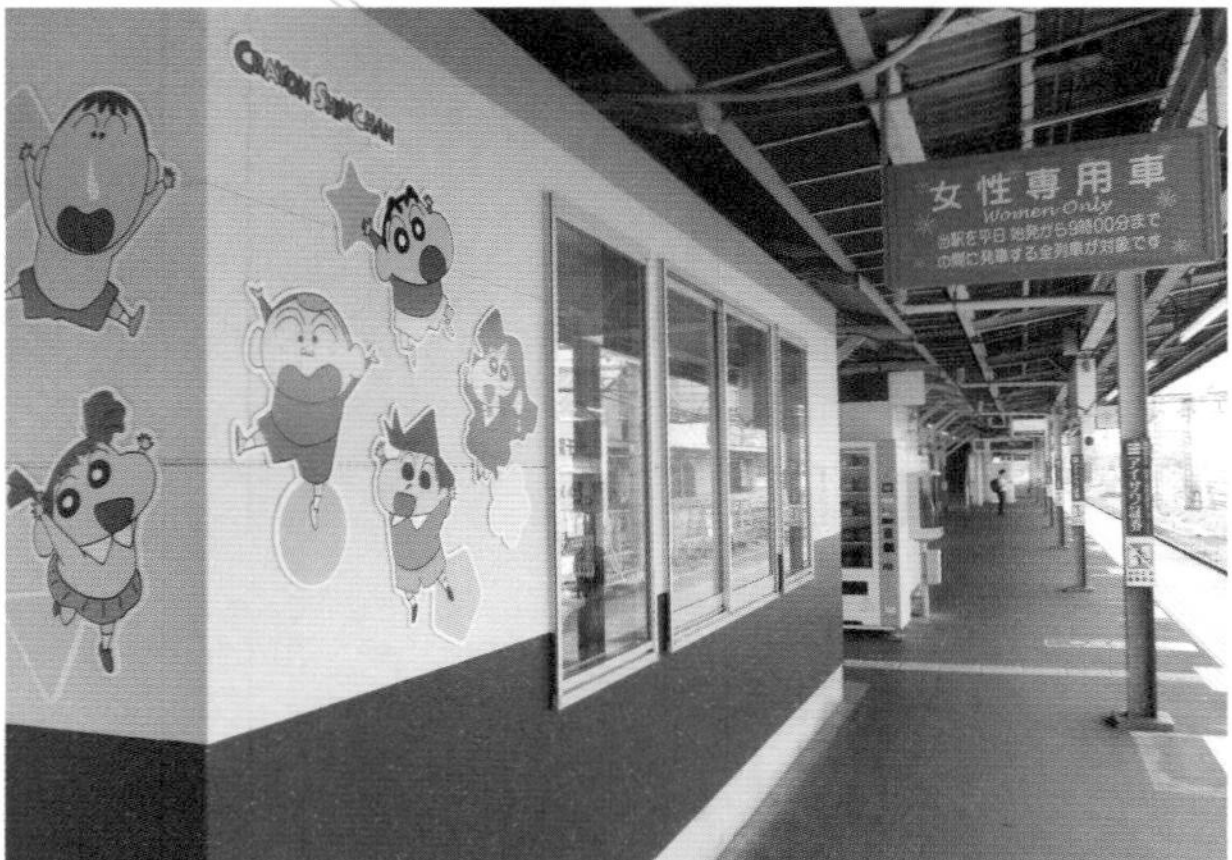

春日部駅ホーム。クレヨンしんちゃんの横に女性専用車の案内板が大きく掲示される。

皮膚科救急の意義

間も無く外来終了の時刻にその電話は入った。〝転倒し顔面から出血しているが診てもらえるか？〟遠からぬホテルからの電話である。職員に残業を強いるのは申し訳ないが、救急医療の一端を担うのも皮膚科診療所の役目であろう。待つこと数分、「皮膚科なんかで大丈夫か？　大怪我ですぞ～！」などと大声がする。「こんな傷絆創膏で十分！」と矛盾甚だしい酔っ払いが現れた。看護師に縫合の準備を指示すると「皮膚科で？　外科じゃないと無理だろう～」などと宣い「痛いのは御免だ！　ホテルが勝手に電話しやがって……」客じゃなければ放っておくに違いない……と思ったら、あろうことかホテルの前でたまたま転んだ通行人であることが判明した。恩知らずのとんだ罰当たりである。とにかくベッドに横にならせると「痛いのは御免だ！」などというので「麻酔の注射がちょっと痛い位ですよ」というと「じゃあ、麻酔の麻酔をしてくれ！」など、昭和30年代のコント如きことを言う。いっそ無麻酔で……と悪魔の囁きが聞こえるが、苟も皮膚科専門医であり、怒りを抑え辛うじて型通りに処置を終えた。

ところで、鉄道現場においても酔客は頭の痛い問題である。千鳥足でホームを歩かれると、電車との接触やホームからの転落など命に係わる。この為、駅員のみならず警備員などを配備せねばならず人件費が嵩む。そうでなくとも、居眠りによる寝過ごしは頭の痛い問題である。終着駅での車内の見回りはまさに人海戦術であり、折り返し時分が短い場合など、とにかくホームに降りてもらわねばならぬ。また、終着後車庫に入る運用など見過ごして車庫まで連れて行っては厄介である。なお、寝過ごしが明らかの場合、車掌に申し出れば本来の到着駅まで無賃送還が可能となるが、その駅で下車する場合には差額を清算せねばならぬ。この根拠となる旅客営業規則第291条は、〝乗車券面に表示された区間外に誤って乗車した場合において、係員がその事実を認定したとき〟と規定しており酔客に限らない。もし、誤乗に気が付

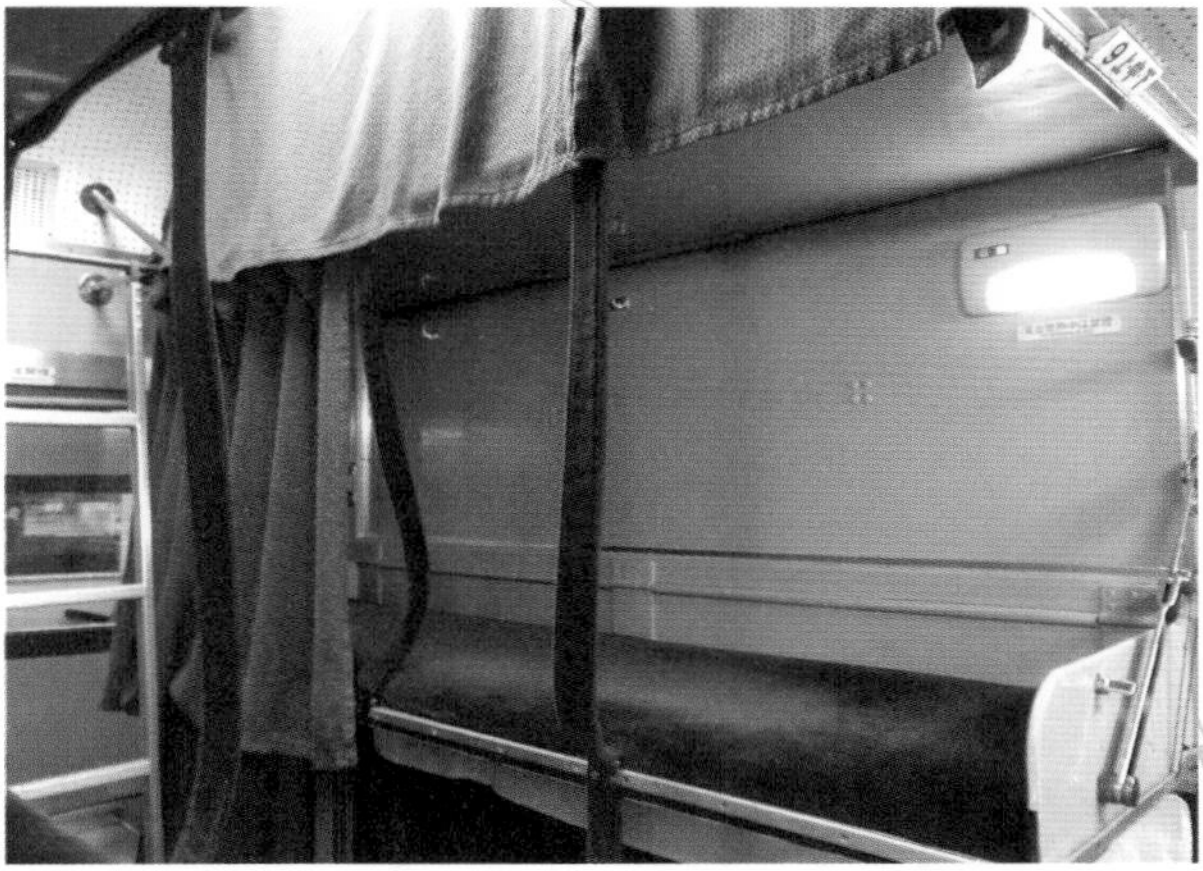

3段寝台の20系客車。寝台特急全盛時代、寝る前のひと時窮屈なベッドで宴席に興じる酔客も今は昔……。

いたときは速やかに乗務員に相談すべきである。ただし、最終電車で寝過ごし、終着駅まで行ってしまった場合には、差額を払いその後の方策を考えねばならない。斯様な客を目当てに終着駅にはタクシーが集うが、中には西東京バスが師走に運行する、ＪＲ中央線下り最終電車高尾駅到着に合わせた上り方面八王子行「寝過ごし救済バス」はユニークであり、斯様な旅客が少なくない証であろう。列車内で酔うのであればやはり寝台車で心置きなく……であるが、そもそも昨今寝台車が激減しており、その幸せを享楽できる人は限られる。

抜糸に現れた件の男は、打って変わってジェントルマンであった。小脇に有名デパートの包みなんぞを抱えており、なかなか懇ろな心掛けである。「いや〜助かりました。家人から救急車で運ばれたりしたら大変だったと」やっとわかったか！「皮膚科の先生も手術するんですね〜」どんなもんだい！「先生、抜糸も痛くしないでくださいね！」当然！　すべてが終了し、男は深々と頭を垂れ帰って行った。ただ、高級そうな包みを小脇に抱えて……何とも紛らわしいことをする男である。これなら抜糸など、思いっきり痛くしてやればよかった……。まあ、皮膚科救急医療の重要性をアピールできたので良しとしよう。ちなみに今回の連載回数は……１００回まであと1回！

第4章

華麗なる乗車・発券テクニック

ちょっとマニアックすぎる!?
これを完璧に理解できた読者はご連絡を。

診療情報検索

最近の我が診療にはタブレット端末が欠かせないものとなった。筆者のような記憶力が乏しい者にとっては、瞬時に検索できるこの魔法の箱は誠に心強い味方である。昨今のジェネリック医薬品の出現は治療歴の確認を殊更煩雑にした。しかし、インターネットにより薬剤の確認は勿論、添付文書やインタビューフォームが瞬時に確認でき、診療時間の短縮につながる。接触皮膚炎（注）患者など、患者が現物を持参していなくてもある程度の情報が得られ大変有難い。

我が鉄道界でも電子機器は大活躍である。乗務員は分厚いマニュアルを持参することなく瞬時に検索ができるほか、運行情報なども一斉に伝達され、文字であるため誤認防止にも繋がる。いいこと尽くめのようであるが、反面職員の質の低下に繋がっているように思うのは筆者の杞憂であろうか？

ある時、某駅のみどりの窓口で切符を求めると、窓口嬢は発券方法がわからぬようで、マルス端末と呼ばれるコンピューターを前に悪戦苦闘している。更に、マニュアルを確認すべくタブレットと睨めっこである。何も奇妙奇天烈な切符を頼んだ訳ではない。分かりやすいように皮膚科に例えると〝針反応を正確に行いなさい〟程度のものであり、言われれば即実践する自信はないが、ちょっと調べると分かる程度のものである。当然、筆者は所要の切符を瞬時に発券できるが、まさかカウンターを乗越えて自ら操作する訳にもいかぬ。15分後、漸く切符が現れた。清算を終え窓口を後にし、しかし切符を繁々と眺めてみるとどうもおかしい。金額が誤っている。今の切符はコンピューター発券であるから間違いないと思うのは愚の骨頂であり、どうもこの切符は窓口嬢が悩みぬいた結果、自ら料金を計算し入力したものであるらしい。斯様なことは券面のある部分をみると一目瞭然であるが、あまりにマニアックな為本稿では割愛する。そこで意気揚々と別の駅の窓口にノコノコ現れ、得意げに料金が誤りであることを申し出た。人の好さそうな男は「コンピューターですから誤りはないと思いますが……」と言いな

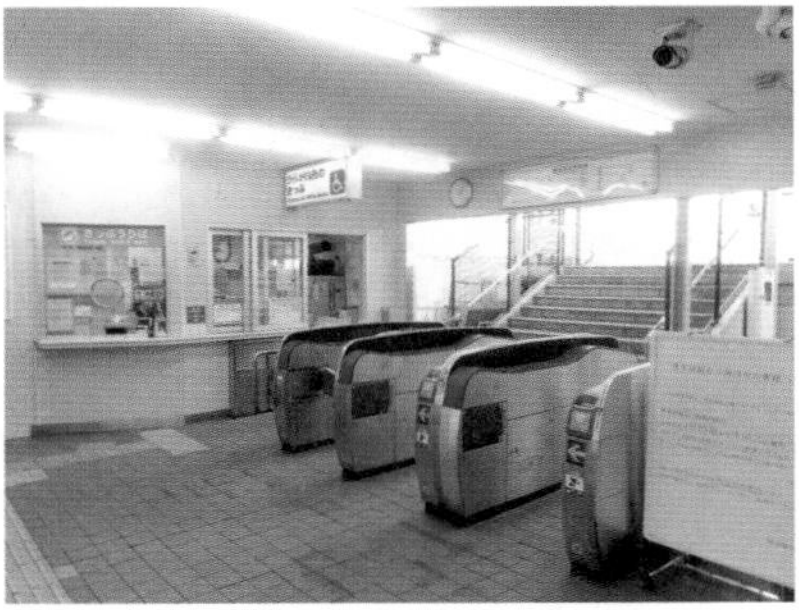

小規模駅の“みどりの窓口”。オンラインシステムとはいえ、多種多彩な切符への対応は大変！

がら、またもタブレットを注視し困惑する為体である。そこで、筆者は時刻表を示し、誤りを示すと「確かに！　少々お待ちください。上司に相談します」と言い残し奥へ消えた。待たされること15分、現れた男は「お客様のおっしゃる通りだと思うのですが、ここでは正確なことがわかりません。もっと大きな駅で聞いて頂けませんか？」などと言う有様である。筆者がフンガイする場面であるが、これは本稿のネタになると直感し大人しく大規模駅に現れた。いかにも働き盛りの窓口氏に申し出ると、流石はエリートで瞬時に誤りを見抜き「すみません、なんでこんな切符を出したんだろう？」と言いながら瞬時に訂正した。近年、小規模駅の窓口は派遣社員など知識不足の係員も少なくない。更に今の職員は一定期間を経ると駅員から車掌、そして運転士とローテーションを行う。昔ながらの出札一筋という筋金入りは減った。左様な駅員は営業規則を諳んじ、複雑多種の切符を瞬時に発券する名人芸を持っていた。

　この理論からすると、タブレット端末を片手に診療する筆者は名医ではないということになろう。ならば、一念発起し本誌バックナンバー全てを精読し、皮膚科学を一から学び全てを記憶しなおそう……と思うが、当然それは天地が引っ繰り返っても不可能である。そうだ、名案があった。筆者が皮膚科医を捨てて、駅員になればいいのだ……。

接触皮膚炎

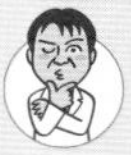

いわゆる“かぶれ”。ありふれた皮膚疾患である。原因物質に接触した部分の皮膚に一致して、小さな水ぶくれや発赤に加えかゆみなどの症状が現れる。植物や金属、化学物質、化粧品、衣類など、身の回りにある様々な物質が原因となりうる。

代診哀話

最良の医療を享受したいという患者の欲望は無理からぬことである。我が職場でも上司の教授は、臨床力は勿論、患者に対して極めて親切であるため初診日には県内外から患者が殺到する。しかし、副学長を兼務されており超多忙なため、時に筆者が臨時に代診する。重症患者は外来教授回診に廻るため問題ないが、時に教授に診て貰いたい！　と勇んで来院すると、他ならぬ筆者なんぞがノコノコ出ていくため烈火の如く憤慨する患者に遭遇する。しかも、この手の患者に限って、神よ！　悪魔よ！　逆立ちしても誤診する方が難しい接触皮膚炎である。数多の皮膚科を訪れ、必ず「かぶれ」と診断されるが納得せず、ついに教授に難病を宣告して貰おう？　と思う勇者の登場であった。

　ところで、よく皮膚科の先生から「人気列車の指定券をとるコツは？」と尋ねられる。大方の先生は、名の通った大規模駅にお出かけになるようだが、人気寝台特急「サンライズ出雲」などはなかなか指定券が取れない。実は、これこそ接触皮膚炎男と同様の行動であり人気列車の入手は難しい。ＪＲの全列車

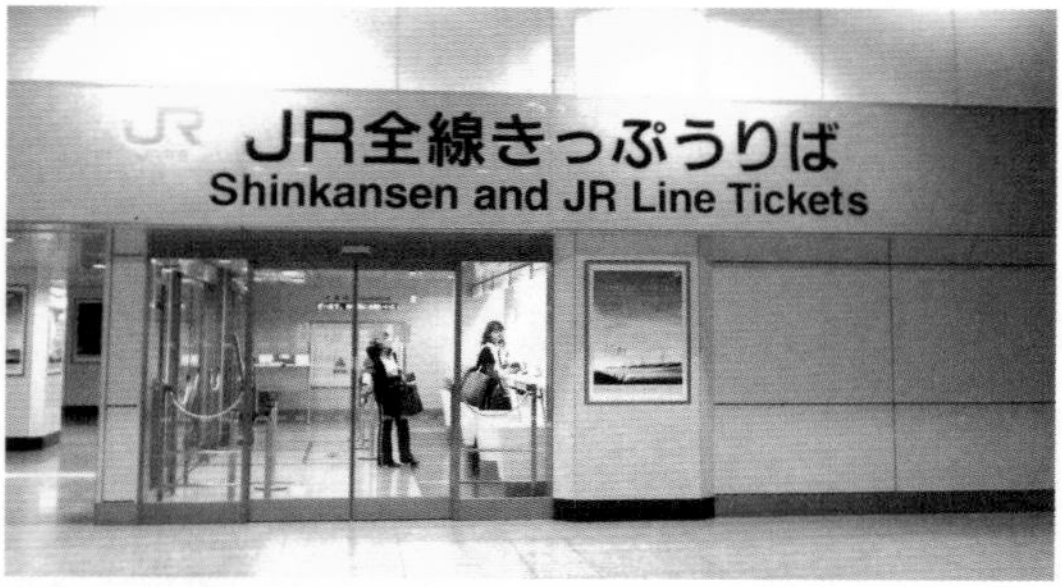

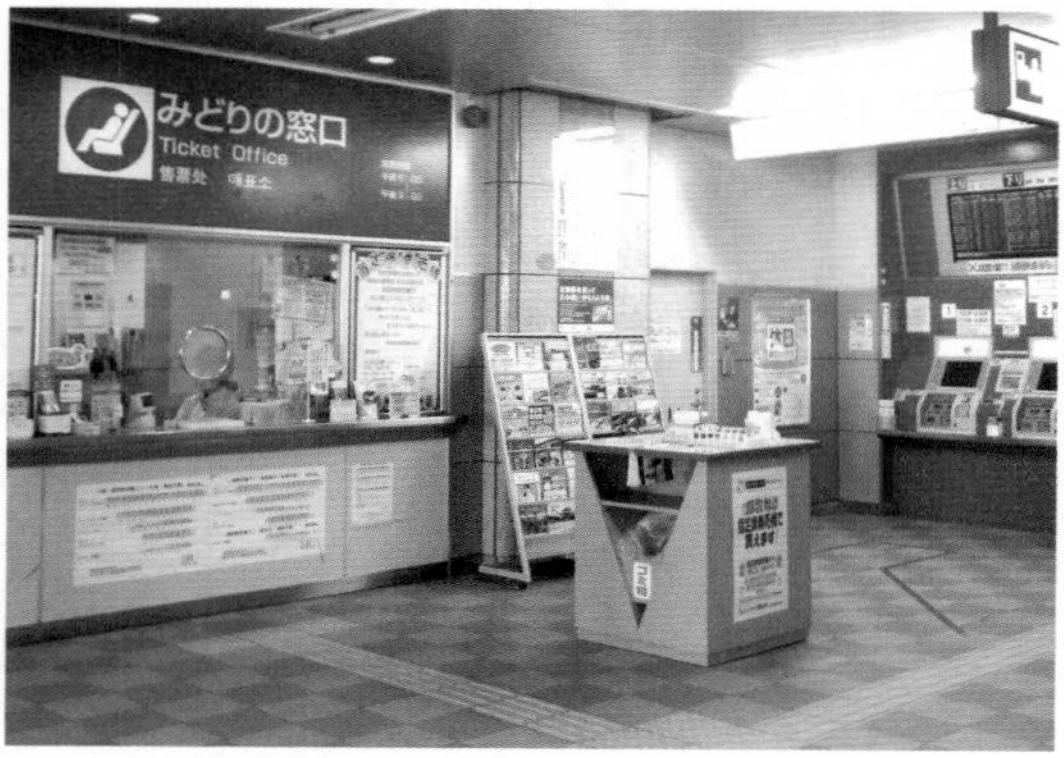

日本の中心東京駅。JR東海は「みどりの窓口」の名称を用いていない。八重洲口はJR東海とJR東日本が競合し、販売窓口も多いが、当然客も多い（上）。一方、地方駅の「みどりの窓口」は合理化のため、指定券券売機を増設し窓口は激減した（下）。1つしかない窓口に、頓珍漢な旅行相談などを始めるオバサンの登場で長蛇の列が出現する。

の指定券は、1カ月前の同日の午前10時から全国の「みどりの窓口」で一斉に発売され、会社の異同を問わずどの駅も同条件である。つまり、10時ジャストに出札係員がコンピューター（マルス端末と呼ぶ）の「送信」ボタンをいかに早く押すかにかかっている。大規模駅は当然窓口も多く、職員も優秀であるが、客も多く並ぶため10時きっかりに順番が回ってくる確率は極めて少ない。にこやかな女性職員が対応する旅行会社で事前に申し込めば…と思うが、旅行会社ではＪＲ券の利益である発券手数料は２％以下！　海外ツアー客などが上客であり、ＪＲ券のみではそうそう親身になってくれない(なお、航空券は何と手数料ゼロ！全く儲からぬ)。自動券売機で自ら買う手もあるが、窓口より20分遅れて発売開始となるプログラムが組んでありこれもダメである。

　正解は、みどりの窓口がある地方の小駅…と思いきや、これも誤り。実は以前はこれが正解であり、間違っても行列ができない小駅で10時前から粘ることで高率に指定券が入手出来た。しかし、現在地方の小駅の多くはＪＲの下請け会社管理である。その様な駅の職員は、ＪＲ退職者の再雇用であり、駅長経験者などが勤務している。エリートが故に、これまでマルス端末など触ったことすらなく発券に時間がかかりあっという間に10時30分。既に売り切れ御免であり、泣くに泣けない。

　という訳で、ＪＲ正規職員が勤務する小規模駅が正解。下請け会社は制服が異なるので、記載皮膚科学に長けた皮膚科医であればその現症から容易に鑑別可能であり、発券操作が煩雑な〝連続乗車券〟などを頼んで1分程度で出せる職員なら万全である。なお、どうしてもと思われる先生は、筆者にご用命頂ければ、ここには記せぬ特別極秘ルートによりご希望の指定券を確実にお取りできる。但し、自ら出かけねばならぬので、その際は筆者の外来の代診が条件となる。「代診までして、プラチナチケット入手するのもちょっと…」とお思いになられた今まさにこれをお読みの先生！　先生の代診に憤慨する筆者信仰の接触皮膚炎患者など皆無です。どうぞご安心を！

守るべき「伝統」。受け入れる「変化」。

伝統とは先人が苦労して作り上げてきた大切な文化であり、現代に生きる我々もそれを尊重し、享受し、次世代へ継いでいかねばならない。「紫斑性色素性苔癬様皮膚炎」と診断した先日の外来で、補佐役の若い女性医師に診断を問うと「PPC(注)ですか?」と即答した。勉強熱心な彼女の答えは正しいが、今と変わらず不勉強な新人時代を過ごした筆者は、指導医の「マヨッキー病」との診断にいたく感動し、その後しばらくは何を診ても片っ端から得意げに「マヨッキー病」と診断し、マヨッキー病が大発生する事態となってしまった。最近、包括的病名の使用が増えた気がするが、医学生が皮膚科を敬遠する理由の一つに夥しい数の病名があり、患者の理解も容易な包括的病名を何ら否定するものではない。うっかり〝シャンバーグ病〟などと説明すると、「お前のその湿疹は何だい?」「湿疹? それが違うんだよ。大学病院にいったら、ハンバーグ病だって!」「へぇ~お前の足は随分旨そうだな!」などと、笑点の林家木久扇レベルの座布団没収小話と何ら変わりはない。

日本の鉄道にも、消えゆくよき伝統がある。「周遊券」はそのひとつであり、昔鉄道が国内移動手段の全てであった頃には観光目的の切符として重宝された。全国に指定された観光地に2か所以上立ち寄ることで乗車券が割引になり、旅行日程により自由に設定が可能であった。また、「均一周遊券」とは往復の乗車券に、観光地の指定エリアが乗り降り自由となる切符であり、割引率が高い上、急行の自由席は急行券不要であった。さらに、以前は、文字通り新婚旅行用の「ことぶき周遊券」なるものも存在し、見送り用の入場券が10枚つくおまけがあった。定期急行列車は現在全国で僅か1往復。新婚旅行は海外が当たり前となり「周遊券」は静かに姿を消した。

代わりに登場したのが「周遊きっぷ」である。しかし、これも今年の4月テコ入れが行われてしまい、設定地域が激減、その後ひっそり姿を消した(2012年初出掲載)。この切符は、旅行開始駅から周遊区間入口までの往復切符とともに、周遊区

慢性色素性紫斑（PPC）

purpura pigmentosa chronica（PPC）は、中年以降にみられるアザのような病変。症状により、紫斑性色素性苔癬様皮膚炎、マヨッキー病、シャンバーグ病の3つに分けられる。

ムンテラ

病状や治療について、患者やその家族に説明すること。そもそもムンテラの語源は、ドイツ語のムントテラピーに由来。ムンはムントの略で口を、テラはテラピーの略で治療のことである。時に、有効な治療法を有さず、口先だけで治療するヤブ医者を"ムンテラ医者"と嘲笑する場合があったが、本来は悪い意味ではない。

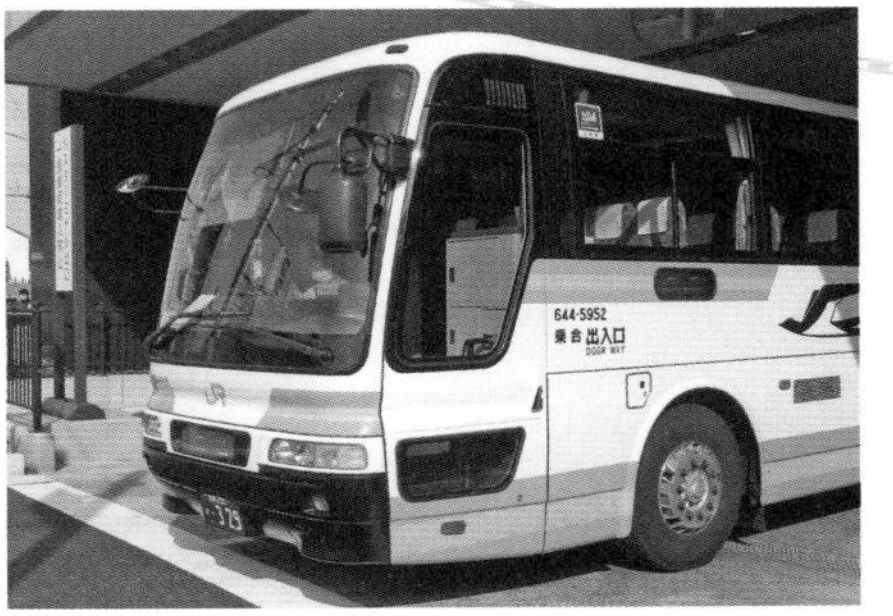

大阪駅を発車するJR四国の高速バス。今はなき一部の「周遊きっぷ」はバスにも乗車可能であった。京阪神ゾーンであれば、広域に広がる鉄道ネットワークと共に、嵯峨野観光鉄道のトロッコ列車や明石海峡大橋を通るバスにも乗車可能で、その気になれば淡路島まで足を延ばせた。本場明石のタコ焼きを堪能した後、新装された大阪駅を楽しむのも容易であった。

間のフリー切符がセットになったもので、片道201キロ以上で発売された。フリー区間内は特急列車の自由席が乗り放題である他、往復の乗車券も原則2割引になるので大変お得であった。「周遊きっぷ」は観光目的と思いきや、意外に売れ行きがいいのは首都圏や関西圏などの大都市圏であった。例えば、大宮で学会がある際、都内宿泊の先生であれば、いちいち移動の度に乗車券を購入するより断然安く、更に横浜などにも足を延ばすことが出来とても便利である。神戸の学会であれば、京都に宿をとり、毎日特急列車で往復と優雅な学会参加が可能だ。ただ、発券が面倒である為、斯様な切符は出発直前の購入を避けた方がよく、優秀な出札職員の存在する駅で事前購入をお薦めする（ひとつ前の「代診哀話」参照）。

「紫斑性色素性苔癬様皮膚炎です」と筆者。「何ですか？　それ！」と患者。「慢性色素性紫斑の一つです。」「何だかさっぱり…」「血管皮膚炎とも言います。」「要するに湿疹ですか？」「まあ…出血を伴う湿疹…の様な病気ですかね…。」「なるほど！」伝統あるこの皮膚科専門誌に偉そうな事を記しながら、外来診療のムンテラ（注）で皮膚科の伝統を壊し続けるのは、他ならぬ筆者であった。

診療に穴をあけぬためのストラテジー

　札幌で行われた第76回日本皮膚科学会東部支部総会に出席させて頂いた。盛大に行われたこの学会は、内容も盛り沢山で札幌医科大学皮膚科の先生方のご苦労が実った素晴らしい学会であった。ただ、残念なことに最終日、台風が接近し帰宅困難になられた先生方も多かったようである。いくら周到に学会準備をしても天候には勝てない。筆者も午後の便が怪しくなったので、急遽予定を繰り上げた。東京便はすべて満席ながら、webで1席確保出来たファーストクラスには変更が可能だ。プラス8000円は手痛い出費であるが、翌日は通常診療が控えており背に腹はかえられぬ。泣く泣く追加料金を払い機内の人となった。結局夕方以降の便はすべて欠航でこの判断は正しかったものの、8000円の元を取るため酒でも飲みまくろうと目論んだが、高価なワインなどはなく、ビールや焼酎のみが用意され、敵ながらアッパレである。

　ところで、先生方も交通機関の乱れに巻き込まれたご経験があると思われるが、その時はどう対処するのがベストであろうか。例えば、新幹線の遅延時。乗るべき列車の何と2時間前の列車が「つぎの列車は」と書かれた電光表示に出ている。このような場合、長蛇の列ができたみどりの窓口に並ぶのは愚の骨頂である。現在、新幹線はトータ

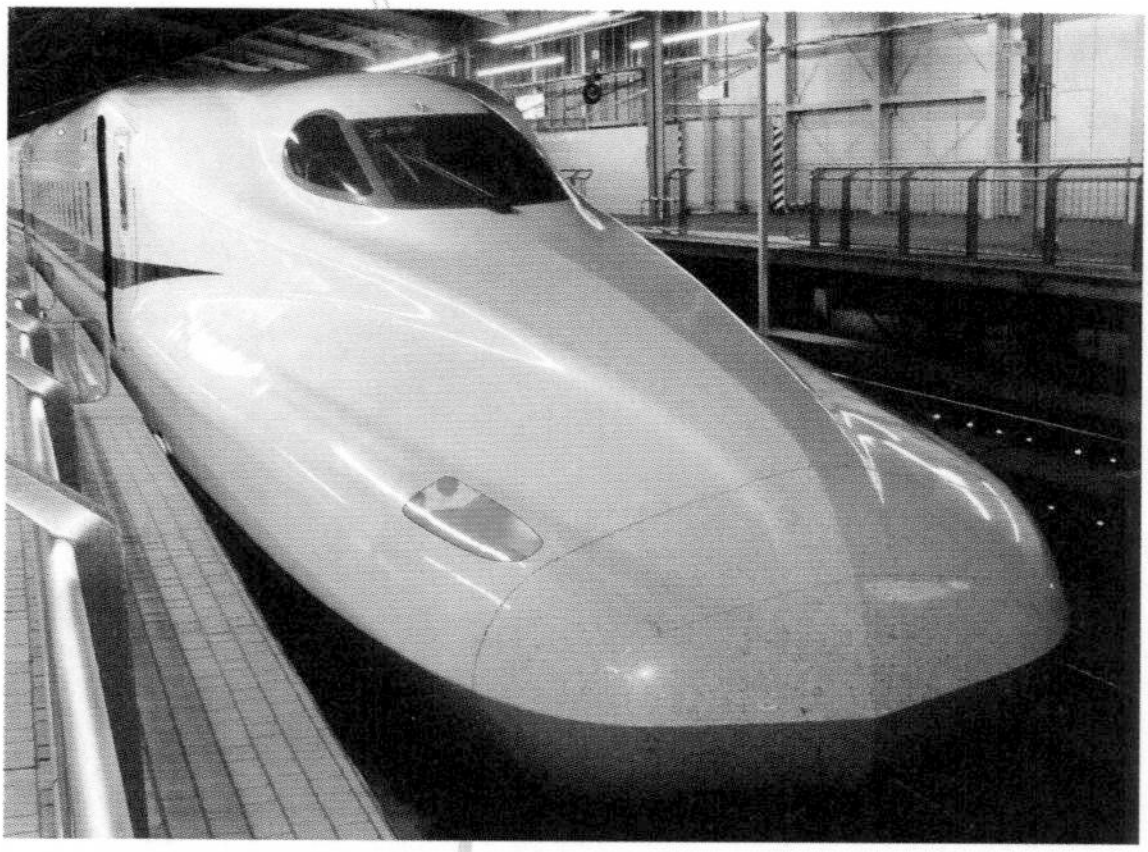

東海道新幹線。ダイヤが乱れている際、不思議なことに指定席がガラガラの列車がやってくる場合がある。後続列車の指定席を予約していても、躊躇せず乗り込むことが肝要。たとえ自由席特急券であっても、車内で差額を払えば問題はない。

ルの運行システムが確立しており、最も正確なのは駅の電光掲示板である。また、遅れている列車は折り返し運転の都合などから、通常の順番に運転するわけではない。例えば、15時46分発の「のぞみ」の上に17時24分発の「のぞみ」が表示されている場合、時刻とは逆で17時24分発が先となる。但し、下位列車ではこの限りでなく、例えば「のぞみ」の上に「ひかり」があっても到着は「のぞみ」が先だったりする。とにかく先発列車に乗り込み、適当な指定席に座るのがコツである。ダイヤが乱れている場合、例えば17時現在で定刻14時00分発の列車がまだ発車前でも、この列車の指定券は14時以降発売されない。もし、筆者のような優秀な（?）職員であれば、「遅れ承知特急券」を発売する。特急券は列車が2時間以上遅れた場合払い戻しとなるが、払い戻し無しを条件に遅延している列車の特急券を発売する制度である。但し、さような取り扱いをする職員は少なく、次発列車の指定席が取れなくとも、実際は空席多数ということも少なくない。また、先行列車に乗っても、読者が特急券をお持ちの本来の列車が2時間以上遅延した場合、たとえ機転を利かせてほぼ定刻に目的地に到着していても特急券は払い戻しの対象となる。到着駅の精算所も長蛇の列であるが、自動改札を通れば、一瞬にして遅延証明を受けた特急券が再び戻ってくるので、1年以内にお近くの駅で払い戻しが可能だ。時間をかけ、順番を待って駅員などに聞くより、素早い行動が何より肝要である。事実、筆者は過去、新幹線ダイヤ大混乱の際、上記のような行動で予定よりも早く目的地に到着したことさえある。

水平飛行に移ってファーストクラスでも機内サービスが始まった。着陸態勢になるまでの僅か40分間に、筆者がビールと焼酎を８０００円分飲むのは逆立ちしても不可能である。せめて4銘柄あるビールの中で、数十円高いプレミアムビールをチョイスする哀れな小市民は、エコノミークラスが最も寛げる場所なのであった。

座るは右側、座らせるは左側

近年、外来診察机の光景は一変した。少し前の皮膚科診察室であれば、目の前に診断名のハンコが積まれ、右側に顕微鏡とKOHセット、その奥に処方箋や指示伝票がお決まりの光景であった。右利きの先生が多いことから、この場合患者は当然向かって左側に座ることが多くなろう。しかし、最近は電子カルテの普及で机の中央にパソコンが鎮座し、ハンコや伝票が姿を消しプリンターやディスプレイが加わった。キーボードは両手で打つため、患者はどちらに座ろうとも大差なく診療が可能である。我が大学の外来も、診察室によって患者の位置が左右異なる。筆者の場合、初診担当の際には患者が右に、再来の場合左に位置する部屋を使用する。慣れというのは恐ろしく、患者が左に座るので「久しぶりですね！　お元気でいらっしゃいましたか?」「!。初めてですが…」。他の医師から廻ってきた初診患者だったりして、いかにいい加減かがバレてしまい赤っ恥もいいところである。

ところで、読者は列車に乗った時、左右どちら側にお座りになられるのだろうか？　どうでもいい話であるが、鉄道ファンは殆ど進行方向右側の席を選ぶ。これは何より、日本の鉄道が左側通行であるためで、すれ違う列車や駅構内の観察には右側が適している。出張の際に「道中どうぞごゆっくり」などと言われるが、鉄道ファンが電車に乗るとごゆっくりなどしている暇は全くない。極めてマニアックに対向列車の通過時刻をチェックする訳ではないものの、単線区間での列車行き違いなどは、その確認に安堵するのが正直なところであり、学会会場に着いた時には既にヘトヘトの有様である。先頭車両で前面展望が可能な場合、殆どの運転席は左側であり、運転士に邪魔されない右側が最高の席となるが、その魅力的な光景に思わず「第3閉塞進行!」などと大声をあげると、まわりにドン引きされるため注意が必要である。

しかし、私には例外が3つ。一つは通勤電車の横向き（ロングシートと称する）座席。そもそも車窓を見るのには適しておらずどうでもよい。さすがに幼児の如く、窓方向に座席に正座するほど

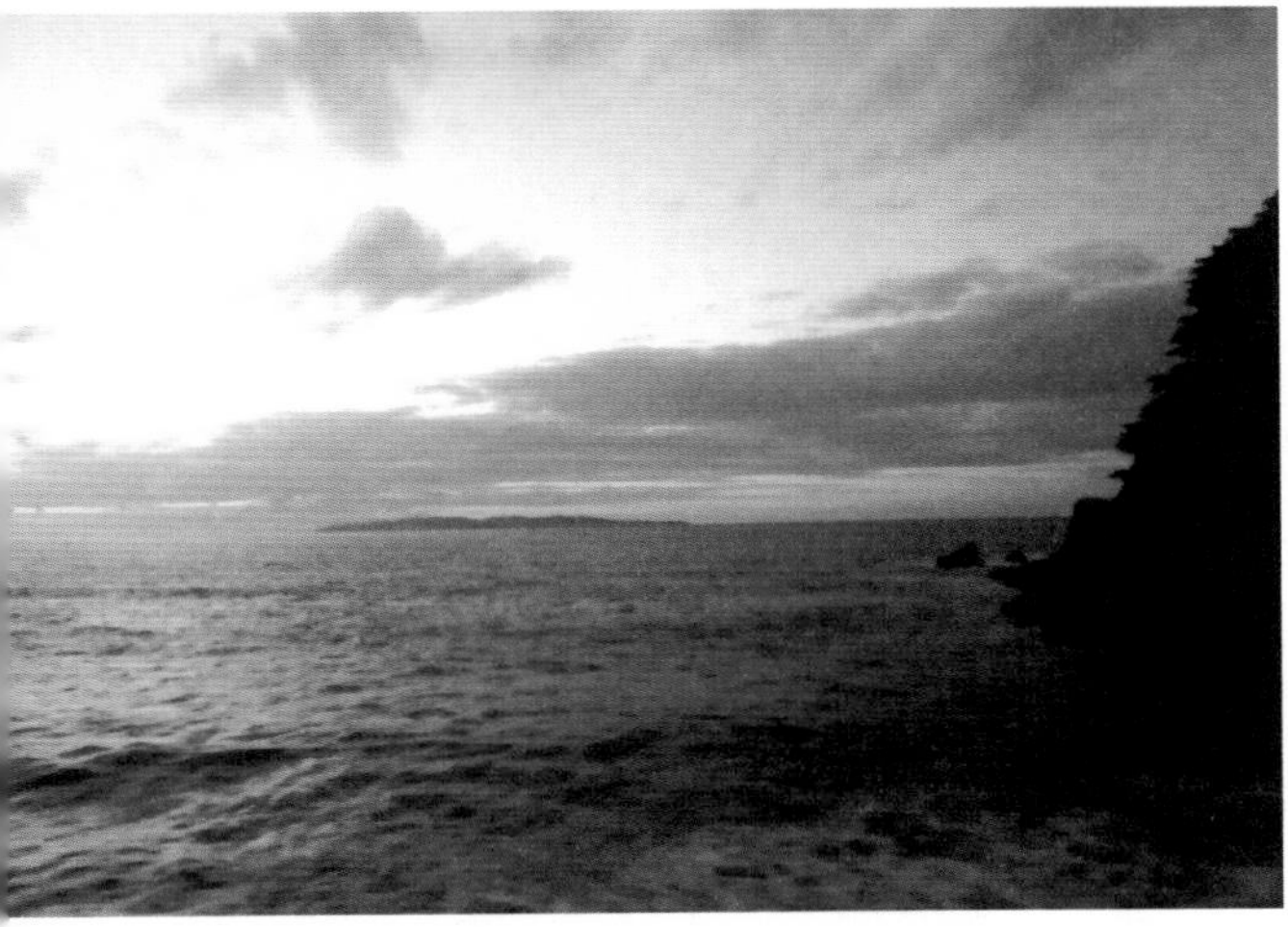

日本海の絶景。筆者は写真の心得がなく、普通のデジカメで羽越本線特急車内から撮影。時間と空間が刻々と変化する光景は鉄道ならではの光景である。

の度胸はない。二つ目は右側に直射日光が射す場合。鉄道ファンは車窓至上主義であり、紫外線などへっちゃらである。たとえactinic keratosisになっても〝イミキモド外用！　何といい時代だ！〟なんぞと思うのであるが、隣に乗客がいた場合には迷惑をかけぬ様断腸の思いでカーテンを閉めざるを得ない。そして三つ目は…

左側に海が見える列車。長距離列車では、ぼんやり車窓を楽しんでいても、色々と考える時間が持てるものである。特に海岸線は道路よりもさらにぎりぎり海側に鉄路が敷かれているのが我が国の特徴でもある。日常を振り返り反省をしながら、楽しい筈の鉄道旅行が自らの浅学非才さを再確認する旅と化すことがたまにある。それは貴重なかけがえのない時間だ。夕暮れ時。轟音と共にトンネルを抜けると、車窓には紺色と鮮紅色のコントラストも鮮やかな日没の海岸が広がる。海に囲まれた日本の鉄道でしか味わえぬ絶景がそこにある。多くの旅人に愛でられた昔と変わらぬ景色は、物悲しい一瞬の踏切の警鈴をＢＧＭに旅人に訴えかける。電子カルテの時代が終わり、診療室の光景が一変する未来でも、鉄道は毎日粛々と時刻通りに走る。古《いにしえ》より変わらぬ海辺の光景は多くの旅人を魅了し続け、決して自動車では体験できない感動を鉄道は未来永劫与え続けるのである。

診察時間の長さとその質

診療をしていて不思議に思うのは、診療費がその時間の長短にかかわらず保険点数が一定という事実である。患者には「待ち時間は長くともゆっくり話を聞いて欲しい」という方から、「診療時間は短時間でいいから、待ちたくない」というニーズもある。診療時間5分以上という規定が出来、カルテにもその旨記す病院もあるが、杓子定規に最低時間を設定する無意味さは人対人のサービス業である医療現場にそもそも馴染まない。診療に関係ない世間話やお悩み相談、その無駄こそが患者との対話の潤滑剤になることは、医師であれば誰もが納得するところである。筆者の外来には、精神科併診の方も多いが、「心の声が聞こえる！」などという訴えに、なかなか診療が終わらない患者がいた。彼女はある日だしぬけに自ら命を絶とうと橋桁に寄り掛かったところ、橋幸雄の「潮来傘」を唄う筆者の心の声が聴こえ即刻自殺を中止したという（無論、死ぬ気などさらさらないのである）。筆者を命の恩人として慕っており、放り出すことなど断じて出来ぬ。ある日たまたま、最後にインチキなお経を唱えてみたところ、浄土真宗である彼女はすこぶる感動し、その場で涙した。それ以降、筆者は皮疹を診た後に、「親鸞曰く、『人間は弱いものだ』」などと出鱈目な説法を説き、その後はひたすらお経を唱え、スムーズな診療を可能とした。

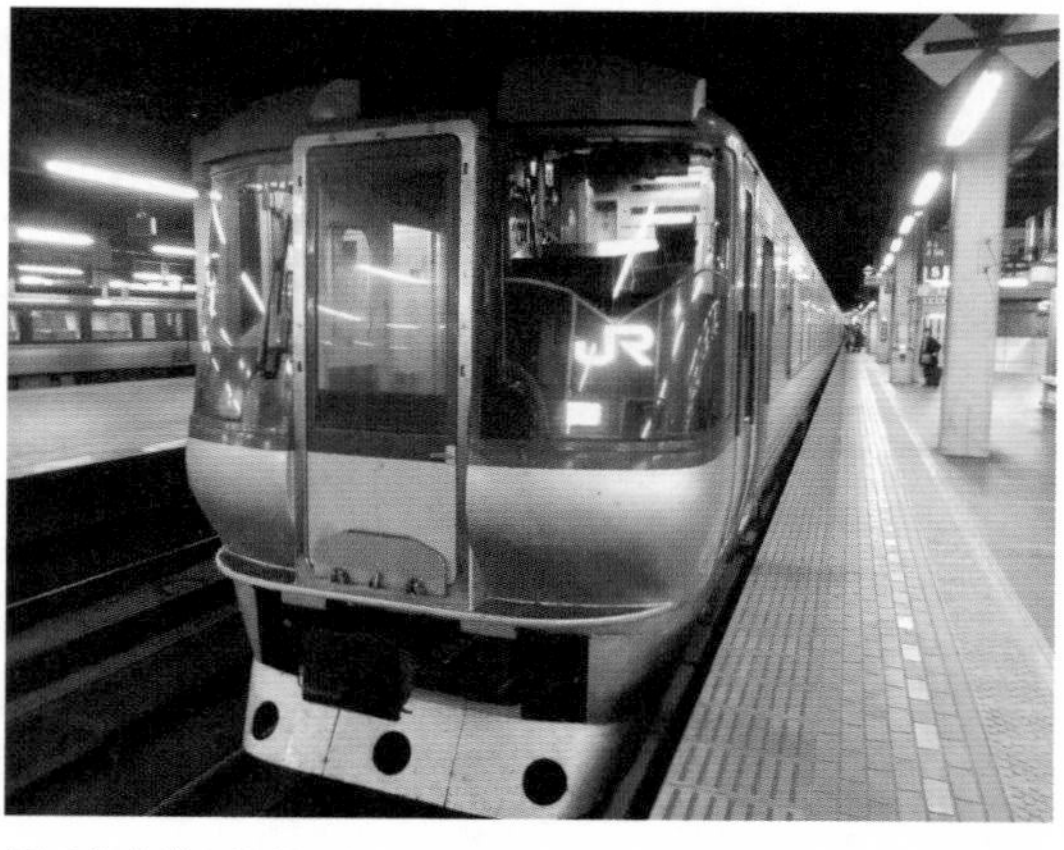

新千歳空港と札幌を結ぶ快速エアポート。12分間隔の利便性と定時性が受け、JR 北海道の稼ぎ頭である。北広島で乗車券を分割することで僅かだが、安く上がる。

ところで、ＪＲ線の運賃は遠距離減率性を採用しており、長距離であればあるほど割安になる。たとえば東京から金沢を往復する場合、単純往復するより、東京から東海道新幹線を使い、米原で特急に乗り換え北陸本線で金沢へ至り、帰りは金沢から北陸新幹線で長野経由で東京に至ると、ぐるりと回る片道切符が出来上がり、かなり安くあがる。勿論金沢だけでなく東京都区内区間以外の各駅で途中下車が可能でさほど時間のロスもない。ならば乗車券は出来る限り遠距離で購入するのがいいかといえば、何と短距離に分けた方が安くなる区間も存在しており、一筋縄ではいかない。例えば、飛行機で北海道に渡った後、新千歳空港から札幌まで快速「エアポート」を利用すると、新千歳空港⇕札幌間の乗車券は１１５０円である。しかし、途中駅の北広島で分割すると、新千歳空港⇕北広島が５６０円、北広島⇕札幌が５４０円、合法的に50円の儲けとなる。たかが50円と思われるかもしれぬが、我々鉄道ファンは値段の大小ではなく、合法的に安く上げることに喜びを感ずる。

乗車券だけでなく、新幹線は隣の駅までの自由席特急券が８８０円と安価に設定され短距離利用を促進しているが、大宮⇕高崎間であれば１８７０円であるところ、熊谷で分割し2枚にすることで１７６０円となる。市内の商魂逞しい金券ショップなどでは、「分割乗車券」などという妙な？ 俗称で販売されている。

この、乗車券や特急券などがどう工夫すれば安くなるかは、案外難しい問題であり結構奥深い。世の中には真剣に研究する強者も存在する。筆者にとって、この手の研究は皮膚科学の研究より遥かに得意であり、素晴らしい業績を残すことが可能である。しかし残念ながら発表の場がない。本誌に投稿しても、編集部の担当Kさんを烈火の如く激怒させ、直接お叱りのお電話を頂くことになるのは火を見るより明らかである。あまりの剣幕に筆者が落ち込み、生きる望みを失った時に「潮来傘」を歌ってくれるのは誰であろうか？

一筆書き可能な皮疹は何を語る？

下肢のリベド（注）は、診断に迷う場合も多い。病理組織学的に血管炎がなくとも、病変に当たっていないのでは？　と悩むことも少なくない。正しい治療は、正しい診断から…しかし、複数回の皮膚生検（注）を拒む患者も多く、そのジレンマに悩むところである。リベドの見分け方の基本は「環が閉じているか？　否か？」であり、一筆書きできるかどうかで判断するといったクリアカットな説明は、複雑な発疹学の講義において、学生にも容易に理解できる鉄則である。

ところで、鉄道に乗車する場合、当然であるが目的地までの正しい乗車券を保持すべきである。尤も、車内や着駅清算する旅客もおり、さらに昨今利用人口が増えた非接触式ＩＣ乗車券では、入場時最低区間の運賃が引き落とされ、着駅で残額を清算するシステムなので、即警察に突き出される心配はない。それはさておき、大都市近郊区間では、最低運賃でその何倍もの距離を旅行することができるのをご存じであろうか。例えば、東京駅から隣の有楽町まで山手線を利用する場合、内回り電車では僅か2分であるが、外回りで60分かかって到着しても運賃は同額である。さらに、早朝、東京から一気に房総方面へ出て、北関東、湘南に至り、東海道線、山手線で夜有楽町に到着しても運賃は同額である。とにかく電車に乗りたい強者が行う「大回り乗車」という業である。そもそも乗車券は発駅から、きちんと経由地を算出し終着駅までの距離に応じて値段が決定する。例えば、東京から弘前へ向かう場合、新幹線で新青森を経て弘前に至る場合と、新潟を経由する場合では当然値段が異なる。しかし、大都市近郊区間は路線が密に存在し、距離は遠いが利便性は勝る区間がある。例えば、横浜から大宮に至る場合、上野東京ラインと湘南新宿ライン2つの経路があり当然乗車距離は異なる。しかし、一般の乗客は左様なことを気にすることなく先着電車に乗車するであろう。このような区間で、いちいち経由地を指定して乗車券を発売すると、旅客は混乱する上に、鉄道会社にとっても煩雑となるため、大都市近郊区間では最短区間の運賃で、その区間内であれば経路は問わないように規定されている。ただ、「大回り乗車」では、途中下車は出来ず、さらに重複する区間が生じてはならない。どうせ自己申告だろうとタカをくくるのは危険であり、途中での車内改札の際には、詳細に経由地を説明する必要がある。

皮膚科医はリベドの環が閉じる一筆書きをチェックする。閉じていなければ、臨床検査、皮膚生検と忙しくなる。他方、車掌は、環が閉じない一筆書きをチェックする。閉じていれば、不正乗車の罰金計算と忙しくなる…。筆者は、皮膚科医であっても断然後者のほうが得意であるのは言うまでもない。

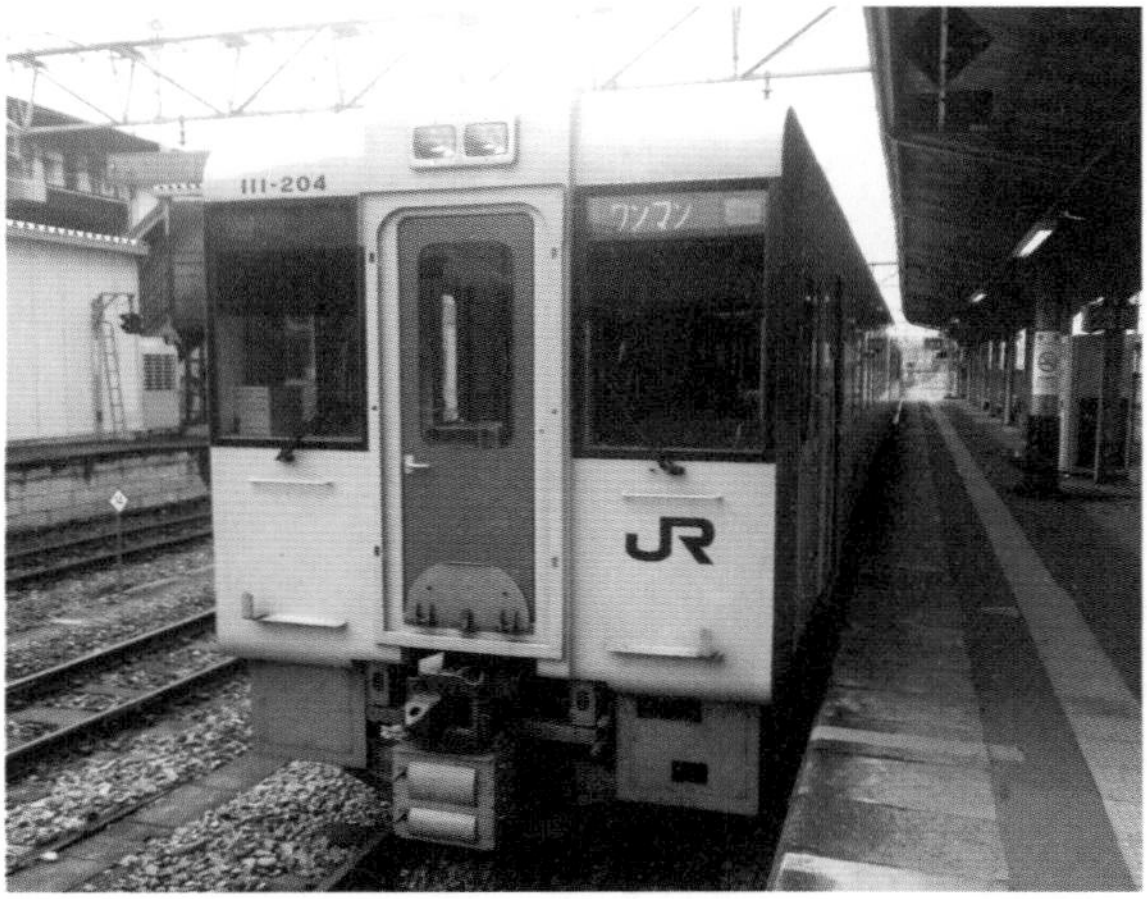

大都市近郊区間には八高線などのディーゼルカーが活躍する路線も含まれます。単線をのんびり走るローカル線の旅も、大回り乗車で満喫することもできます！

リベド

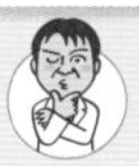

皮膚において、末梢循環障害が生ずると、皮膚表面に網目状の潮紅がみられる。これをリベドと呼ぶ。その形態から①大理石様皮膚、②分岐状皮斑、③細網状皮斑、と大きく3種類に分ける。それぞれ病的意義が異なるため、皮膚科専門医に是非相談するべきである。

皮膚生検

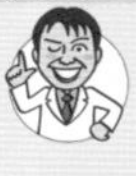

皮膚疾患の診断を確実にするために、病変部皮膚を一部切除し、病理標本を作製し、病理組織学的検討を行うこと。皮膚腫瘍だけでなく、水疱症をはじめとした様々な皮膚疾患の診断の手掛かりとなる。局所麻酔の上、通常ほんの小さな皮膚組織を採取するため、外来診療で行えることが多い。

不公平感

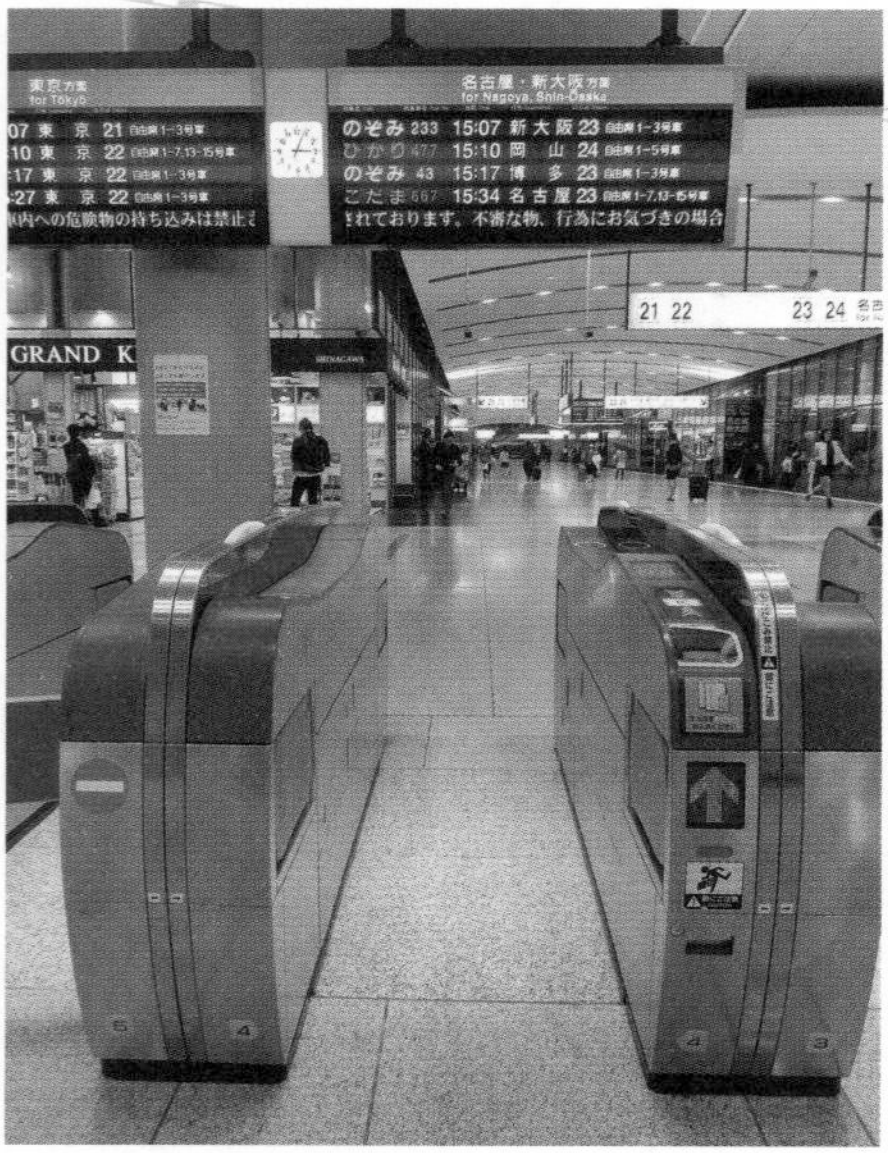

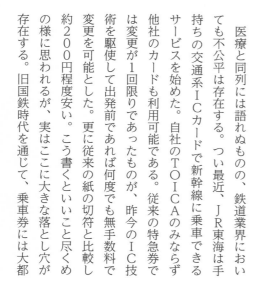

東海道新幹線自動改札機。瞬時に複雑な清算が可能。入場時の指定券情報は瞬時に車掌端末へ送られる。

日本臨床皮膚科医会では学校保健と在宅医療の仕事も担当している。大学の若い先生方にはこの学会自体あまり馴染みがないかもしれぬが、皮膚科医を取り巻く様々な問題に対処すべく、会員一同奮闘する活気溢れる学会である。この学会に参加して勉強になったことの一つが保険診療制度の詳細である。本来、保険医であれば研修医時代から努めて勉強すべき項目である筈だが、恥ずかしながら筆者は大学を離れ、同医会に本腰を入れてから我が国の医学を取り巻く矛盾を目の当たりにした。本会には若い先生こそ参加していただきたく、学ぶことが多い学会であることは筆者が保証する。誰でも目にできる斯様な駄文に過激なことは書けぬが、例えば複数科の医師が往診に出向いた場合の保険料算定など、一部不公平な場合が存在する。

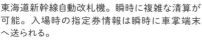

医療と同列には語れぬものの、鉄道業界においても不公平は存在する。つい最近、ＪＲ東海は手持ちの交通系ＩＣカードで新幹線に乗車できるサービスを始めた。自社のＴＯＩＣＡのみならず他社のカードも利用可能である。従来の特急券では変更が1回限りであったものが、昨今のＩＣ技術を駆使して出発前であれば何度でも無手数料で変更を可能とした。更に従来の紙の切符と比較し約２００円程度安い。こう書くといいこと尽くめの様に思われるが、実はここに大きな落とし穴が存在する。旧国鉄時代を通じて、乗車券には大都

市近郊制度が適用されてきた。東京から大阪までの乗車券を購入すると〝東京都区内→大阪市内〟と記された券が発券される。この場合、追加料金なしに周辺部の駅までの利用が可能である。例えば、赤羽から天王寺まで利用しても東京から大阪までと同額でありお得だ。しかしこの場合、たとえ旅客が東京→新大阪のＪＲ東海新幹線区間のみを利用するだけでも、ＪＲ東海は在来線区間の運賃分を他社に分配せねばならない。更に、他社で購入された場合、発券手数料まで支払わなければならぬ。多少不公平にみえる。反面、東京⇕新大阪間に限定したwebサービスは丸々自社収入になるためメリットが大きい。

実は今から遡ること30年前、分割民営化直後のＪＲ東海は東京⇕新大阪間のみ有効の切符を売り出した。しかも、他社では発売不可、他社改札も利用不可との徹底ぶりであった。流石にこれには非難が殺到し程なく廃止となった。しかし、今回はＪＲ各社も黙認である。思うに、今回はＩＣカードがポイントなのであろう。在来線から新幹線に乗換える場合、前述の如く他社のＩＣカードでも新幹線利用が可能である。当然、それまでの運賃は各社のＩＣカードで清算されるため、微々たる収入にしかならぬ紙切符より、瞬時に全額が清算されるＩＣカードの方が収入は格段に上がる。カラクリを知らない旅客は過剰な運賃を徴収される場合もあるが、利便性はそれを上回るのかもしれぬ。

もし筆者が鉄道会社に就職していれば、更なる悪知恵？　で、更に自社収入を上げる画策をしていたであろう。但し、その秘策をうっかり本稿に書いてしまうと、すぐさま真似されること請け合いであるので当然割愛するが、ヒントは旅客営業規則、つまり規則に定められた範囲内でその逆を突く手法である。

保険診療のルールも難解な規則の如きである。しかし、鉄道のそれには造詣が深い反面、本業のそれには何故かくも弱いのであろうか？　日本臨床皮膚科医会で勉強することがまだまだ山ほどありそうだ。

憧景雑感③

バスより電車？——長崎市立西浦上小学校

今度こそ長崎大学教育学部附属小学校に入学すべく神妙に受験したが、試験は見事突破したものの、あろうことか抽選で落ちてしまった。ちなみに抽選の意図は〝学力のみで選抜しない方針〟と説明されたが、抽選籤は何と1枚だけハズレが入っており、それを引当てた保護者以降数十人が自動的に落選するという凄まじいものであった。よくもまあ斯様な残酷なシステムを考え出したものだが、ハズレ籤をひいた母親は周囲より冷ややかな眼でみられたのは言うまでもない。

入学した長崎市立西浦上小学校の通学路にはバスが頻繁に通った。通学は徒歩であったが、途中件の附属小学校前には、遠方からの通学生を乗せたバスが到着し、年齢も違わぬ生徒のバス通学に憧れたものである。ちなみに、長崎は平地が少ない地形であり、山腹を開発し造成された巨大団地が多い。このため急坂が多く、長崎では自転車通学はかなり少ない。必然的にバス利用は多く、今でも長崎市内のバス運賃は、その賃率が全国最低を競うほどである。

附属小学校は教育レベルが高いとされ、バス通学と相まって、西浦上小学校は何だかとんでもない場末の学校に入学した思いである。事実、お世辞にも優れた教育とは言い難いものであった。家庭科の時間、〝食品を焼くと焦げるのはなぜか？〟という問いに筆者が回答を指名され、〝完全燃焼では炭素が二酸化炭素になるが、不完全燃焼では炭素化合物が分解され、低揮発性炭素が表面に固体として残るためだと思います〟と答えた。しかし、愚かなる家庭科教師は〝違います！〟と満座の前で完全否定し〝正解は、長く焼き過ぎたためです〟など、目を覆わんばかりの頓珍漢な問答をする有様であった。

ある時、全校挙げての学級新聞コンクールなる催しが行われた。何のことはない、各学級で壁新聞を作り、内容を競うものである。我がクラスは、筆者が編集長に選出され上位入賞を狙うべく編集会議を行った。〝新聞の役割は報道であり、何よ

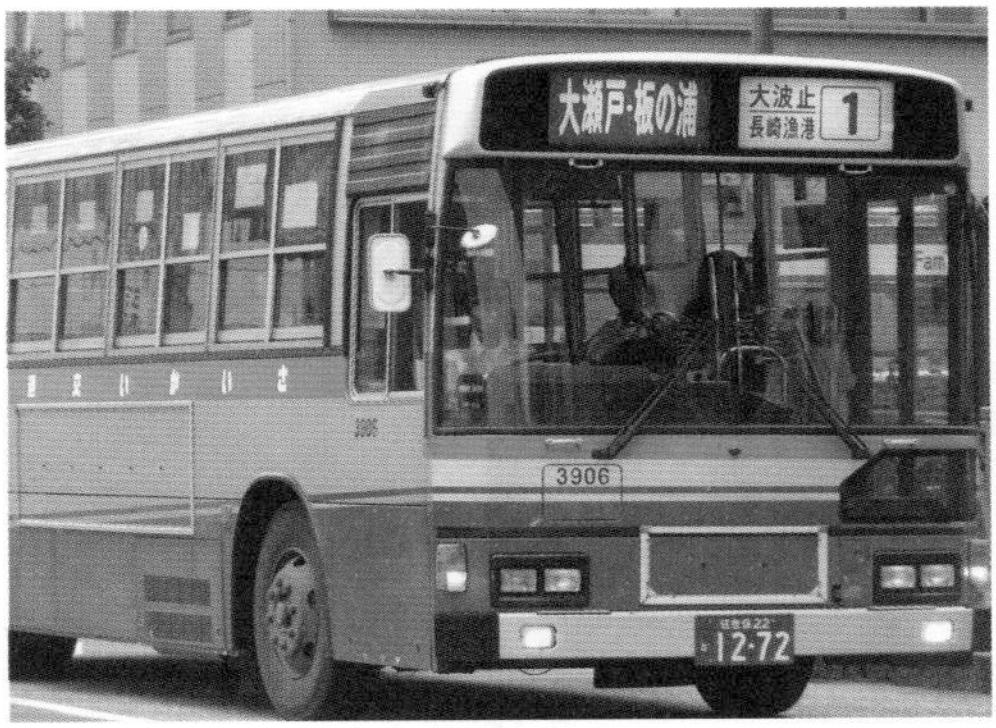

2時間弱の快適なバス旅、長崎市内⇔大瀬戸線。写真は長崎バス子会社のさいかい交通担当便。

り特ダネを得ねばならない。そして、社会に一石を投じねばならぬ〟などと演説をぶった。結果、他の学級が〝6年1組新聞〟とか〝たけのこ新聞〟など無難な名称の下〝楽しかった遠足〟や〝運動会での活躍〟など、毒にも薬にもならぬ内容であったのに対し、我がクラスは〝6・3スポーツ〟と銘打ち、一面トップで〝4年2組担任N教諭、競艇に陶酔！〟のスクープを報じた。級友がたまたま競艇場で同教諭を目撃したことをヒントに教育とギャンブルの問題に鋭く迫る報道であった。〝苦悩する校長、取材拒否！〟などと記したところ、当然最高の評価を受けるべき傑作であったと思われるが、権力者は事実を闇に葬るものである。但し、激高した校長に比較し、事前に取材した張本人のN教諭は〝別にいいやん！　合法な行為だし…〟と笑い飛ばし、クラス担任のM教諭も〝事前にN先生に承諾を得ておりOK！〟とご満悦であった。信頼される教師は斯様な度量がなくてはならぬ。

両親も小学校の教育に漠とした不安を持ったのか、中学受験のため塾通いをすることとなった。塾での勉学は、思うに生涯で最も充実した学習時間であった。塾には路面電車で通った。当時、長崎バスは全国で最も早く全車の冷房化を達成し、路面電車と運賃も変わらずしかも速かった。しかし、筆者は頑なに路面電車を選択した。当時、冷房車は僅か2両しかなく、夏場は窓全開で走行していた。鉄道が好きだといえばそれまでであるが、実はバスもなかなか面白い。もしかすると、冷房完備のバスで通学する附属小学校生徒に対する秘めた対抗心であったのかもしれない。

つばさ写真館〜旬感〜　夏 part 1

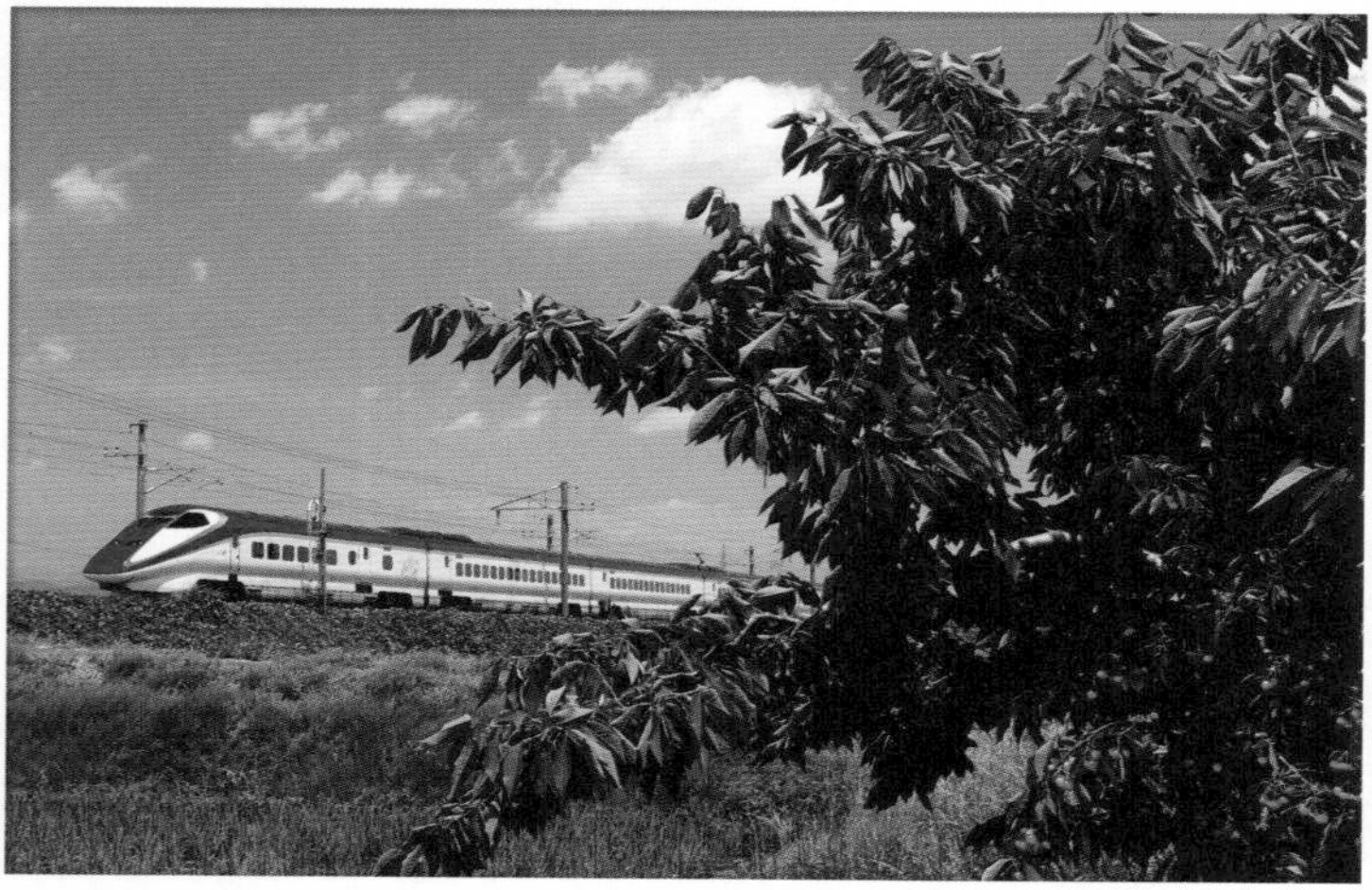

橋本秀樹（つばさ皮膚科・院長）

2018年6月24日
蔵王ー山形間（山形市）つばさ138号

山形はさくらんぼ王国ですが、ハウス栽培がほとんど。
公道から撮影できる数少ないポイント。

第5章

ああ素晴らしき新幹線

やっぱり新幹線が好き!
新幹線の魅力を独自の目線でご紹介する。

意外な特別企画

第77回日本皮膚科学会東部支部学術大会に参加させていただいた。会長の大槻マミ太郎先生のアイデア溢れる企画が目白押しの素晴しい学会であったが、とりわけ特別企画【Visual Dermatology Archives ベストセレクション】は今までにない斬新な企画であった。不肖筆者も2回責任編集をさせて頂いており、編集長および編集委員の先生方の裏話も伺える楽しい2時間であった。なかでも「市場を歩く」と題する、美しい写真がメインのコラムを連載されている金子健彦先生のお話は興味深かった。先生の写真は「色彩美」「造形美」「報道・物語」という3つのテーマを根底にもつ作品群である。毎月主題を込めた渾身の一枚を読者に問う労作は、文字どおりVisual Dermatology (注) のコンセプトそのものである。学術大会において、特定の雑誌をテーマとするのは異例と思われ、会長自ら編集委員をお務めであり実現したのだろうが、大袈裟ではなく歴史の一頁を見る思いであった。

他方、開催地が大宮であることも異例である。東部支部エリアの多くは新幹線で大宮と結ばれており、地元宇都宮ではなくあえて利便性を選択された会長のご配慮であろう。東北、秋田、山形、上越、長野新幹線の各列車は、各地からすべて大宮に集まり東京を目指す。新幹線は北陸、北海道へ延伸され、大宮のターミナル機能の重要性はさらに高まった。東京⇕大宮間は高い列車密度となったが、ダイヤが乱れた際の回復拠点としての役割は大きく、大宮で運転打ち切りなどの対策がさらにとられるようになろう。大宮から一部の新幹線を東京駅以外に逃がすことができれば運用上楽になるが、実は上越新幹線は当初新宿を起点にする予定であったことをご存じであろうか。当初の計画では、東北新幹線が東京始発に対し、上越新幹線は新宿始発とされていた。大宮から東京行き新幹線に乗車すると、乗車中注意深くみていないと気付かぬ程度の高低差が出現する。この地点で上越新幹線が新宿方面へ分岐する予定であったとされる。また、新宿駅には上越新幹線用の地下スペースが確保された事実も意外に知られていない。予定どおり完成していれば利便性は向上したものの、大宮⇕新宿間は在来線で30分程度であり、仮に新幹線でも速度制限がかかる区間なので大幅な時間短縮は不可能であり、速達性の利益は享受できなかったであろう。

　金子先生のページは、医学雑誌でのオアシスであるが、かくいう本稿も目的は同じである。しかし、筆者はテーマなど何ら想定しておらず、毎度徒に無益な駄文に終始する有様である。今回の内容は事前にVisual Dermatology編集部に了解を得ているが、本誌編集部には何ら相談していない。無駄にとどまらずライバル誌を褒めちぎった今回、果たして金原出版は掲載を許可するのであろうか。今、本稿を書き上げたが掲載されるか否かは神のみぞ、いや編集部Tさんのみぞ知る。もし、掲載されていれば、「金原出版は『敵に塩を贈る』懐の深い会社」と読者の先生方は認識されたい。今本稿をお読みの先生方は、皮膚科出版業界の新たな歴史の一頁を見る瞬間を迎えられたのである。

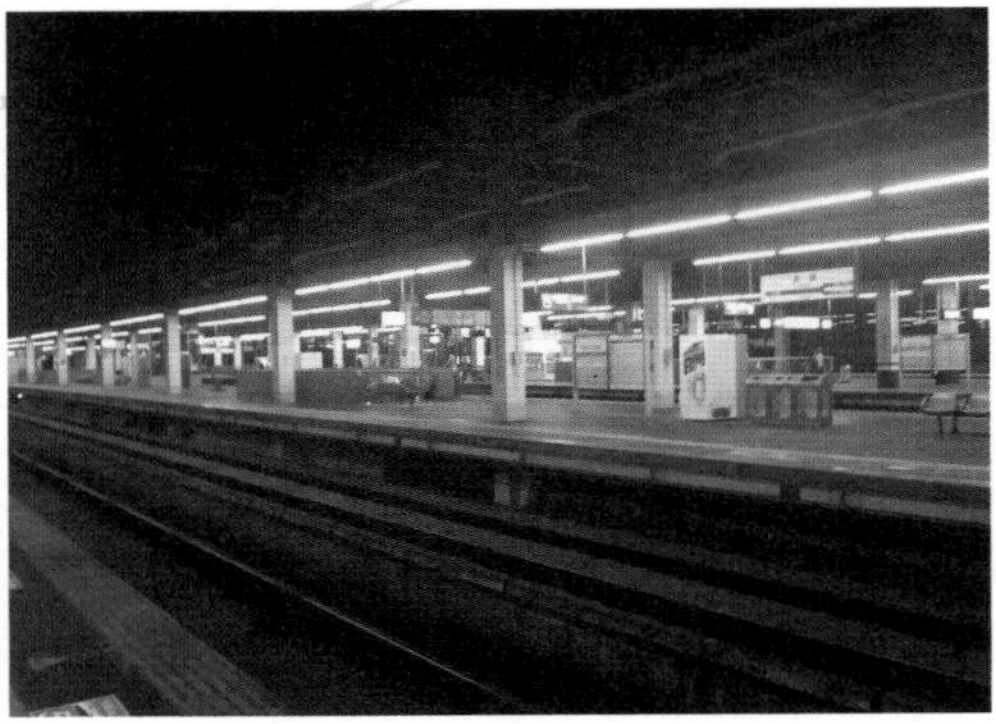

大宮駅新幹線ホーム。JR 東日本管内で唯一3 つのホームをもつ。写真の中央ホームに発着する列車はわずかだが、異常時には威力を発揮する。

Visual Dermatology

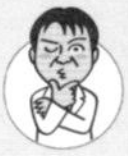

本誌のライバルとなる皮膚科専門誌である。Visualに特化した誌面作りが持ち味で、何を隠そう筆者は現在「Visual Dermatology」の編集委員を務めており、あちらを立てればこちらが立たず状態であることをお察しいただきたい…。

診断における違和感…

2020年の東京オリンピックの決定は、久々の明るい話題であった（2014年初出掲載）。「絶対に東京開催はない！」と力説していた筆者は赤っ恥もいいところであるが、そもそも本業でも誤診の嵐であり許容範囲内である。他方、暗い話題は「ロドデノール」騒動（注）であろう。新聞報道によると、最初の皮膚科の先生による企業への通報が生かされていないようであり残念極まりない。この名医の先生は、患者を前に「ちょっと違う？」という慧眼をお持ちであったのであろう。皮膚科医の警鐘を無視した悲劇であるが、企業には過度な期待は出来ないのかもしれぬ。以前筆者も、化粧品の接触皮膚炎を経験した際、成分パッチテスト（注）でもやろうかと企業に電話したところ「企業秘密」などとけんもほろろであった。筆者はフンガイし、「肌に合わなければ皮膚科医に相談しろと書いてあるではないか！」と頑張ったが、「治療のみでいい」など無責任極まりない態度に呆れる始末であった。

ところで、「ちょっとした違い」は鉄道ファンにとっても大事な感覚であり、列車選択にも大きな要因となる。過日長野から東京へ向かう際、長野新幹線で1日1本だけの途中大宮以外通過の速達型「あさま」を選択した。当然、通常多くの旅客は速達性で選択するのであろうが、新幹線乗車が遊園地のメリーゴーランドと同様の感覚である筆者は、「何故同じ金を払って、乗車時間が短くなるのか？」という、一般人に不可解な感覚を持っている。しかし、あえて本列車を選んだのは、他の「あさま」と「ちょっとした違い」があるからである。

長野を出ると上田、佐久平を通過、さらに軽井沢も通過する。普通新幹線の駅には通過列車が通るホームに面しない通過線か、ホーム安全柵が完備されているが、軽井沢にはそれがない。ホーム脇を最徐行で通過する新幹線らしからぬ違和感は独特である。さらに高崎駅では、通常長野新幹線用ホームに入るのに反し、通過列車は駅手前で徐行しながら上越新幹線の通過線に移る。これまた新幹線らしからぬ走りである。最後上野駅も、軽

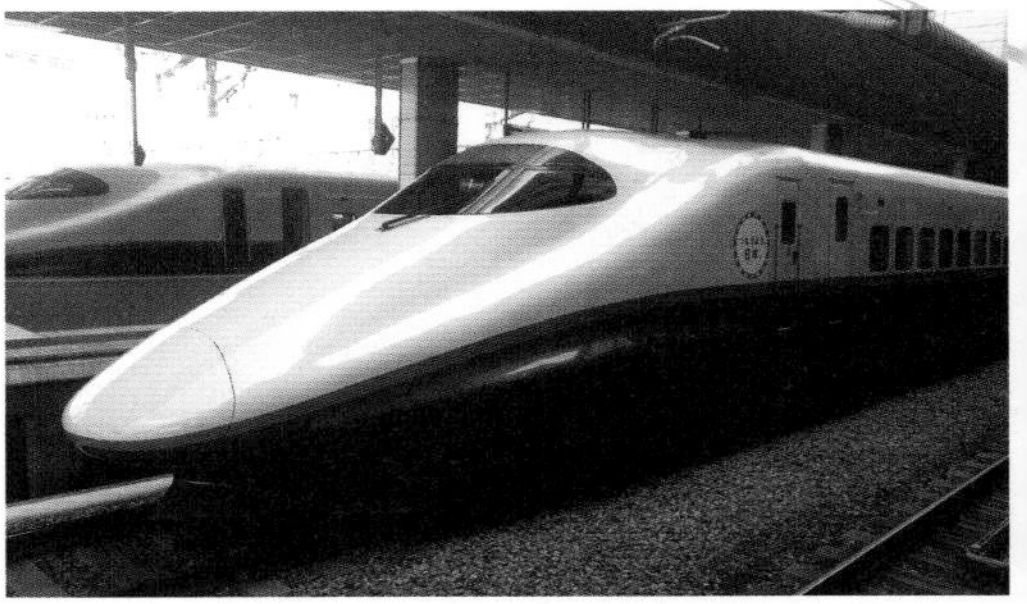

長野新幹線「あさま」号。北陸新幹線開通で写真のE2系からE7、W7系へバトンタッチ、大きく進化した。

井沢同様ホーム脇を最徐行で通過する違和感。通常の「あさま」号にはない体験に、乗車中は寝る暇などなく忙しいことこの上ない。鉄道における「ちょっとした違い」は意外に数多く、この趣味に飽きがこない理由でもある。

尋常性白斑と診断したその女性には、正直やや境界不明瞭な白斑に違和感を覚えていた。しばらくして、「ロドデノール」が新聞を賑わした。果たして、「実は私も使っていました！」と言う。自らの違和感にもっと正直であるべきであった。その時探求すれば、筆者も名医の仲間入りが出来たのかもしれぬ。大学時代は研究の真似事も経験したが、benchから遠く離れたクリニック勤務の現在、“what's new”は日常臨床に無限に存在し、それを見出す「違和感」を涵養することが皮膚科医の使命なのだと再認識した。幸い、患者は回復傾向で、「安堵感」溢れる表情に筆者は救われる思いがした。患者の信頼を得られるからこそ、この職は辞められない。鉄道会社の中途採用募集に目もくれず皮膚科医を粛々と続けている。

（付記）鉄道会社から引抜きがあればホイホイと鉄道員に転職するのが確実な筆者がかような偉そうなことを記しても、読者の先生方は到底信じられぬであろう。まさに違和感である。

ロドデノール騒動

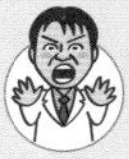

ロドデノール[4-(4-ヒドロキシフェニル)-2-ブタノール]を含む美白化粧品の使用後に、白斑や色素脱失を起こす人が相次いで見つかった騒動。2013年7月4日、ロドデノールを用いた化粧品等を販売する複数の会社は、皮膚がまだらに白くなる症状との関連性が懸念されるとしてこの成分を配合する8ブランド54製品を自主回収すると発表し、大きな社会問題となった。

成分パッチテスト

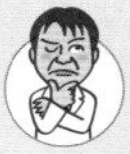

パッチテストは、接触皮膚炎の原因物質を明らかにするために行う検査法。原因と疑われる物質を皮膚に貼付し、48時間、72時間後の皮膚変化を観察することで判定する。成分パッチテストとは、原因物質の中の更なる成分を精査する方法であり、化粧品などの場合、販売企業の協力が不可欠となるが、実際非協力的な企業も存在する。筆者としてはここに実名で記したいほどの怒りである！

気付かぬほどの差異とサービス

日常診療において、皮膚科医としての喜びを感ずる瞬間の一つに、他科医師に誤診された患者を正しく診断し、感謝される場面がある。大学在職時代、立て続けにニキビダニ痤瘡が続いた。湿疹やカビ、果てにはSLE（全身性エリテマーデス）と説明されていた患者であり、皮膚科医としてのスキルを示せたようで嬉しい。調子に乗ってKOH法で*Demodex*（注）を患者に見せると、患者は踊りださんばかりに驚愕し、説得力倍増である。以前、若い女性向けのファッション雑誌の企画で、通行人を片っ端から捕まえて毛穴から皮脂を採取し、KOH法で*Demodex*を見せるという悪趣味な企画があったが、患者に実物を見せるというのは意外に名医の称号を頂けるものである。ついでに、研修医に*D. folliculorum*と*D. brevis*があることを説明したが、マニアックに思われたのか暖簾に腕押しであった。

　ところで、新幹線に乗車する際には、極力ゆったりと身体を休めたいと思われる先生方も多いのではないか。さすがにグリーン車はゆったりしており、居住性に優れている。ただし、東北新幹線において、山形新幹線と秋田新幹線の車両は在来線規格の為、車両幅が狭い。しかし、グリーン車は他の新幹線同様4列シートであるため、みみっちいことを言えば損である。山形や秋田に行きたいのであればしょうがないが、時に山形・秋田新幹線用の編成を併結してある編成が、何食わぬ顔？　で東北新幹線「やまびこ」などとして運転されるため注意を要する。これは車両運用効率

東海道新幹線の最新鋭N700A。Aはadvanced。自動運転装置が付き、更に進化を遂げた。ただし、1号車と16号車は従来同様に座席間隔は狭く、乗車にはチョット悩むところである。

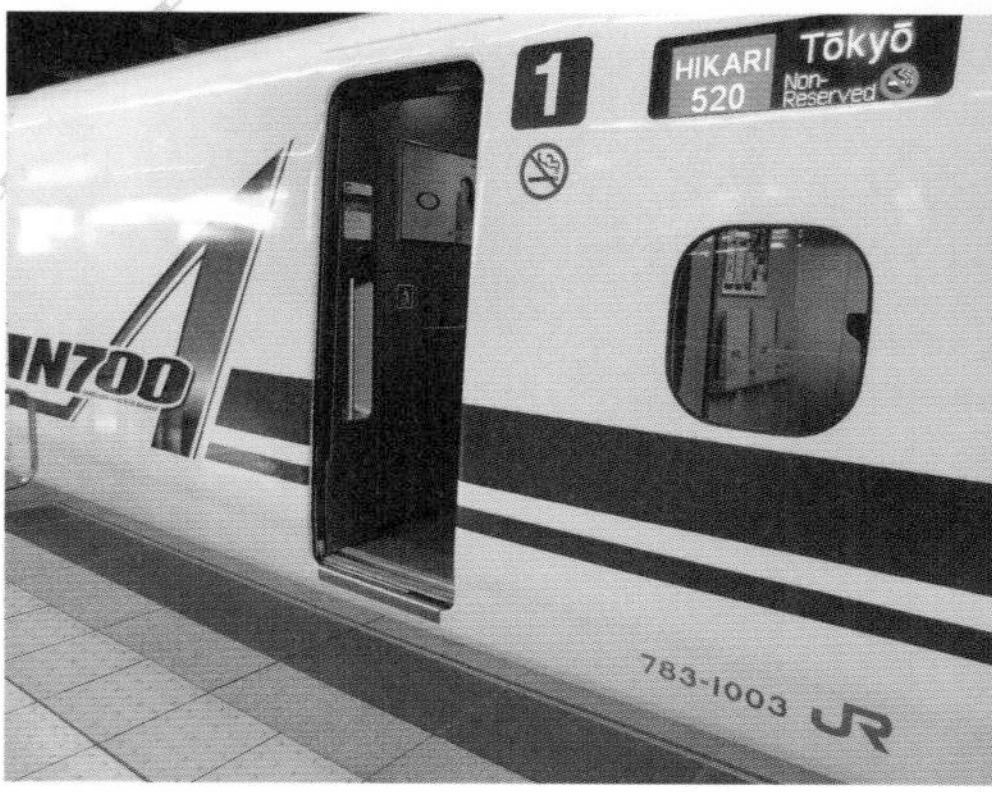

を高める工夫であり「間合い運用」と呼ばれるが、ゆったりしたグリーン車を想像して乗車すると、在来線並みで閉口することもある。山形・秋田新幹線のグリーン車は11号車であるため、もし東北新幹線「やまびこ」や「なすの」のグリーン券に11号車と出てくれば要注意である。その場で本来の新幹線規格である9号車に変更してもらうほうがよい。

一方普通車でも、東海道新幹線では1号車と16号車の座席間隔が他の車両に比較し狭い。これは運転席が存在するためである。高速化を達成した現在の700系は、先代の300系に比較し運転席の占める割合が長い。ロングノーズと呼ばれる特異な形状で、高速走行での騒音を防止するための工夫の結果、客室が短くなった。しかし、例えば300系が故障の為700系で代走する場合、定員を揃えたほうが販売面などで遥かに有利であり、変更が容易である。結果僅かながら、乗客を詰め込むこととなった。実際乗車してみると、大きな差異を感ずることはなく、自由席の場合1号車のほうが空いていることが多いので、要は考え方の問題である。

ここまでお読みになられ、山形・秋田新幹線のグリーン車利用を躊躇った先生方、とっておきの方法が存在する。併結区間はゆったりとした「やまびこ」や「はやて」に乗車し、切り離した後「つばさ」や「こまち」の在来線規格のグリーン車に乗り換えればよい。新幹線は改札を出ない限り1列車として特急券は計算され、追加料金は不要である。この豆知識をやはり研修医に伝えたが、余りのマニアックぶりにやはり暖簾に腕押しであった。座っても気付かぬほどの僅かな座席幅の差異など、*Demodex*に輪をかけてどうでもいい話のようであった。早春の昼下がり、*Demodex*がたまらなく愛おしく思えた。

Demodex

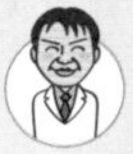

毛包虫といわれ、ニキビダニ（*Demodex*）が、主に毛包で増殖することにより、ニキビに似た病変を生ずる。ヒトだけでなく、ほとんどの哺乳動物にそれぞれの変種が存在する。皮膚科では、毛包内よりサンプルを採取し、顕微鏡で観察することで毛包虫が観察され、診断することが可能である。見慣れてくると案外かわいい形をしている。

診療時間

当たり前であるが、診療は丁寧にすべきである。時間をかけて、ゆっくり進めるに越したことはないが、当然反面患者待ち時間は長くなり、これまた問題となる。患者ニーズも多彩であり、とにかく短時間で済ませたい向きも少なくなく、一筋縄ではいかない。「薬だけ欲しい！」と明らかに診察自体が不満そうな患者もおり、「いいですかアナタ！親鸞は言っている『人間は弱いものだ』と」などと説教でもしたくなるが、さらに患者が激怒することは火をみるより明らかであり当然左様な愚行を犯す訳もない。「症状の変化や副作用が出ていないか、安全に治療を進めるため診察は必須です」というが、押し黙る患者がどれくらい納得しているかは神のみぞ知る。

ところで、鉄道の世界では所要時間は短いほうが旅客に評価される。特に新幹線では航空機との競争が激しく、３時間台であれば新幹線のほうが優位であるといわれる。この度開業した北海道新幹線も所要時間が大きな議論となったが、最終的に東京と新函館北斗間の最速列車は4時間2分に落ち着いた。３時間台が無理だった理由は、青函トンネルを貨物列車と共用するため、同区間の最高速度が時速１４０キロに制限されるためと説明される。これは、新幹線が時速２６０キロで走行した場合、その風圧により貨物列車が脱線転覆する恐れがあるためである。貨物列車のダイヤを工夫し、一定時間走行しない時間帯を設け、その時間帯に限り新幹線を高速走行させる案もあったが、ダイヤが乱れた際の回復手配や臨時列車運行などに大きな制約ができるため見送られたのであろう。実は在来線時代も、青函トンネルを通過する列車本数は旅客より貨物のほうが多く、年間４５０万トンが通過し我が国の物流を担っている。このため、新幹線規格への切替のため旅客列車が全面運休した日も貨物列車は通常運行されており、そもそも貨物列車あっての青函トンネルといっても過言ではない。

ただし、北海道新幹線所要時間を４時間以内にすることは現行技術で十分容易いことなのである。解決方法は筆者でも簡単に思いつくものであり、単に停車駅を削減すればよい。一般に新幹線は1駅停車するごとに5分余計にかかり、北海道新幹線も大宮駅通過で3時間台が実現する。実際

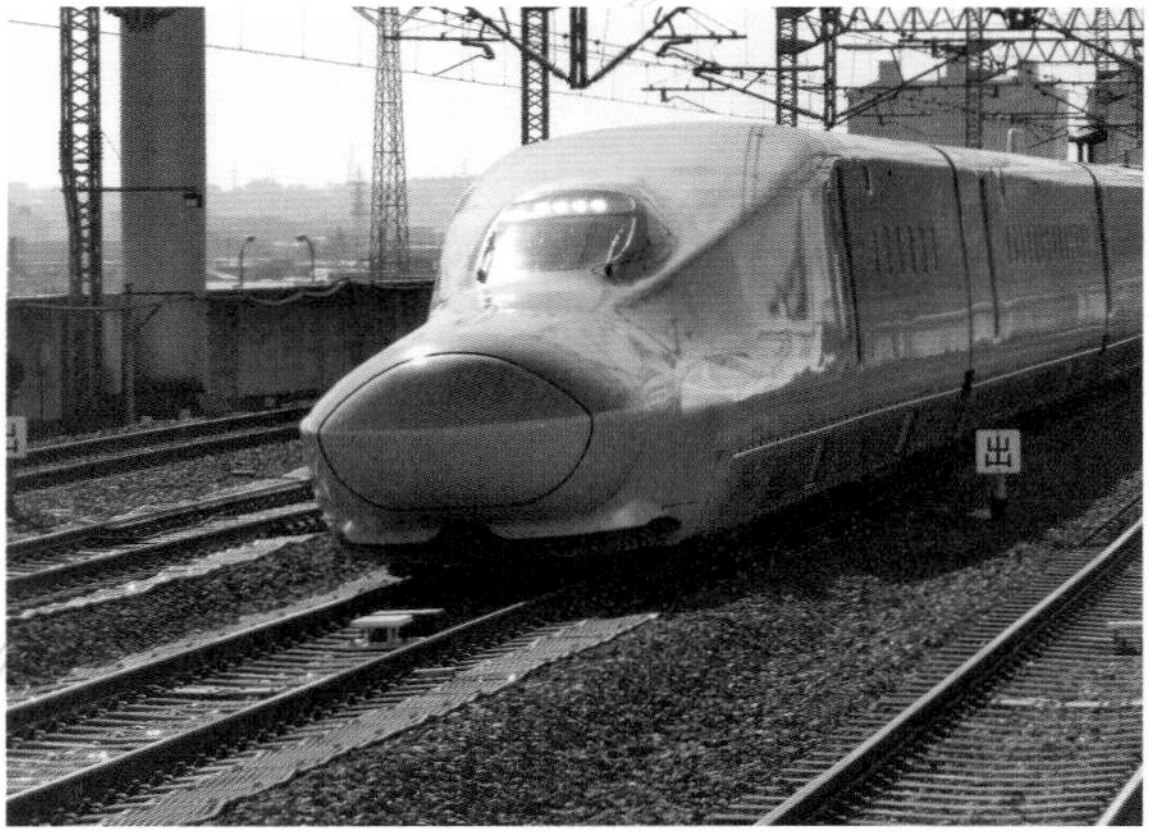

北を目指す"はやぶさ"。居住性の高いグランクラスを連結し航空機に挑む。

以前は上越新幹線で大宮通過列車が設定されていた。かような事実は鉄道側も百も承知であろうが、北陸新幹線の延伸など新幹線需要が拡大するなか、大宮駅は乗降客および乗換客も増加しその重要性が高まったため通過駅にはできないのが正直なところであろう。さらに、北海道新幹線は東京直通列車が10往復に留まり、大宮通過列車の設定ではフリークエンシーの問題が生ずる点も問題である。

運行主体のJR北海道は安全性を揺るがす不祥事が続いた。このため、新幹線が3時間台にならなかった理由にも、「時間短縮より安全運転を最優先」なんぞと記している。この理由、診察を拒否する患者への医療同様、安全を謳っている。響きは良いが、そもそも新幹線は我が国が世界トップレベルの安全性を実現する高速鉄道であり、医療と異なり時間短縮と安全性は相反するものではないはずである。筆者も"時間短縮と医療安全"を両立させる診療を日々目指しているが、アッという間に終了する診療の単なる言い訳であるのは患者にバレバレであろう。

引継ぎの苦悩

難治性褥瘡患者には細長いポケット（注）が残っていた。患者は医療に不満多き方であり、治療に協力的ではない。待合室で大声をあげ、スタッフを罵り大変であるが、拒否できぬのが医療現場の辛いところである。関節の手術が必要で、本人は早急に受けたいものの、口悪く不満を言うためか整形外科医からは〝褥瘡が治らぬ限り手術ができない〟と宣言されてしまった。日頃からのポジショニングに問題が多い患者の標的はあろうことか筆者となってしまった。尤も、患者は筆者の前では借りてきた猫の如く大人しいが、他で筆者の悪口を言っていることなどお見通しである。

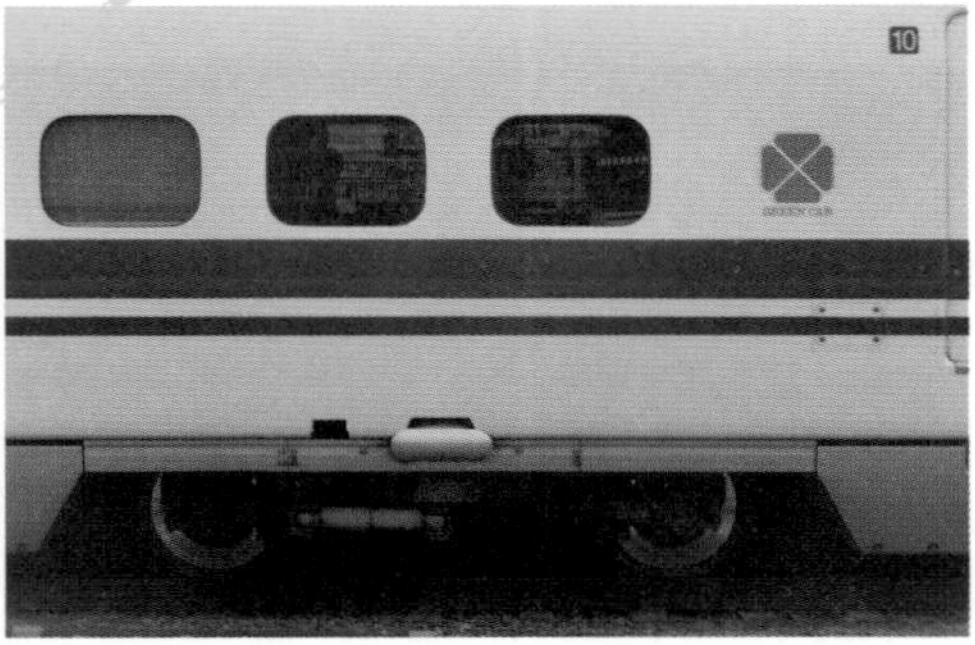

安全走行の要である台車。いくら筆者であっても、その異常の有無など乗車前のホームからは確認できない。

　ところで、鉄道業界では大変な事態が生じた。博多から東京へ向かったのぞみ号が、台車に巨大な亀裂を持ったまま名古屋駅まで走行し大問題となった。新幹線始まって以来の重大インシデントに指定され、冗談ではなく高速走行時に脱線を来す可能性があった。山陽新幹線区間を走行中、整備担当社員が途中駅での点検を提案したが、遅延につながるためか指令が拒否した事実に非難が殺到したのも記憶に新しい。医療現場に例えるのはかなり困難な事態ではあるが、さしずめ外来手術した患者が、帰宅後電話で〝出血が止まらない〟との訴えが続いたものの、経過観察を指示し、結局自ら受診した救急病院で重篤な貧血が明らかとなり、辛くも命を取り留めた。剰え、手術前に抗血小板薬内服を確認していなかったというくらいであろうか。無論、フィクションであるが、様々な時点で軌道修正が可能であった点では共通するインシデントである。

　今回の事故の原因は、あろうことか台車を製造した川崎重工業の人為的ミスであり言語道断であるが、筆者としてはさらに気になる点がある。まず、事故車はJR西日本所属の車両であり、さらに異常を生じたのが自社線内であったことである。普通に考えれば自社の車両が自社線内で故障したのであれば対処しやすいと考えるがむしろ逆であろう。例えばJR東海の車両が山陽区間で異常を呈したのであれば、車両整備の責任は他社であるので緊急停車し点検は容易であったのかもしれぬ。ダイヤが切迫している東海道新幹線区間では、1本の列車の遅延が全体に影響するため、遅延は極力避けたいが、他社車両であれば責任の一端も他社にある。しかし、自社の車両が自社線内で、仮に点検した結果何もなく遅延だけが生ずる場合、JR東海区間に多大なる影響を及ぼすこととなる。逆もまた真なりで、同列車を新大阪で引き継いだJR東海は、名古屋で停車時間を設け緊急点検を行い、大事故を未然に防いだ。当然その英断は素晴らしいが、他社管理の車両であるからこそ、自ら今一度チェックするという思想が働いたかもしれない。

　他科で問題視された褥瘡は容易には治らぬ。それならば外来通院での陰圧閉鎖療法を選択しよう。漸く患者を説得し同意を得る。看護師を含め、この患者のため何度もリハーサルを行う。デブリードマンを行い、何度も止血を確認する。開始早々、〝機械が止まった！〟〝機械が動かない！〟患者から電話の嵐。しかし、スタッフはよく対応し、筆者も時間外に何度も診察した。結果、ポケットは縮小してきた。もう少しで整形外科へ引き継ぐことができる。筆者の眼に、遠く新大阪駅が見えてきた…。

ポケット

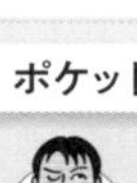

皮膚潰瘍周囲の皮膚に広がる、組織が破壊されて生じるポケットのような空間のこと。ポケットの入口が狭くとも、穴の中が広がっていることもあり、注意を要する。ポケットを形成する褥瘡は難治性で治療にてこずることが多い。

診療対価

保険診療を行ううえでは保険点数を熟知せねばならぬ。医療は当然患者の症状を診ながら検査と治療を進めていくので、明朗会計はなかなか難しい。患者側からは〝会計時まで値段が分からぬのは不安であり、まるで高級寿司屋と同じである〟などの新聞投書を見たことがある。言わんとすることはわかるが、医療はルールに則って点数を算定している。以前、テレビ番組で値札のない高級寿司屋に、接待を思わせる中年男性、ＯＬ、学生のそれぞれ２人連れを潜入させ、同じネタを食べた際の値段の差異を抜き打ち調査していたが、接待＞ＯＬ＞学生の順であった。しかし、これには寿司屋も言い分があり、時価である以上同じトロであっても、提供する部位で差があるとのことであった。他方、医師側からすると時間がかかる処置より、迅速にできるそれのほうが点数が高いこともあり、一筋縄にはいかないものである。

鉄道の世界は、当然明朗会計であり、事前に運賃・料金が明らかである。しかし、東北新幹線ではやや複雑で知らねば損をする場合もある。新幹線は、速達性により対価が異なるのは理にかなっており、宇都宮⇔仙台間で時速３２０キロ運転を行う〝はやぶさ〟のほうが時速２７５キロの〝はやて〟より高額であるのは万人に理解できよう。しかし、だからといって所要時間という点では少々例外が存在する。新青森や盛岡からの〝は

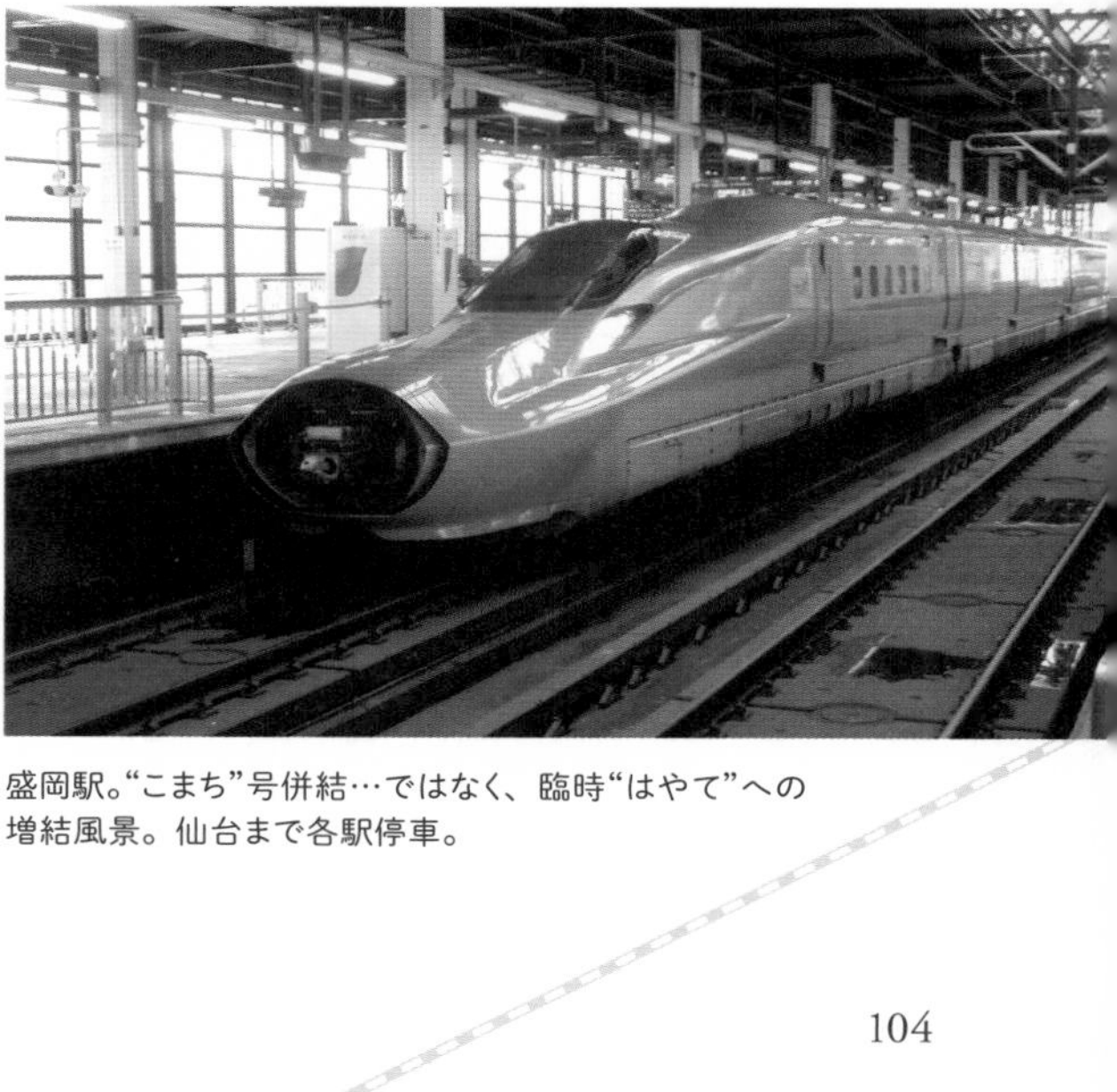

盛岡駅。“こまち”号併結…ではなく、臨時“はやて”への増結風景。仙台まで各駅停車。

やぶさ〟には仙台まで各駅停車が存在する。この場合、東京までのトータルの所要時間は停車駅を絞った〝はやて〟とほぼ変わらない。特に繁忙期の臨時列車などは極めて分かりにくく定期〝はやぶさ〟の直後の〝はやぶさ〟が、東京にはかなり遅く到着し、さらにそれに続行する〝はやて〟がそれほど時間も変わらず到着することもある。しかも、〝はやて〟は〝はやぶさ〟に用いられるE5系を使用し、ご丁寧に定期列車では併結運転をすることが多い秋田新幹線〝こまち〟用E6系まで連結し、見かけ上も何ら定期の速達型〝はやぶさ〟と変わるところはない。十分時速320キロ運転ができるのであるが、敢えて時速275キロで運転する理由は、嫌がらせでも何でもなく、臨時列車は日によって車種が異なる場合があり、時速320キロ運転が不可能なE2系にダイヤを合わせているからである。今後東北新幹線のE2系は早晩E5系に統一されるため、この問題も自ずと解決しよう。

以前より新幹線では、博多⇕東京間の〝ひかり〟で、山陽新幹線内各駅停車の〝ひかり〟が速達型〝ひかり〟に追い抜かれるのが珍しくはなかった。しかし、同じ〝ひかり〟であるので料金差はなかった。〝はやぶさ〟と〝はやて〟の料金差はせいぜい500円程度であることが多く、多くの旅客はそう目くじらも立てぬのであろう。無論、筆者が出札職員であれば「お客様、後続の〝はやて〟のほうが時間もそう変わらずお安くなりますが…」とご案内するのだが…。

皮膚科診療は当然患者の症状を治してこそ対価が得られる。筆者は駅員ではなく医師であるので「イボですが、1個だけ治療しなければお安くなりますが…」とは口が裂けても言わぬ。ただ、保険点数ぎりぎりのところで「他にもイボがあるのですが…」と言われると内心喜ぶ。無論表情には出さぬ。「いいですよ」「じゃあ、お願いします」その後無数のイボが出現。無論表情には出さぬ…が…。

異常気象下完璧移動術

鉄道エッセイを書きながら仕事で飛行機に乗らねばならぬ筆者は、冬季は誠に気を遣う。暇さえあればインターネットで気象情報をチェックし一喜一憂する。正直それだけで疲れてしまい満足に診療などできぬ有様である。半面、近年〝気象学〟には誠に強くなり、知識量であれば案外〝鉄道〟の次に〝皮膚科〟を押しのけて〝気象〟が位置する勢いである。くもりを予報する気象予報士に「そりゃアンタ、雪でしょう！」とテレビの前でツッコミをいれ、実際雪が降る朝も多々経験しており、案外筆者の天気予報を外す確率は皮膚疾患誤診率より低いかもしれぬ。

過日名古屋で仕事があり新幹線移動であった。無論皮膚科の仕事であり遅刻などもっての外である。生憎、関東地方は降雪の予報である。前日悪魔の如き眼力で、この程度であれば我が新幹線は平常運行と予測した。翌日、テレビは羽田空港での飛行機欠航を報じているが、これは羽田の降雪対策が限られているためであり大雪が原因ということではない。翼に雪が付着していると、飛行機は離陸時十分な揚力が得られぬため出発前に防除氷液を散布せねばならない。羽田では防除氷液を散布する特殊車両（デ・アイシングカーと呼ぶ）が少ないため、計画的に欠航させるのである。しかし、こうなると多くの旅客が新幹線に集中する。よって、筆者はかなり余裕をもって東海道新幹線の旅客となった。

東京駅は飛行機からの振替客でごった返しており、切符売場は長蛇の列である。筆者は当然事前に他駅の自動券売機で変更を済ませており悠々と改札を抜ける。関ヶ原の積雪で遅延も考えられ、2時間以上遅れた場合特急券は全額払戻となるため奮発してグリーン車である。但しそこは玄人であるため、名古屋まで所要時間が数分しか違わぬ〝ひかり〟を敢えて選び、結果小銭を浮かせる芸の細かさは我ながら流石だ。特急券は〝のぞみ〟〝はやぶさ〟の上位列車は若干高い。

我が新幹線は東京の街並をうっすらと白くする

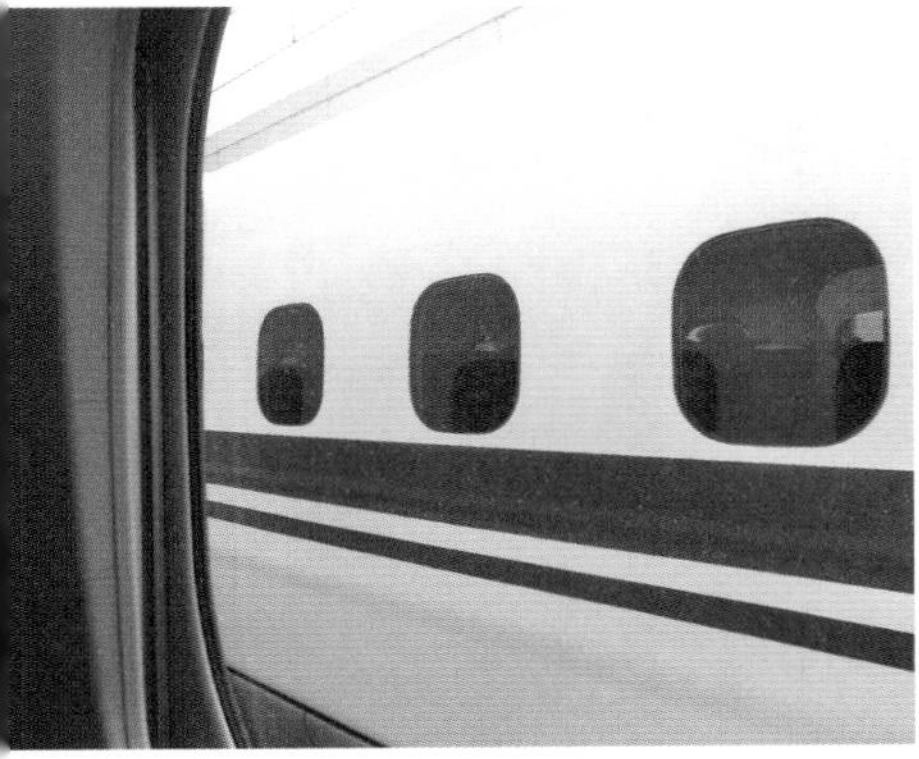

三島駅通過線停車中の車内から。進行方向右側に退避列車がみえる絶景？

雪などものともせず定刻で疾走する。随分早く名古屋に到着するが遅刻するよりはマシである。ところが、あろうことか三島駅近くで我が列車は減速しそのまま停車してしまった。「只今、先行するのぞみ号で車両故障を知らせるランプが点灯し緊急停車しました。これから運転士が安全を確認します。運転再開には1時間程度かかる見込みです」との放送が流れる。現在東海道新幹線車両は故障に備え主要機器系統を二重化しており、恐らく運転士は残された機器の正常を確認のうえ、運転再開するであろうことは筆者にはお見通しだ。剰え、三島駅は通過線が外側にあり、内側に停車中の〝こだま〟に並ぶという鉄道ファンには千載一遇の経験であり嬉しさこの上ない。

　ところが、後ろに座る男女がこそこそ話を始めた。「ちょっと！　3時にはあの人が帰ってくるのよ！　どうするの？」と女。無言の男。「だから私はやめておこうと言ったのよ！　あなたが出張に誘ったのよ！」と女。無論、車掌でもない筆者が「大丈夫です。1時間で必ず動きます！　不倫は絶対にバレません！」などと言おうものなら袋叩きであり、正論は時に藪蛇となる。結局40分で運転再開し、無事名古屋に到着した。件の男女も下車し、私立探偵よろしくこっそり観察する。男はホッとしたような笑顔だ。さ～て、女を尾行し旦那に事を告げようか？……それとも女を強請ろうか？……などと思うに至らぬ筆者は、唯々自ら乗った新幹線が三島駅通過線に停車した僥倖に浸るばかりである。これでは金持ちになれぬ筈である……。

故障せる最新医療機器

長年愛用していた美容関連機器が故障してしまった。とりあえず応急処置でその場を凌いでいるが、いつ何時動かなくなるか判らぬ。どうなることかと思っていると、何処からともなくだしぬけに営業マンが現れ、あれよあれよという間に最新機種のデモ機が届いた。なんでもこの新型は様々な機能を搭載しており、営業マンの言によればモードを変え、波長を変えれば、これ一台であらゆる皮膚トラブルに対応するという。ほぼすべてのシミは瞬く間に消えてしまう勢いであり、だったら何故あなたの頬の巨大な老人性色素班は残っているの？　と言いたいところであるが、とにかく売る気満々である。旧機種を修理できないか？　と聞くが、修理は不可能ではないものの却って高くつく！　などという。そこらの家電量販店の店員の如き台詞であるが、〝3割、4割は当たり前！〟との値引きをせぬ毅然とした態度はやはり医療機器メーカーである。

ところで先の台風の被害により北陸新幹線車両が浸水し10編成が廃車となるニュースは一般市民レベルでもかなり注目を集めた。鉄道に関すれば、橋脚が流された上田電鉄や山間部の土砂崩れ被害による阿武隈急行のほうが遥かに甚大な被害であろうが、やはり新幹線車両が水に浸かった写

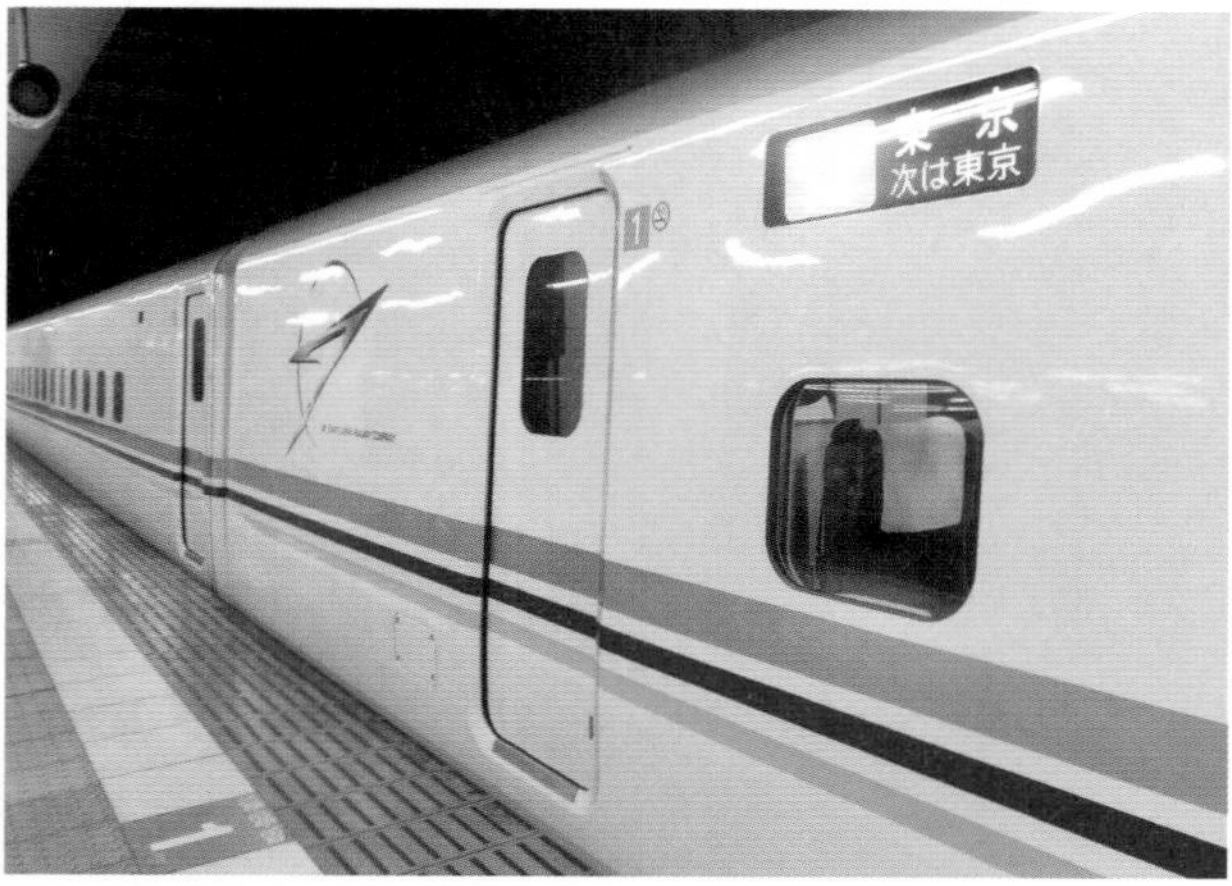

上越新幹線用E7系電車。北陸新幹線と同型ながらピンク帯がオリジナルアクセント。

真はインパクトがある。まだ十分継続使用可能な新幹線を廃車する是非まで論じられたが、筆者のようなプロから見れば即廃車であるのは火を見るより明らかである。被災車両は膨大な数の半導体が水に浸かり、さらに車両間のケーブルは1編成でトータル1キロ以上に及ぶため、たとえこれらを乾かして動作確認を行ったところで、高速走行する新幹線で安全性の担保はない。〝安易に廃車する〟との論調をとるマスコミも多いが、仮に修理した車両が事故を起こした場合〝安全軽視〟と反旗を翻すのは目に見えており、車両を新製するほうが遥かに得策であるとの判断であろう。ただ、今回立派なのは路線復旧後全30編成中10編成が使用不可能となったなかでも、ほぼ9割程度の運行数を確保したことであろう。これは大変な苦労である。新幹線のみならず、車両は定期的に点検整備を行うが、残された車両を夜間に点検したり、会社の垣根を越えて融通しあうなど、鉄道ファンには涙なしには語れぬ物語であり、筆者などこの美談を琵琶法師の如く後世に語り継ぎたい。そもそも北陸新幹線は電力供給システムで唯一50ヘルツと60ヘルツ双方の区間を持っており、両者を走行できる車両のみ使用せねばならず、それが3分の2になった訳である。ただ、ＪＲ東日本は線区により車両形式統一を進めており、北陸新幹線同型の車両は上越新幹線にも投入が開始されその転用が可能である。なお、上越新幹線は60ヘルツ区間がなく、東北新幹線車両も走行可能であり、若干運用のゆとりができる。

それにしても美容最新機種は使用方法が複雑怪奇である。筆者のようなうっかりモノが寝ぼけ眼で操作したら患者に火傷を負わせるかもしれぬ。幸い煩雑さは他の医師も同様の感想であり、その巨大なスペースをとる機体もクリニックにはそぐわない。自信満々の営業マンの再訪。おや？　頬の色素班がない！　案外いい機械なのか？　しかし、筆者は薄いファンデーションを見逃さなかった！　やっぱり修理かな～？

憧景雑感④

憧れの運転士——青雲学園そして島根大学教育学部附属中学校

中学受験は奇跡的に成功し、当時長崎における進学校である青雲学園へ入学した。この学校で特記すべきは現在皮膚科教授として活躍されている先生を複数輩出していることである。当たり前であるが筆者の様な出来の悪い生徒とは比較にならず、つくづく産科医院が恨めしい。この学校は長崎市郊外にあり、必然的にバス通学となった。憧れのバス通学は満更でもないものの、片道徒歩20分＋バス40分＋徒歩20分は、バスは満員、徒歩が坂道であったこともあいまって結構辛かった。ただ、どんなに辛くても満席のバス車内では決して着席せず、高齢者に席を譲っていたものである。ある日、その姿を見た運転士が話しかけてきた。〝青雲の学生さんは凄いね。頭いいだけでなくお年寄りに席を譲るとは！　将来偉くなってな！〟照れ隠しもあって、運転士にも憧れるなどと話したところ、運転士は真顔になり〝頭いいんだから運転士にはなるな。ウチの会社は、給料は安く、拘束時間が長い。更にちょっとでも事故を起こすと大変だ。俺も一寸車体擦っただけで時津に廻された（筆者注：時津営業所に転勤させられたの意）！〟。生々しい愚痴の告白を中学生にするとは余程フンガイしたのであろう。これを聞いて何人が運転士に憧れるかは神のみぞ知る。

中学2年時、父の故郷島根に移った。幸い、島根大学教育学部附属中学校に転入できたが、当初の通学はやはりバスであった。しかし、ここで公共交通機関の地域差を目の当たりにすることとなった。松江市内を一畑バスで通学したが、ラッシュ時であってもバスは満席に程遠く座席を譲る必要はなかった。殆どの生徒は自転車通学であり、公共交通機関をこよなく愛する筆者もほどなく自

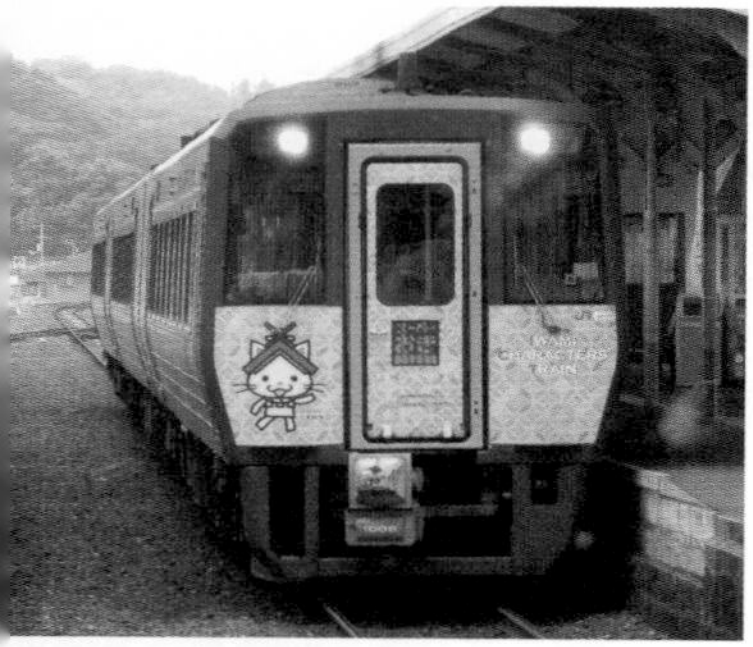

非電化の山陰本線、山口線を走るスーパーおき号。電柱がない絶景を思う存分楽しめる。

転車に切替えた。私的交通機関は随意なものであり、その便利さを享受すると公共交通機関に戻るのは困難となる。結果、公共交通機関は路線網とフリークエンシーを低下させざるを得ず、悪循環となる。

転校しても級友が温かく迎え入れてくれたのは僥倖であったが、その秋に行われる修学旅行の行先は北九州、メインは長崎であった。〝見知らぬ街で未知の体験を…〟なる謳い文句であったが、そもそも半年前まで暮らした地域である。危うく欠席しようとしたところ、移動が山口線直通特急であることが明らかとなり気を取り直した。山陰本線は日本海の蒼色を、山口線に入ると山の碧色と2種類の絶景を楽しめる素敵な路線である。更に、同じクラスに鉄道好きがいて、意気投合し旅行のしおりを作る係となった。しおりは学級毎に作成したが、他学級のそれは観光案内書に毛が生えた程度であった。しかし、我が学級はその友人がマニアックだったこともあって、乗車する列車の各駅通過時刻が秒単位まで記載された。また、旅行の注意点として、列車が脱線した際に加えバスが爆破された際、第三国に拉致された際、戦争が勃発した際など何ら役立たぬ情報満載であった。更に、長崎でのお土産の選び方に関しては筆者が、大浦天主堂前の○○商店のカステラは食中毒の恐れがある、平和公園に集う名物チリンチリンアイスを売る老婆の〝大盛にするよ～〟は嘘っ八である、グラバー園前の某土産物屋はその筋の経営であり右翼が騒ぎ出す等々、これまた役立たぬニッチな情報だらけであった。

修学旅行では、大きなトラブルはおきない…と思うのは早計である。大分から乗車したバスは長崎の急坂でエンコしてしまった。何とか宿には辿り着いたものの、ついに動かなくなる始末である。旅行のしおりにはバス爆破の項はあるが故障がないのは誠に残念であった。果たして、大分から代替バスの回送は無理であろう…との推理は的中、翌日用意されたのは筆者が見慣れた長崎バスであった。更に、嬉々として乗り込んだバス乗務員の所属は時津営業所であった。

第6章

安全運行を支える システム

鉄道は安全で当たり前と思いがちだが、
その裏には優れたシステムと
鉄道員のプライドが隠されているのだ…。

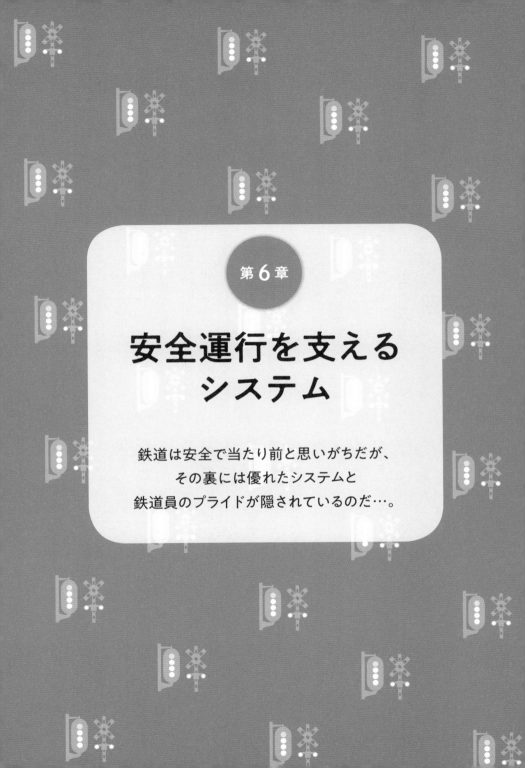

救急当直の眠れぬ一夜

当直勤務は医師である以上、避けられぬことである。当院の救急部は現在人手不足であり、各診療科から月2回程度お手伝いする。皮膚科当直はともかく、たとえ落ち着いた一夜であっても救急当直は寄る年波かホトホト疲れる。交通外傷により救急搬送された患者を診察中、無残にも首から切断された頭部が突然カッと目を開き「今なら19800円！」とテレビショッピングを始めるといった不気味な悪夢に魘されるのも皮膚科当直にはないことであり、全く気が休まらぬ。幸い今年のゴールデンウィークに起きた関越自動車道のバス事故の際には当直勤務ではなかったが、多くの若い命が一瞬にして失われた悲惨さに衝撃を受けると共に、救急医療の重要性を再認識した（2012年初出掲載）。

報道によれば、逮捕された中国人運転手は居眠り運転を自供しており、公共交通であるバスの安全システムの脆弱さが露呈された。マスコミ報道では運転手一人体制が槍玉に挙がったが、本質的問題ではない。たとえ運転手が何人乗務していても、一人の運転手が運転中意識を失えば事故は防げない。自由走行が可能な自動車では、ヒューマンエラー阻止のシステム確立こそが急務の課題であろう。

翻って鉄道はどうだろうか。運転席近くに乗車すると、運転席では実に様々な警告音を耳にする。「ピコ、ピコ」という停車予告音は、快速電車などが停車駅を誤って通過しない為の警告音。時にけたたましいベルが鳴るが、これは列車が警告信号（黄色）や停止信号（赤色）を超えて進む際に鳴り響き、運転士が5秒以内に確認ボタンを押さなければ自動的に列車が停止する。確認ボタンを押すと「ピンポンピンポン…」のチャイムに変り停止するまで続く。更にJRでは時にブザー音が鳴るが、これこそ運転士の異変を回避するブザーであり「緊急列車停止装置」と呼ばれる。これは一定時間（1分間が多い）運転士が運転操作をしないと作動し、確認ボタンを押さなければ非常ブレーキがかかり列車は停止する。同様の装置として、私鉄に採用が多い「デッドマン装置」なるものがある。これは列車運転中に必ずＯＮにしなければならない装置であり、運転中は常にハンドル付属のレバーや足ペダルなどを力を入れて保持する必要がある。列車進行中に居眠りなどでこれらがＯＦＦになった場合、すぐさま非常ブレーキが作動し、文字通り「運転士が死んだ場合に過走を防止する」装置である。

報道によれば金沢・東京間の夜行バスは大盛況であり、過当競争が進んでいるとのことである。つい最近まで同区間には特急と急行合わせて２本の夜行列車が走っていたが、安価なバスに客を奪われ廃止に追い込まれた。低価格化の問題はさておき、いまさら鉄道復権と主張したところで、鉄道は人員のかかる交通システムでありコストダウンは困難である。であればバスだけでなく全ての自動車にデッドマン装置が応用できないだろうか？　すでに消防車には導入されており技術的には不可能でない。

救急当直明けの夜の学術講演会。耳学問を得意とする不勉強者の筆者は、せめてこの機会に勉強しようとノコノコ出かけていくが、開始早々あまりに高度な内容に、気がつくと拍手喝采即終了ということもしばしばである。講演会にデッドマン装置がないことを神に感謝し、続く情報交換会で救急当直室の居住性の悪さを後輩に如何に力説しようかと頭を悩ませる。この時ばかりは辛い救急当直も睡魔の免罪符に昇華するのであった。

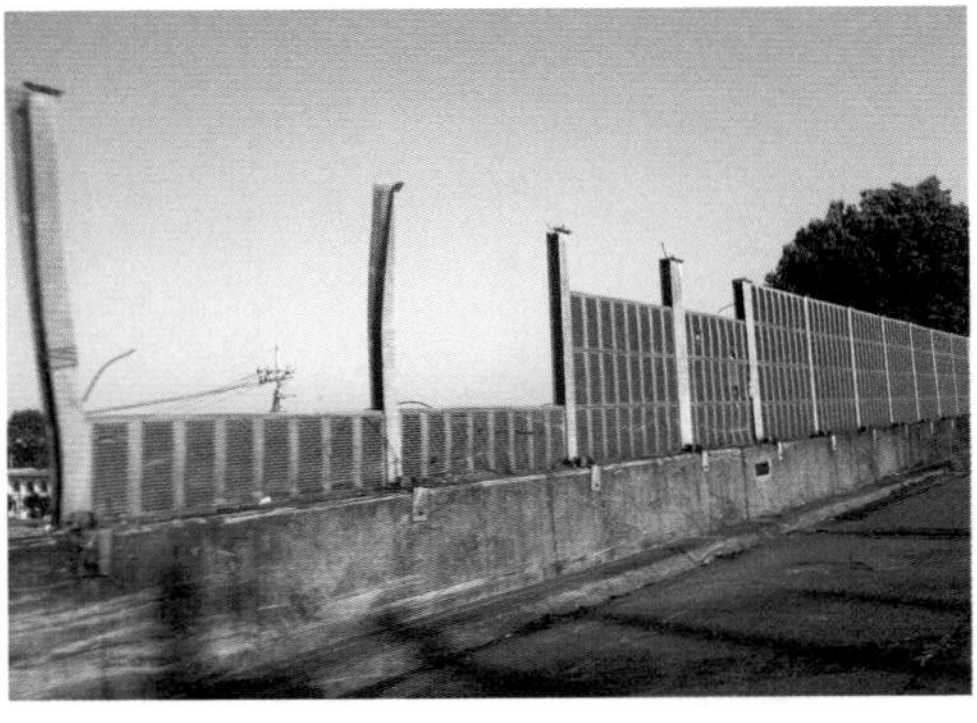

関越自動車道上り線、藤岡ジャンクション近くの事故現場。防音壁が欠損している。コンクリートのキズが痛々しい。（走行中の自家用車から筆者撮影）

職業人としての皮膚科医の眼

最近、褥瘡に関連する学会に縁がある。皮膚科医には馴染みのない「日本創傷・オストミー・失禁管理学会」なども毎年参加している。看護師主体の学会であるが、何を隠そう理事長直々の入会依頼の栄を得た。優秀な諸先輩方を差し置いて何故筆者に？　と思いきや、何の事はない皮膚科学的貢献ではなく、学会の社団法人化を担当するためであった。しかし、かような仕事こそ筆者の大得意分野であり、理事長の慧眼に悦に入った。瞬く間に一年で見事法人化を達成し、少しばかり〝どや顔〟をしてみたりもした。

異業種主体の学会は意外に面白い。中でも、紅斑の画像定量化などという研究があり興味をもった。看護師向けの教科書には「押して蒼白にならない紅斑」などという皮膚科医が驚きのあまり踊り出すような記載もあり、正確な現症の把握は結構難しいのであろう。訓練された皮膚科医の眼は機械を遥かに超えたものであり、我々の大きな存在価値であることは論を俟たない。

ところで、最近では鉄道施設内にも画像装置の導入が進んでいる。少子化の時代、人件費削減は各鉄道会社共通の課題であり、ホーム監視要員の削減により車掌はモニターをみながら扉閉め操作を行う。さらに、自動監視システムでホーム上の

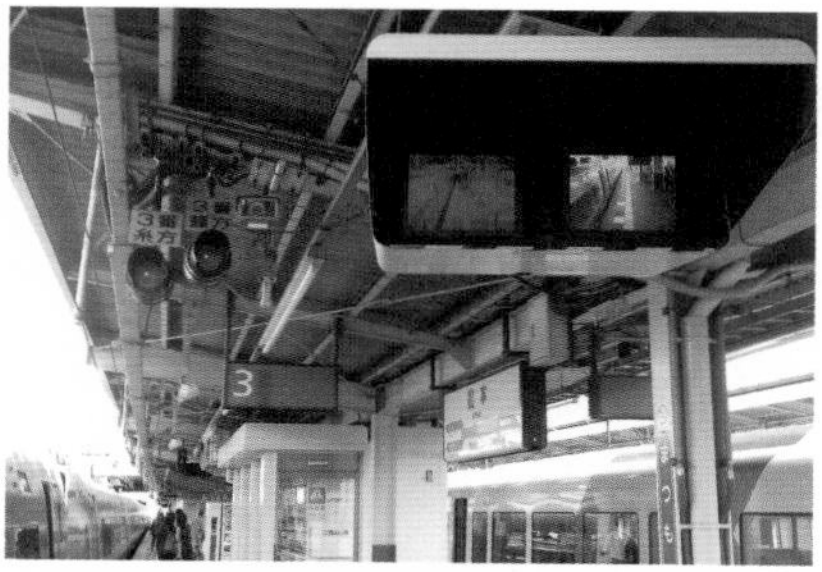

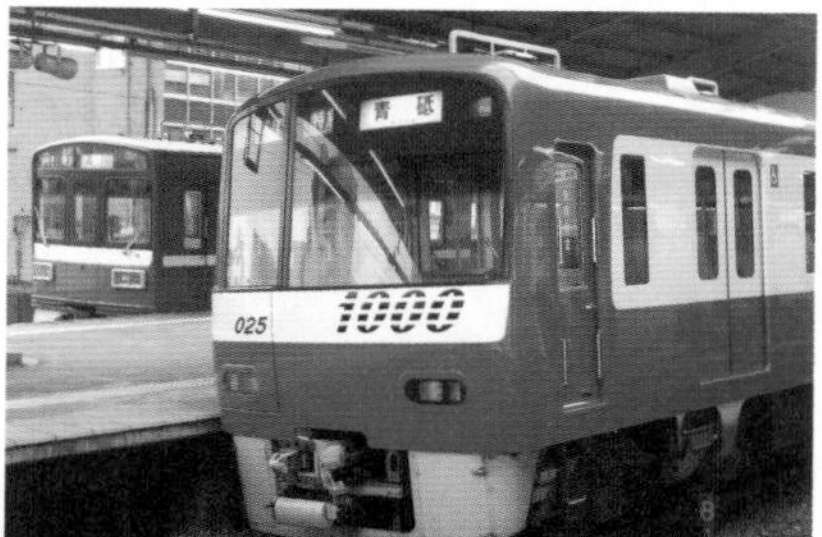

ホーム監視は今や全国的にモニターが大活躍（上）。一方、赤の車体でおなじみの京浜急行（下）。最近まで電車の扉は片開き、前照灯は1つ、行き先表示は敢えてLEDでなく幕式とのこだわりがあった。残念ながら、最近は他社と差がなくなってきたが、踏切事故に備え、先頭車は必ずモーターを積み車体を重くするなど、安全へのこだわりは健在。快速特急は時速120キロで、京浜間を文字通り快走します！

危険を機械が感知する試みも行われている。しかし、人間の眼がもつ通常の光景にない小さな異常を瞬時に感じ取る能力に勝るものはない。例えば、通過する電車のパンタグラフに紐が絡まる光景など、機械が危険を自動判断するのは難しく、人間が瞬時に目視する異和感のほうが遥かに勝る。

羽田空港アクセスで有名な京浜急行は、コンピューター全盛の鉄道現場においても、特に人間の感覚を大事にする会社である。ダイヤが乱れた際に、回復ダイヤを機械が作成する会社が多い中、京浜急行は運転士経験を持つベテラン指令員が自ら作業し、例えば〝快速特急を敢えて待避させ普通列車を先に通す〟などといった経験則に基づく判断により、全体としてのダイヤ回復が極めてスムーズとなる。

普通電車が特急を待避する駅では、運転士はわざわざホームに出て、電車通過時の安全確保のため監視を行う。無論この間、鍵は抜いており、運転席にだしぬけに筆者が現れ、勝手に電車を運転するなどといった危険行為もちゃんと防止している。さらに、車掌はホーム中央まで走り、緊急用の赤色旗を手に電車通過告知のアナウンスを自ら行い、ホーム監視駅員の役割を果たす。通過後は、すぐに最後尾まで駆け足で戻り、車掌業務に早変わりする。これら人間による安全確保は労力がかかるのだが、これは何と乗務員が自発的に始めたとのことで、安全意識が高い鉄道は利用者にも安心感を与える。医療現場で行われるようになった指差確認や相互確認も、患者に安心感を与える重要な要素なのであろう。

車掌と駅員の二役に感動する筆者は、外来で診療の傍ら受付にノコノコ登場する。電話が鳴る。受付業務をもこなそうと勇んで電話に出るが「中央受付です。先程の患者は診療情報提供書がスキャンされていないようです。確認して下さい」。この難問に為す術もなく、すごすごと受付嬢を探す筆者。到底京浜急行の車掌にはなれる訳がない(合掌)。

ヒューマンエラーとプロのスキル

医療行為は自動化が最も難しい分野であり、ヒューマンエラー防止には細心の注意を払わねばならない。外来陪席のポリクリ学生に患者取り違え防止を教育する観点から、初診患者にはフルネームを確認するようにしているが、正直、内心何とも無駄な行為に思えていた。ある時、入室した患者の名前を確認し診察を始めたが、予診医の記載では腫瘍を主訴とする患者であるが、どう見ても慢性湿疹である。我が診断能力の低さに眩暈を覚えた。が、患者は「いつもの部屋と違う」と。え？　初診なのに何故??　その時、扉が開き不安げな女性がこちらを覗く。何と2人は同姓同名であり、年齢も大きく違わない方であった！　偶然とはいえ、改めて医療現場に潜む限りなく狭く深い隙間を見る思いであった。以前学会参加でホテルにチェックインする際、既に安部正敏様は部屋にいる！　などと言われた。偽物の登場に飛び上がらんばかりに驚いたが、満室！　を繰り返すフロント嬢はとにかく喫茶室に！　と時間稼ぎの策に出た。コーヒーを飲み終わる頃、別の部屋であるが用意できた（満室の筈では？）由。重複した理由を聞くと、同姓同名で同年齢、剰え勤務先まで同じという。筆者はまだ宿泊カードを書いておらず、「ああ！　JRの方でしたか？」などとカマをかけると「そうです！　こんな偶然私も初めて！」とぬかした。誰が騙されるものか！

ところで鉄道はヒューマンエラー防止システムが幾重にも施されている（ふたつ前の「救急当直の眠れぬ一夜」参照）が、路面電車はシステム構築が難しく、運転士の技量に頼る部分が多い。路面電車の最高速度は、速やかに停止できる時速40キロに制限されているが、路面電車は伝統的に速度計がない。この為、運転士は体感でピタリと時速を判断する技量が求められる。実際免許試験の際には、時速32キロで運転して！　などという実技試験があり、見習いの頃は周囲の景色を手掛かりにして連日半徹夜で勉強するそうである。

路面電車は観光客にも人気があり、「のんびり

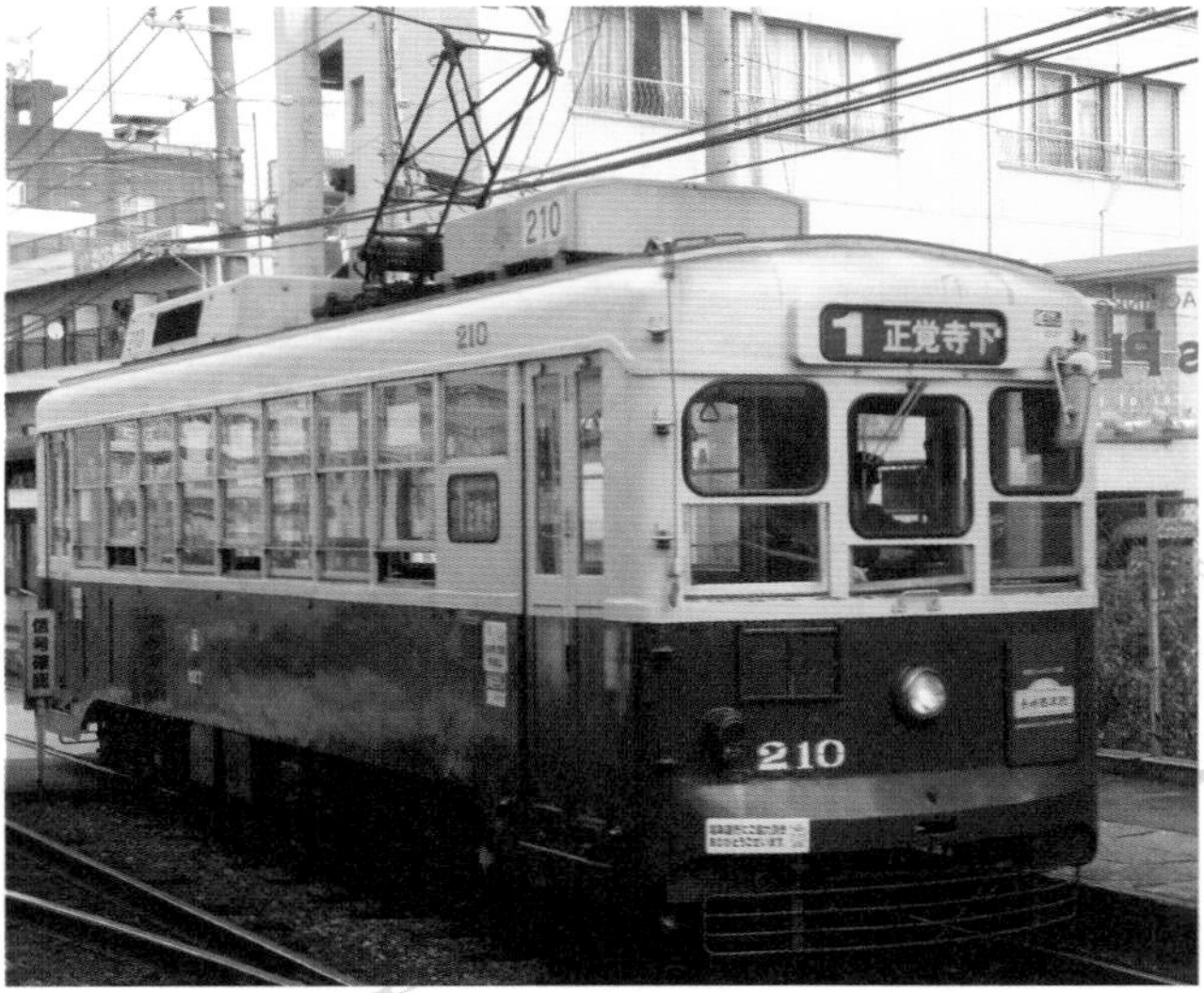

長崎電気軌道。130円均一で市内を結ぶ。観光客利用も多い。最新鋭の低床車から昭和25年製(写真)までバラエティーに富む電車はいつも満員である。

走る路面電車」などと〝るるぶ〟に評される。しかし、運転士は自在に走る自動車に目を光らせ、安全輸送のため自らのヒューマンエラーと絶えず戦っており、のんびりには程遠い緊張の中で仕事をしている。小学生時代を長崎で過ごした筆者は、毎日路面電車で塾通いをした。「気をつけていかんね(*)」「もう帰ると?(*)」いつしか顔見知りになった運転士は、塾通いの小学生を温かく優しく気遣ってくれた。運転士の厳しさなど知る由もない無邪気な小学生は、気楽で楽しい仕事と誤解した。だが、同時に電車への興味の出発点がここにある。まだ眠る未来を知らぬ小学生は、人生のレールの先に、この憧鉄雑感が待つことなど知る由もなかった。そして今、小児患者に極力親切にしようと心に決めている。医療の理解者を一人でも増やす為に…

＊長崎の方言で「気をつけて行っておいで」「もう帰るのですか?」

不審者対策

外来診療していると時々不審な挙動をする患者に遭遇する。見るからにオカシイ患者は誰でもわかるが、一見常識人のようであっても、何となく〝おかしい！〟という感覚は、医師であれば誰しも持ち合わせていよう。その患者には何となく違和感があった。しかし会話もごく普通である。腹部が痒いというので、〝では拝見！〟とシャツを捲ると、あろうことか腹部には多数のガムテープが貼られており、さらにそこには「私は罪深いおばさんです」とか「天知る！　地知る！　己知る！」などと意味不明の言語が踊っていた。

先般の新幹線車内における乗客の焼身自殺は社会に大きな衝撃を与えた（2015年初出掲載）。「安全神話崩壊」や「まさかの事態」など、マスコミは衝撃的に報じているが、そもそも〝安全神話〟とは数分間隔で千人以上の旅客を安全に運行する高度な技術のことでありこの際関係ない。また、〝まさかの事態〟は誤りではないものの、鉄道各社は当然想定範囲内の事件である。今回も運転士は冷静にトンネル外に電車を停車させ、素早く消火活動を行った。日頃からの訓練の賜物であり、また消火器1本程度で鎮火するのは車両の難燃化技術の進歩である。

今回の事件の報道も、各社様々であったが高名な鉄道技術専門家の意見は概ね鉄道非難ではなかった。民放夜の報道番組も、キャスターが鉄道

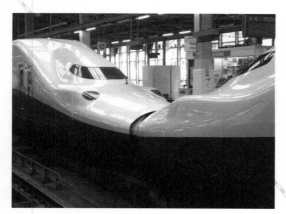

JR東日本E4系二階建て新幹線。2編成併結で輸送力抜群。残念ながら近い将来廃車予定。

会社批判を始めコメンテーターを煽ったところ、「今回は新幹線の優秀な運転士と蓄積された技術により適切に対処された。しかも、火災を起こした新幹線車両もその後自走している」と真逆のことを述べた。マスコミは新幹線においても、航空機同様手荷物検査実施の必要性を主張しているが、事件が起きてからただ主張するのは簡単である。しかし、大量輸送機関である新幹線の定員はのぞみ号で１３２４名、上越新幹線２階建て新幹線の２編成連結で１６３４名に上り、これに自由席の立客が加わる。新幹線は高速輸送機関でありセキュリティー強化をとの理論は一理あるが、では山手線で同様のことが起こった場合、果たして通勤路線に手荷物検査を導入する議論は起こるのだろうか。

鉄道職員は長年涵養されたプロとしてスキルをもつ。例えば、ベテラン車掌は切符を見なくともキセル乗車を見極め、改札係員は定期券券面をわずか一瞥しただけで不正を暴く。定期券など、一瞬ですべてのデータを細かくチェックすることは不可能であり、要はプロのなせる業である。これは国際空港の税関職員と同じであり、目前の乗客を観ながらも周囲に注意を払い、不自然な行動をとる旅客をマークするのである。現在の鉄道は、自動改札機で切符の情報を正確にチェックし、車掌は携帯端末を見て、不正乗車を暴き出す。その結果不正による減収は大きく改善したが、さて不審者を見抜くスキルはどうだろうか？　初対面の人物に対する違和感は、あくまで接客を極めることで得られる副産物である。医師の臨床業務はその最たるものだ。ここに、焼身自殺防止のヒントがあると思うのだが……。

何となく違和感漂う診察室。しかし患者は、一向に馬脚を現さない。それどころか極めて紳士である。「実は私も医師でして……」何と！　患者は同業者であった。漂った違和感は、「こいつヤブ医者か?」と患者が、筆者に対し抱いたものであったことが容易に理解できた。

皮膚科医の責務

皮膚科診療に限らず、医療は医師以外の多職種によって成り立っている。なかでも患者教育は、看護師は勿論、事務職員そして薬剤師も携わり、その連携が治療成功の鍵となる。しかし、最終責任は医師がとらねばならず、特に外用療法指導などが必須となる皮膚科医にとっては、苦労することも多い。以前乾癬患者に活性型ビタミンD_3外用薬を処方し、外用指導をした。4週間後の再診では驚くべきことにちっともよくなっていない。ヤブ医者もここまで来るとアッパレだが、どうもおかしいと思い患者に問うと、軟膏を使用していないという。何と、神よ！ 悪魔よ！ 院外薬局で処方された際の薬剤師に「この薬は強い薬なので、あまり使わぬほうがいい。使い続けると皮膚が薄くなり、黴菌がついてしまう」などと説明された由である。明らかに副腎皮質ステロイド外用薬と混同しており（しかし、例えステロイドでも最低の指導であるが…）、開いた口が塞がらぬ。あまり皮膚科治療薬の処方が多くない調剤薬局では、ときにこの手の問題がおこるが、患者は最後に駄目押しをされるのが院外薬局であっても、最終責任は皮膚科医がとらねばならず、泣くに泣けない。

責任の所在を明らかにするのは、社会経済活動上重要であることは論を俟たないが、安全輸送を第一とする鉄道現場でも責任の所在は細かく規定されている。例えば、列車が発車する際、発車メロディーやベルが鳴り終わった後、一部の駅ではブザーなど短くなり、それとともにドアが閉まる場合がある。このブザーは「乗車終了」もしくは「ドア扱いせよ」の合図であり、あくまでホーム監視を行う駅員の車掌に対する連絡手段である。では、同じブザーでも「乗車終了」と「ドア扱いせよ」と2つの意味があるかおわかりであろうか？ ここに責任の所在が存在する。「乗車終了」は単に旅客の乗車が終了した事実であるのに対し、「ドア扱いせよ」は旅客乗車が終了したのでドアを閉めよという指示である。もうおわかりの通り「乗

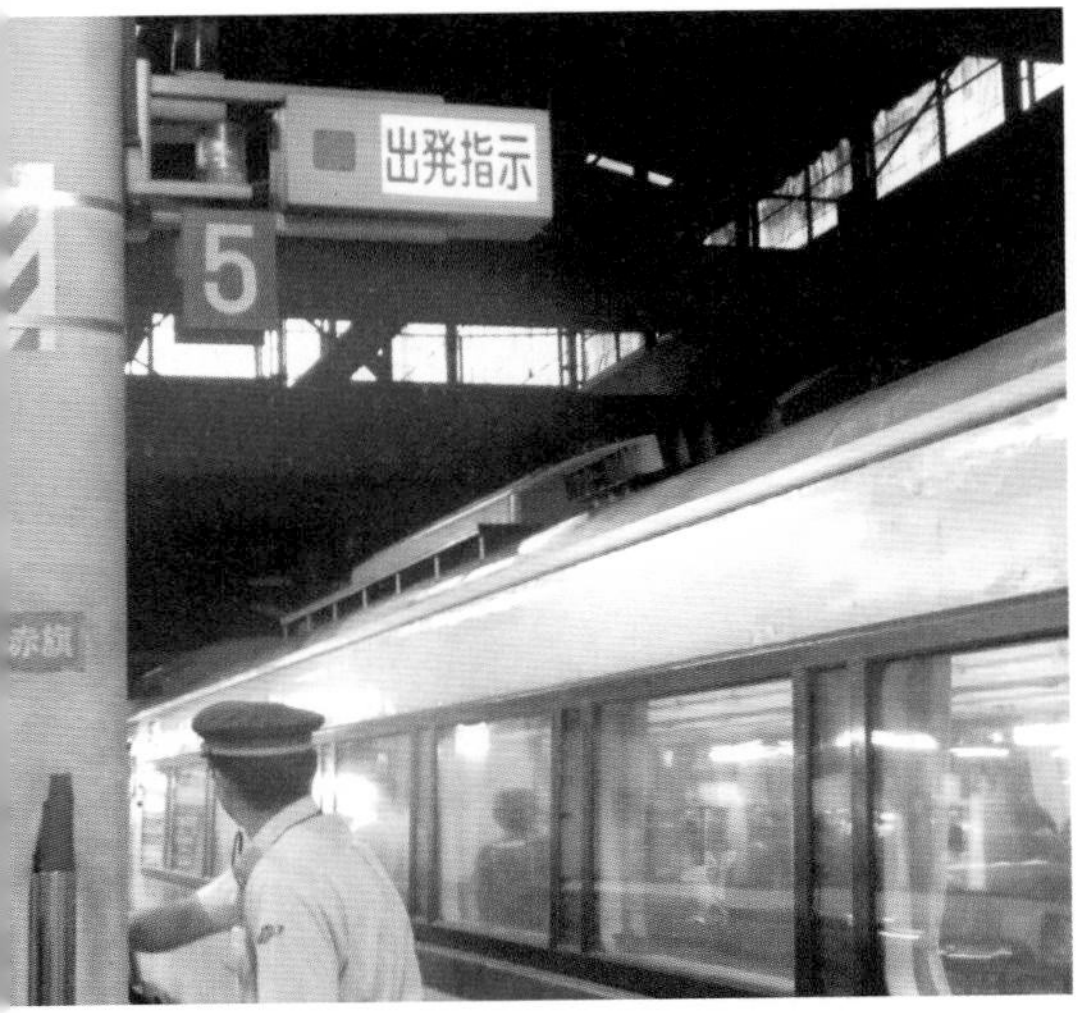

札幌駅。旅客乗降終了後、安全確認後出発指示を出す運輸助役。「出発指示」表示が点灯し、車掌はドアを閉める。

車終了」の際、ドアを閉める権限と責任は列車の車掌にあり、他方「ドア扱いせよ」はその権限と責任はホーム監視の駅員にある。ホーム上に、同様の内容を知らせる電光表示を備える駅もあるが、こちらも「乗車終了」と「出発指示」など、責任の所在により表記が異なる。

近年、後発医薬品の台頭により、特別指示を出さぬ限り、薬剤師による外用薬選択権限が拡大してきた。皮膚科医であれば常識であるが、外用薬の後発品は先発品と添加物などが異なる場合があり、その使用には十分注意しなければならない。頻用するヒルドイド®など、その後発品は基剤すら異なる場合がある。なおヒルドイド®は準先発品の外用薬である。勉強熱心で優秀な薬剤師は、左様の事実も熟知しており、患者の不利益を回避するばかりか、忙しい医師にも絶好の提案をする。他方、冒頭のイカサマ薬剤師など言語道断である。若き日の筆者はフンガイし、電話で抗議した。「活性型ビタミンD_3外用薬？　よく知らないのですが…」ヌケヌケと言い張る薬剤師に眩暈すら覚えた。医療現場において、医師は「乗車終了」の合図を受けることはあっても、「出発指示」が出されることは永久にないのであろう。「乗車終了」の後も、駆け込み乗車や荷物の巻き込み、接触事故などに細心の注意を払いながら戸閉を行う車掌の姿に、医師の姿が重なって見えた。

警告表示

電子カルテが好きである。手書きのほうが何かと便利であり、特に現症記載において図を書かねばならぬ皮膚科では確かに電子カルテは使い勝手が悪いものの、筆者の軍配は断然電子カルテである。何より生来の悪筆であるのでパソコン入力は読みやすい。図も慣れれば案外書けるようになるし、統計学的処理が楽である。更に、レセプトに対応し、システムさえ組めば待ち時間表示も可能である。将来的には、患者がICカード1枚に医療情報を入れておく試みも想定され、複数医療機関受診に関しては利便性が高い。ただ、何より電子カルテの良いところは機械がダブルチェックしてくれることである。予約時間を誤ると警告が出るし、皮膚科特定疾患指導管理料（注）を取り忘れると確認が表示される。ヒューマンエラーが起きやすい医療現場では重要な観点であろう。

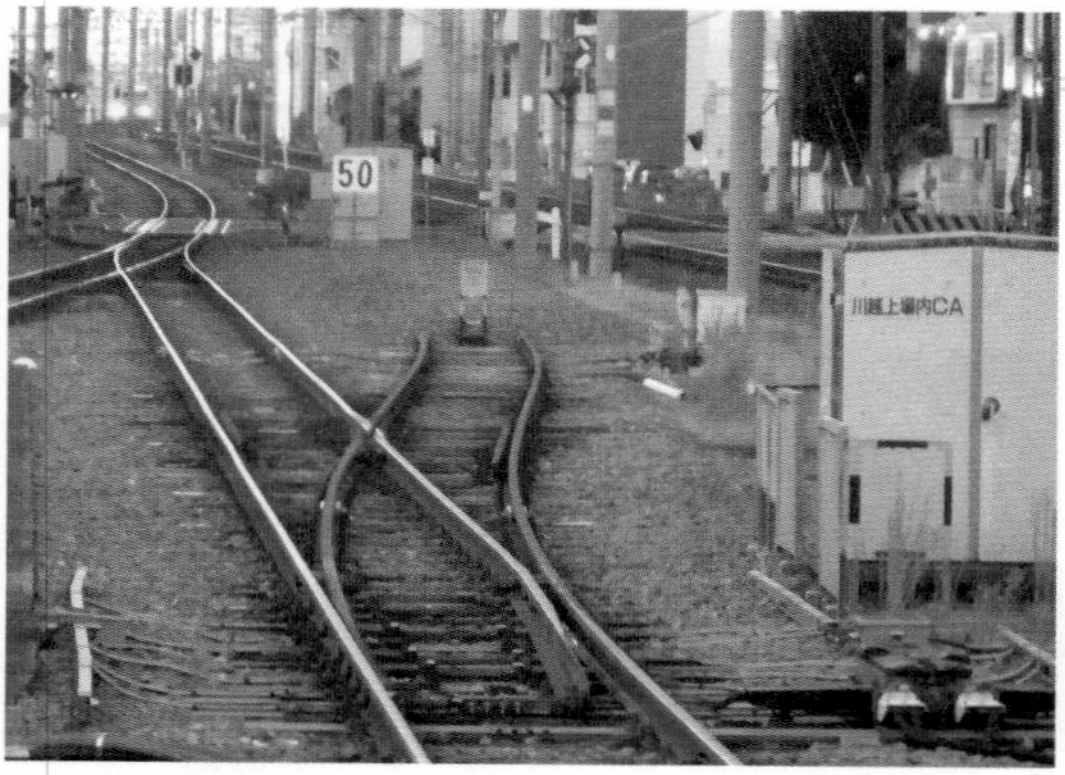

安全側線。赤信号の際、ポイントは側線側に開通しており、本線への誤侵入を防ぐ。

鉄道現場も安全輸送が第一である。現在では、大幅に機械化が進み、コンピューターのバックアップで二重三重の安全が確保されている。例えば新幹線は運転台に許容速度の信号が表示されるが、〝時速0信号〟つまり停止信号も3つ設定されている。これらは意味が異なり、絶対停止信号は、運転士が例えどのような操作をしようが車両を停止させる信号であり、通過列車待ち合わせの際に誤出発して追突事故を防ぐ役割を持つ。

しかし、近代化以前の鉄道は驚くべき安全対策を行っていた。当然コンピューターがない時代であり、ポイント切替なども手動管理の時代である。単線区間では、列車の行違いを行う。当たり前であるが、通過待ち列車が誤って進行してしまった場合、単線区間で正面衝突が避けられない。その為、退避列車が単線区間に入る前には必ずポイントが存在し、赤信号の場合には本線に進入することができず、側線に導くことで衝突を避けている。安全側線と呼ばれ、信号が赤つまり停止の際には進路は側線に向けられ、その先は砂利などが盛られ強制的に停止させる。それでも過去には列車が暴走し、安全側線に入ったもののその先で横転するなどの事故は起こった。しかし、その場合でも正面衝突は避けられ、被害はかなり抑えられる。その昔は、安全側線ならぬ脱線器などが存在した。列車が赤信号を無視して単線区間に入ろうとすると、強制的に列車を脱線させる荒っぽい方法である。現代ではさすがに脱線器は廃止されたが、単線区間での安全側線は至るところにみられ、一見すると複線化を忘れたような不思議な配線である。筆者は単線鉄道が大好きであり、安全側線のポイントをガタガタ渡り本線に入る瞬間が堪らなく心地よい。ディーゼルカーであれば、エンジン音も高らかに加速する最中であることが多く、素敵なＢＧＭである。

電子カルテの良さは、患者の症状が変わらぬ場合、コピー&ペーストができる点も見逃せない。手書きよりも早く、あっという間にカルテ記載が終了する。前医がカルテ記載に長けた先生であれば申し分なく、ちょっと手直しするだけで立派な記載ができあがる。これだから電子カルテはやめられない…と思いきや「カルテ記載がいつも同じだと監査の際困ります」。優秀な事務職員が半ば呆れた顔で呟いた。「症状が落ち着いているのだ！」とは言い返せない。これぞ医療の安全側線！と一人納得する人一倍気弱な筆者なのであった。

皮膚科特定疾患指導管理料

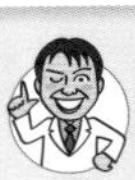

皮膚科診療において、慢性的に経過する疾患、例えば尋常性乾癬や掌蹠膿疱症、蕁麻疹などに関し、長期的な管理が必要となることから、月に1回を限度として加算される診療報酬。皮膚科以外の疾患においても、同様の趣旨の管理料が設定されている。

誤診哀話

斯様な駄文に力を注ぐ皮膚科医であるので、筆者の誤診頻度は平均以上のものであろうか。自ら臨床診断を下し、病理組織学的に確認することで当初の診断が誤っていたことを知る行為が、皮膚科医を成長させていくのは論を俟たない。しかし、全例皮膚生検をする訳でもなく、誤診をしたことすら自覚できぬ場合も多いと思われ恐ろしいことである。尤も、本誌はその為に存在する訳であり、多くの症例をコンパクトに勉強することで誤診率は自ずと低下する。その意味では、左様な学術誌に斯様な駄文連載が長期連載されるのは、診療技術涵養目的に反するのかもしれぬ。

プロとしての誤診は褒められたものではないが、交通機関はヒューマンエラーを必発のものと捉え、様々な対策を講じている。以前、日本航空の国際線機材のエンジンが火を噴き、羽田に引き返した。当初、バードストライクが原因と報道されたが、その後エンジン故障であったことが明らかにされた。火を噴きながら空中を彷徨う機内の旅客はそれこそ生きた心地がしなかったであろう。しかし、幸いにも無事羽田に着陸し、死傷者ゼロであった。

この事故は2つの側面からみることができる。一つは航空機の危険性という観点である。近年の航空機は機器信頼性の向上から大型旅客機であっても双発機、つまりエンジンが2基の飛行機が増えた。以前のジャンボジェット機のエンジンは4基であり、たとえ一基が故障しても安全に飛行できた。近年の交通機関は主要機器の二重系化をすることで片方が故障しても安全な運行を可能としているが、2基であれば片方がダメになれば残る1基のみで飛ばねばならず不安は拭えない。近年航空機におけるエンジンの大掛かりな点検整備は中国に外注することが殆どであり、その点も問題視されたようである。逆に安全性の観点からみると、この航空機はエンジンから火が噴いても離陸を強行し、オーバーランを避けた。羽田沖で旋回し安全に着陸できるよう燃料放棄により機体重量を下げ、見事無事着陸している。双発機であっても機長の見事な判断で大事故を回避しており、図らずも現代の航空機の安全性を実証したともとれる。

実は鉄道の世界でも、最新車両は故障に強くできている。機器二重系化は着実に進んでおり東京圏の通勤電車の車両故障による輸送障害は格段に低下した。耐久性十分な経年の浅い鉄道車両を更に新車に更新するのは、一見勿体ないようにもみえるが、より安全輸送を追求する結果なのである。

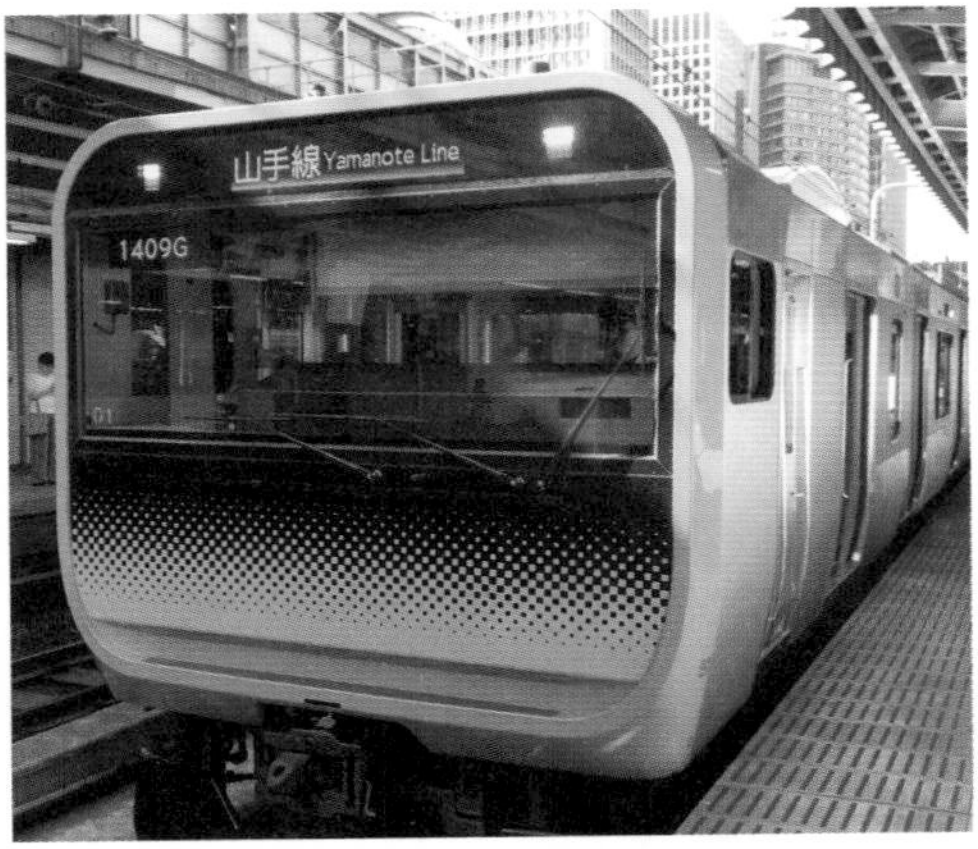

山手線最新形式E235系。故障に強く様々な走行上の問題点もリアルタイムで把握できる。

以前は電車のモーターが故障すると、運転士が修理を試み、それでもダメならそのモーターをカットして残る動力で運転を続行した。これぞ運転士の技量の見せどころであり、勾配区間など瞬時の計算とともに運転していた。しかし、左様な時に事故は起こるものである。近年では電車も短編成が進み、モーターカットなど不可能な場合も多く、運転士の技量ではカバーできぬ時代である。

その乾癬患者の皮疹は良くなるものの、どうにも爪が治らぬ。まあ、そのうち治るか…と気楽に構えていたがあまりにおかしいので調べてみると真菌陽性であった。真菌検査など皮膚科医としては基本のイロハであり暗澹たる思いである。ならば、機械でなくとも筆者の思考回路を二重系化しよう！　だが、それは誤診を防ぐどころか、診療と同時に電車のことを同時に考えるようになるだけであるのは、読者の先生方であれば容易に想像できる悲しい現実である。

新専門医制度

専門医制度が大きく変化している。これまで、最低学会出席でよかったものが、さらに細かく勉強が求められる。恐らく、皮膚科専門医を名乗りながら、鉄道の論文ばかりを読み、論文ならぬエッセィなんぞを書く医師がいるため、専門医制度を維持するためには勉強させねばならぬという、有難きお上の采配なのであろうが、筆者を恨むのは筋違いというものである。しかし、専門医という肩書がどれくらい患者にアピールできているのかは神のみぞ知る。無論、専門性の担保はなされるのであろうが、患者の信頼は医師の技量、人柄、対話能力などにより得られることは火を見るより明らかである。

世のなかには数々の専門職が存在するが、なかでも最も信頼されていないのが鉄道現場の踏切保安係通称〝踏切番〟であろう。自動車教習所で習うとおり、踏切では必ず一旦停止せねばならない。これは道路交通法第33条に規定があり〝車両等は、踏切を通過しようとするときは、踏切の直前で停止し、かつ、安全であることを確認した後でなければ進行してはならない。ただし、信号機の表示する信号に従うときは、踏切の直前で停止しないで進行することができる〟が根拠である。しかし、同第6条には〝警察官は、手信号により交

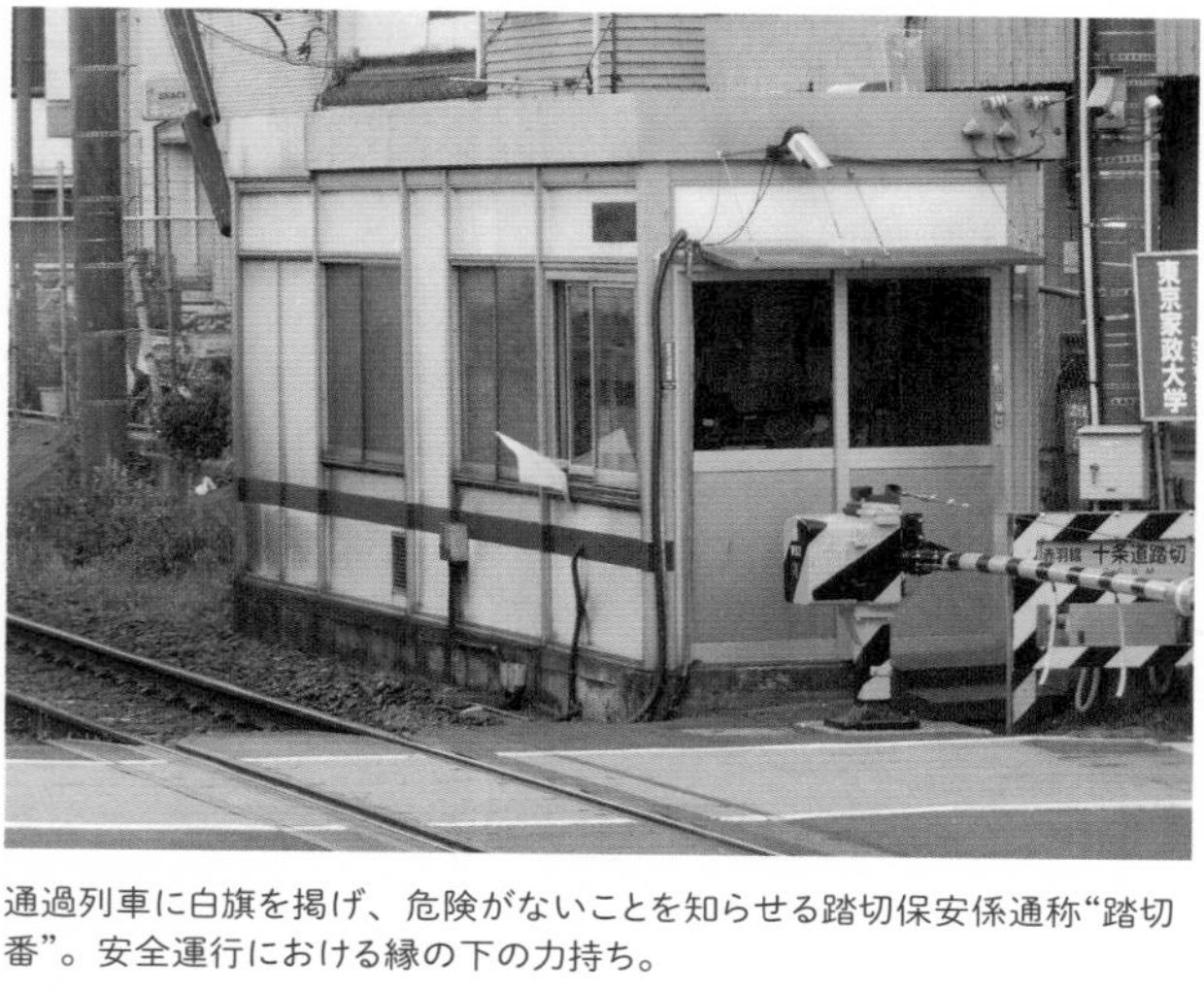

通過列車に白旗を掲げ、危険がないことを知らせる踏切保安係通称“踏切番”。安全運行における縁の下の力持ち。

通整理を行なうことができる。この場合において警察官は（中略）信号機の表示する信号にかかわらず、これと異なる意味を表示する手信号等をすることができる〟などと規定されており、つまりプロ中のプロである踏切保安係が安全であると判断し、踏切での一旦停止不要と指示をしても車両等は必ず一旦停止をしなければならない。しかし、鉄道の素人である警察官が同様の指示をした場合には一旦停止は不要となる訳であり、誠に低く見られた訳である。現代の踏切は殆どが自動化されており、踏切保安係は不要であるが、都市部を中心としてまだ配置されている箇所がある。概ね交通量が多い踏切であり、安全確保は勿論であるが、渡り切らない車両や人がある場合、遮断機が下りるのを若干遅くするなど操作する。列車乗務員に踏切の異常を知らせるのも重要な仕事であり、列車通過頻度の高い踏切では気を抜く暇もない。おまけに、開かずの踏切では通行人から白い目でみられ、苦情は勿論、時に怒鳴られる有様である。当然「狭い日本、そんなに急いでどこへ行く?」など苔の生えた標語なんぞを持ち出したところで、怒りに火を注ぐのは明らかであり、じっと耐えなければならぬ。無論、鉄道側も手をこまねいている訳ではなく、通過する列車の種別により踏切開閉時間を調整し、各駅停車などが接近する場合極力閉鎖時間を短くするよう工夫しているのであるが、まさか踏切保安係がそれを声を大にして言う訳にもいかぬ。誠にストレスがたまる仕事であることは想像に難くない。

医療現場には時に挑戦的な患者が登場する。再診時、全く改善していない手湿疹をみせながら「前回先生が出した薬！　ステロイドって使っちゃいけないと言われたんだけど！」などとのたまう。皮膚科医なら誰しも経験する患者であろう。「誰に言われたの?」と聞くと、驚くべしバイト先の店長だという。皮膚科専門医のなかで〝踏切番〟レベルである筆者は、その肩書も空しく外用指導する気などすっかり失せてしまうのであった……。

つばさ写真館〜旬感〜　夏 part 2

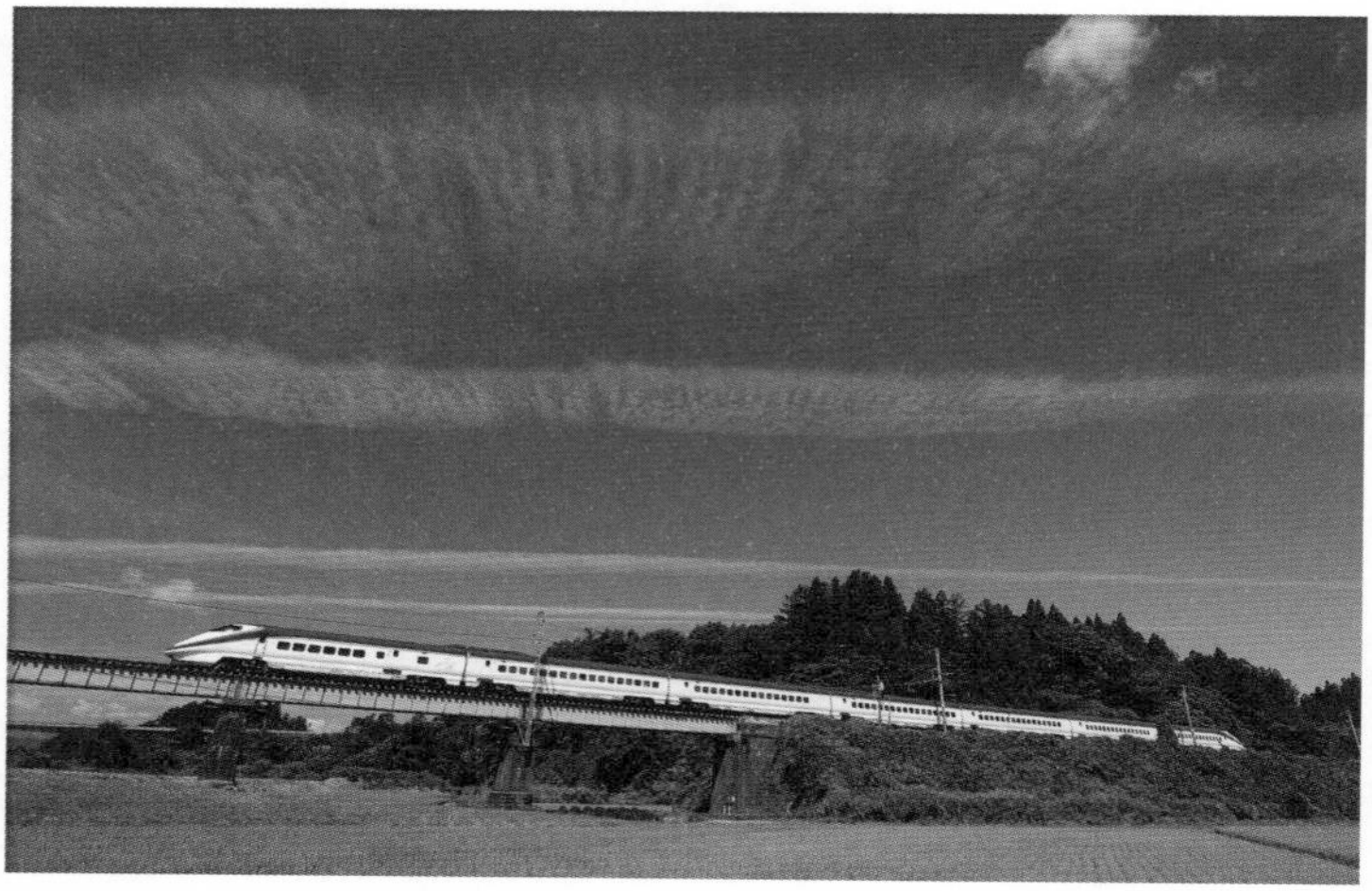

橋本秀樹（つばさ皮膚科・院長）

2016年8月11日
舟形ー新庄間（舟形町）つばさ121号

青空をキャンバスに飛行機雲が描く造形。
こんな光景に出逢えるのは、何年に1回あるくらい。

第7章

いつもより多めに書いております

年1回の増大号では通常の3倍のボリュームで
より愉快に、よりマニアックにお届けしている。
増大号7回分を一挙にお楽しみいただきたい。

街中での皮膚科医の特殊なミッション

本連載が開始され1年。当初、真面目な臨床医学雑誌に馴染まないのではないかと危惧していた。しかし、本誌は総索引(注)に毎号の掲載頁が記載されるため、そこだけ見ると論文を多数投稿している如く様相となると企み、連載を続けた。ところが、あろうことかきちんと論文とそれ以外の記事が識別されており、ぬか喜びもいいところである。しかも、(憧)とでも表記されれば極めて文学的な珠玉の随想と思われようが、(鉄)などと記されてしまい誰が見てもマニアックな愚文を弄していることが明白で、筆者の計画も台無しであった。恐らく、編集担当Tさんのささやかな抵抗なのであろう。ならば、相当なる苦情の嵐かと思いきや、あにはからんや連載続行が決まりこれもひとえに読者の先生方のご支援の賜物と感謝の念で一杯である。ご高名な先生に「憧鉄雑感！　真っ先に読んでいます！」などと言われると、穴があったら入りたい気分であるがやはり嬉しい。『鉄道と皮膚を毎回結びつけるのは大変でしょう」とのお言葉はよく頂くが、いくら駄文であろうと一応毎号連載の試練であり、締め切りを抱えるニセエッセイスト気分!?　で満更でもない。実は中学生の頃、だしぬけにエッセイストを志し文芸部に入った。偶然新聞で「読書体験記コンクール」なんぞが目に留まり、入賞して賞品を貰おうと目論んだ。忽ち、「自らの乱読を悩んでいたが、問題解決のため心の根底に流れる内なる法則に従い読書を重ねている自分に気がついた」などという、いかにも審査員が好みそうなインチキ駄文をでっち上げ、目立つよう「乱読開眼」と題した。果たして、神よ！　悪魔よ！　まんまと審査員を騙すことに成功し、入賞してしまった。結果、愚かにもエッセイストなど気楽な商売と誤解したのである。しかし、賞品の蔵書一式はけしからぬことに学校賞として図書館に寄贈されるのであった。筆者はフンガイし、「所有権の存在」などと国語教師に説いたものの、審査員と違い教師は甘くなく、すぐに古本屋に売却する魂胆を見抜いているのであった。泣く泣く「せめて先生！　金文字で、『寄贈　安部正敏』と書いて下さい！」と頼んだものの、女教師は「金文字なんて、手が荒れちゃうわ」などと筆者の意に反する事を曰うのであった。ひとまずエッセイストを中止し、女教師が金の感作がないことを明らかにすべく皮膚科医になったが、時すでに遅く教師は離職しておりパッチテスト(注)どころではない。話が逸れてしまった。今回は3倍のスペースである増大号を記念し、交通敷地内における皮膚科医の役割をこじ付けではなくストレートに記そうと思う。先生方は電車で「お客様の中にお医者様はいらっしゃいませんか?」という三流ドラマの如きシーンを経験されたことがおありだろうか。

筆者が研修医の頃、病棟業務にも少しは慣れ、少しずつではあるが医師たる自信が出てきた頃の

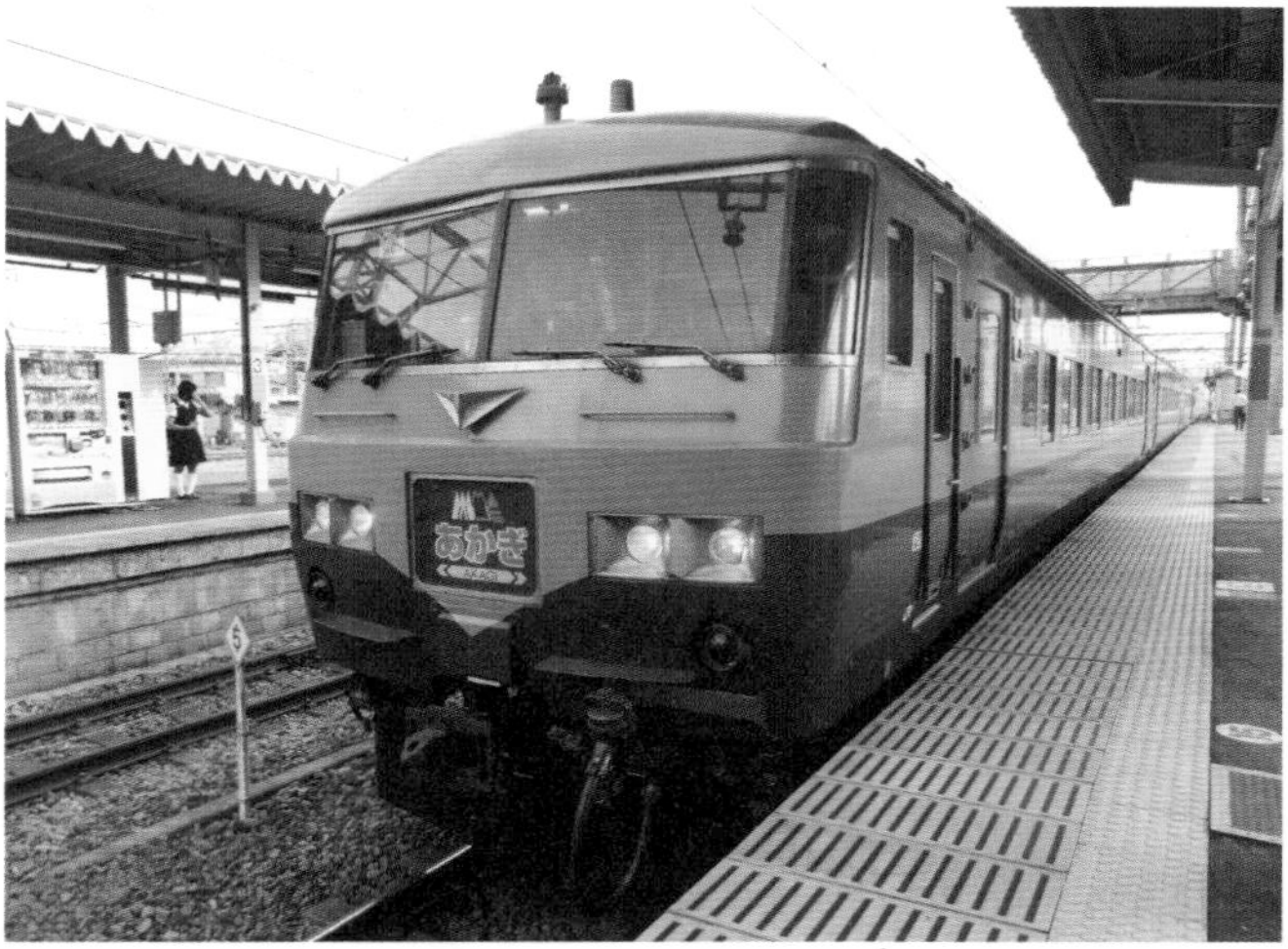

高崎線特急、昔の湘南電車を模した記念塗装。

総索引

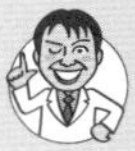

雑誌「皮膚科の臨床」では、12月号にその年に掲載された全論文のタイトルと掲載ページが記載される。特集記事は(特)、症例報告は(症)、総説は(総)、憧鉄雑感は(鉄)である。

パッチテスト

遅延型アレルギーの原因を特定するために行う検査。原因として疑われる物質を二の腕あるいは背中に貼り、2日後、3日後、7日後に判定する。

話である。特急電車で急病人発生に医師を探す車内放送が流れた。高崎線にそうそう医師が乗り込んでいる筈もなく、筆者は勇んで病人が待つ1号車に駆け付けた。バイタルをとり、心肺蘇生をする雄姿が目に浮かぶ。ドラマの主人公だ。果たして到着してみると、その現場は1年目の研修医には何とも酷な現場であった。壮年男性は前の座席に突っ伏して微動だにせず、残念ながら一目見ただけで事切れている…筈もなく、周囲は酒臭く単なる酔っ払いのオッサンであった。後で判明したが、飲んだくれた男を疎む女性がどこかに追っ払おうと、病気として車掌に通報した由である。筆者は憮然としながらも、折角なので運転席を覗こうと、「隔離します。前の運転席に連れて行きましょう！」と述べたところ、敵もさるもの車掌は「運転中は立ち入り禁止です」とこちらの魂胆を見透かした如く断固拒否する。ならば、男を車掌に背負わせ7号車の最後尾の運転席で我慢しようか…と算段していると、当の男はあろうことか鼾をかき始め、赤子が見たところで到底救急現場ではなくなってしまった。仕方なく経過観察していると、やわら男は覚醒し「新秋津に着いたか～」などと大声を出した。答えられぬ車掌を横に「武蔵野線ですね。大宮で京浜東北線乗り換え更に南浦和で乗り換えですが、すでに通過しました。」と瞬時に答えると、急に男はしょんぼりと大人しくなってしまった。結局、医学的知識ではなく鉄道知識のほうが役立ってしまい、何のために出て行ったのか皆目わからぬ。

次は飛行機。既にドアが閉まり、出発準備が整ったにもかかわらず、いつまでたっても地上走行が始まらぬ。その時、筆者の後列の老人が突然意識を失い周囲は騒然となった。直ちに機内の担架により前方に運ばれる。10分後「お客様の中にお医者様はいらっしゃいませんか？」のアナウンス。迷ったがノコノコ出ていくと、そこにはどう見ても筆者より医者らしい、例えるなら田宮二郎（古い！）の如き男が先着していた。「私は脳外科だが、先生は何科ですか？」見下す態度もそっくりな田宮に「皮膚科」と言ったところで、客室乗務員も脳外科医が適当と考えていることは火を見るより明らかであり、すごすごと自席に戻った。しかし、その後も機体は動かぬ。30分も経つとさすがに機内はざわめいてきた。余計なお世話であるが、再度様子を見に行くと、田宮はすでに自席で爆睡し、剰え涎まで垂らしている。「先程のお医者様が『大丈夫だから離陸していい』と仰るのですが、まだお客様はこの状態で…」と客室乗務員。そこで、筆者は急病人を降機させ医療機関に運ぶことを提案した。実は、我々の役割はこれだけでいいのである。要は専門家の降機の判断が重要であり、その判断に従っておけば会社として責任を果たし、さらに苦情対策にもなる。機長は存外喜び（病人を抱えたフライトなどしたくないのは当然であろう）、たちどころにドアが開かれ、老人は担架で無事運ばれた。道中お供しようかと

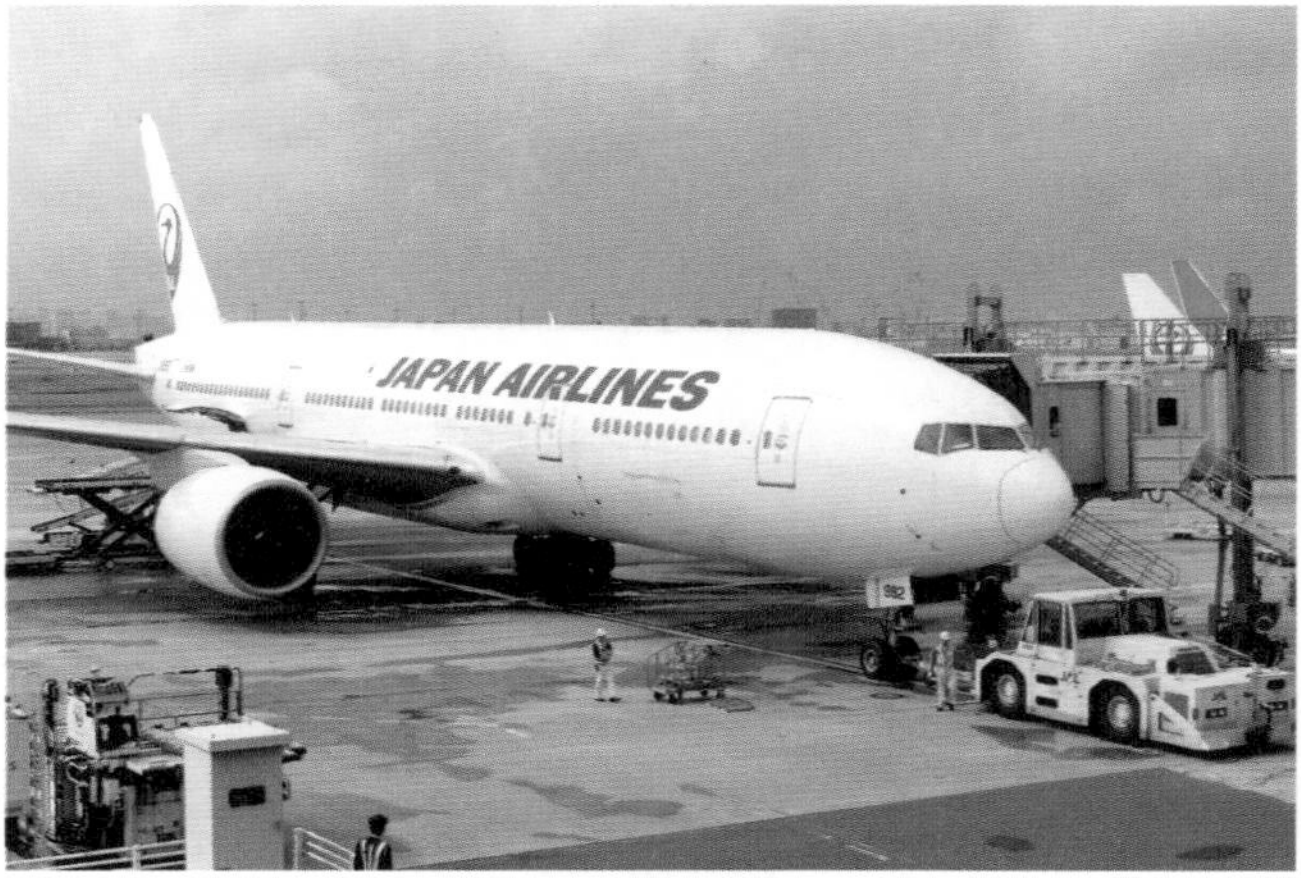

離陸前の飛行機、全て機長判断に委ねられる。

も思ったが、空港医務室に医者がいるとのことであり（↑だったら最初から呼びなさいよ！）事なきを得た。客室乗務員は大変感謝し、住所と名前を訊かれたものの、名前のみ教え住所は明かさなかった。Ｄｒ.コトーの如きボランティア精神に溢れる医師の鏡であるが、実はお客様番号を繰り返して教えておいた。うっかり住所を教え、礼状なんぞ貰っても何もならず、マイレージを加算してもらうほうが遥かに良い。さりげなく「マイルを貯めている」などとも呟いたが、後日登録した住所を調べ上げたのか礼状が届いた。無論、マイル進呈の記載などどこにもない。皮膚科医を甘くみる航空会社など二度と乗るものか。

最後は宇都宮線の電車内の出来事。いつも通り前方を眺めようと先頭車両に乗った。休日で混雑し立客で溢れた車内。赤羽駅手前で近くから悲鳴が上がった。なんと若い女性が突然倒れたのだ。乗客は運転室のドアを叩き異常を知らせるが、駅

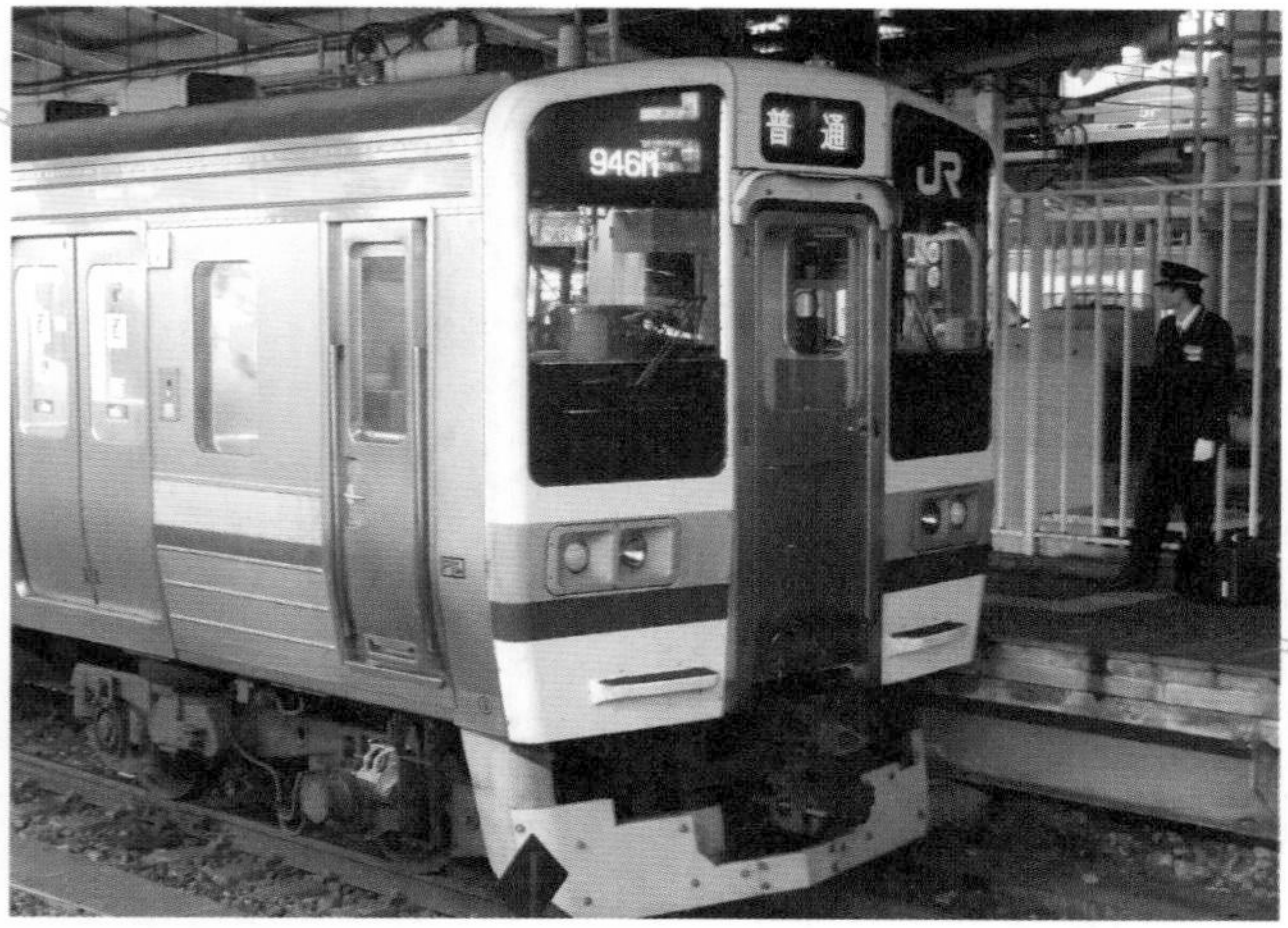

宇都宮線の普通電車、写真の3扉車は既に新型車両への置き換えが進み、今では北関東でローカル輸送に活躍中！

到着前の運転士に成す術はない。筆者は思わず近寄り、周囲に向かい「医師です。恐れ入りますが場所を空けてください！」と協力を仰いだ。幸い脈はしっかりしており、呼吸もある。大丈夫だ。駅に到着すると運転士は電笛を鳴らし、ホーム係員に異常を知らせ車内へ出てきた。なかなか優秀な運転士である。「どうしましょう?」と運転士。「呼吸もあり、脈も触れます。取り敢えず椅子に寝かせましょう。すみません席譲ってもらえますか?」と筆者。混雑車内ながら、乗客は左右に寄り通路が現れた（まるでモーゼの十戒である）。おろおろする運転士に「私が診ていますから上野まで行きましょう。後から高崎線が続くし、輸送障害は避けましょう」「わかりました！」　緊急事態とは特殊環境であり、筆者の発言の後半部分を乗客は誰一人不思議に思わぬ様であった。ところが発車前、女性が意識を取り戻した。そこで急遽下車を勧めた。駅員も到着し、すぐに車椅子を準備するようにお願いする。周囲より小さな拍手が起こった。

この様に、交通敷地内での急病人発生の際は、怯むことなく対応することが肝要である。難しい救命救急処置などを要する場面は滅多にない。常識的な判断をするだけで殆ど事足り、皮膚科医の格好のアピールにもなる。

歩けるようになった女性と共にホームに下車する。待っていたかの様に発車メロディーが鳴りドアが閉まった。「大丈夫ですか？　ゆっくり歩きましょう。そこのベンチに座りましょうか？　脈もしっかりしてきたし大丈夫ですよ！」女性に語りかける筆者。礼を述べる駅員に「どれ位延発しました？　じゃあ後続の高崎線は、場内閉通待ち（専門用語：赤羽駅手前で停止している状態）になっているの?」事情を知らぬ駅員は「こいつ医者？　うちの社員?」とばかり筆者の顔を不思議そうに見る。この時、これは憧鉄雑感に使える！と筆者は密かにほくそ笑んだ。この時こそ、筆者に皮膚科医でもなく、鉄道会社社員でもなく、ニセエッセイストの顔が人生初めて現れた記念すべき瞬間なのであった。

痒みと皮疹と食物と…

お世辞抜きで本誌担当の編集部Tさんは、若き才媛である。その爽やかな姿は、専門性の高い医学誌編集者のイメージと大きく懸け離れており、職業を問われることも多いと思われる。「お仕事は？」「編集者です。」「へえ〜、じゃあノン○？」「女性誌ではありません。」「それならじゃら○？」「いえ、専門性の高い月刊誌です。」「わかった！　月刊ビルクリーニング！」「…」しかし、信念を貫く敏腕編集者であり、時に打倒！　ライバル誌を声高らかに宣言するプロである。ただ、敏腕皮膚科雑誌編集者であっても、時に出現する蕁麻疹には勝てぬようである。

蕁麻疹にしろ、慢性湿疹にしろ、日常診療において、痒みと食物との因果関係を問う患者は少なくない。特に蕁麻疹では「昨日サバを食べたのですが…」とか「一昨日お好み焼きを食べたのだけど、エビ入りだった」などと具体的な食物が登場する。一般市民にも、魚介類が原因として多いという概念が浸透しているようであるが、不思議とB級グルメが多い。「フォアグラのテリーヌプロバンス風レモンと黒胡椒の妖精ソースを添えて」とか「合鴨のギリシャ風ロースト森の女神風季節のフルーツとともに」を食べて痒みが出たなどと

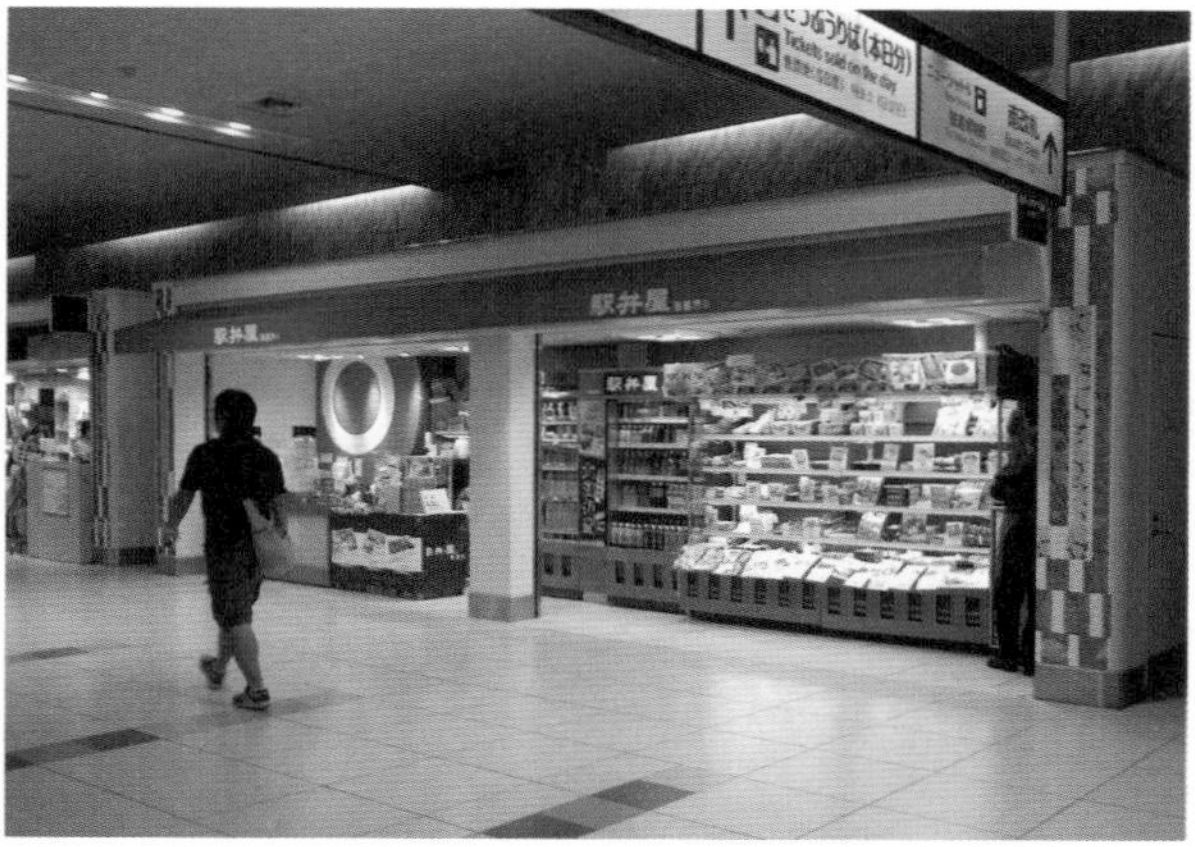

駅弁専門の大規模売店。品揃え豊富で選ぶ楽しみもあり、人気が高い。

いった、聞いただけでは村上春樹の小説かと間違わんばかりの料理を口にする患者など皆無だ。尤も「椎茸を生で食べたのだが…」という慧眼を持つ患者とてまれである。患者が入室した瞬間に「あっ！　椎茸を食べましたね！　しかも生で！」と診断し「こんな名医は初めてだ！　占い師のようだ！」という場面は、皮膚科医冥利に尽きるが、「であれば、痒みが止まるペンダントがあります。幸運を呼ぶ石とお金が儲かる魔法の水も特別にお分けしましょう。たった１００万円です。」などと丸儲けを企む筆者であるが、幸か不幸か自らの診断能力の低さにより悪事に手を染めず済んでいる。

ところで、鉄道においての給食システムといえば以前は食堂車であった。長距離列車には必ず連結され、市中食堂と変わりない豊富なメニューを提供していた。しかし、近年は列車高速化とともに、短距離の列車が増えその光景は一変し、食堂車は次々と姿を消した。伝統的な駅弁も、一部の大規模乗換駅で各地の名物駅弁を多数取り揃える店舗が活況を呈しているくらいで、ホームでの立ち売りは勿論、特急列車の車内販売も激減した。時にデパートの催し物コーナーで「全国駅弁大会」などが大賑わいしている光景をご覧になられる先生方にとっては、駅弁が売れない事実は俄に信じがたいかもしれぬ。実は駅弁が売れないのは鉄道敷地内の話であり、今や駅弁は鉄道以外での需要が圧倒的に多い。峠の釜飯で有名な「おぎのや」は、いまだに昔からの製法で人気駅弁を作り続けているが、販売駅の横川が長野新幹線の開通により終着駅となり、さらに普通列車のみとなったことから、鉄道での売り上げは全体の僅か数％程度である。峠の釜飯は登場以来、横川と軽井沢間の急勾配を運行する列車が横川駅で補助機関車を連結するため長時間停車する間にホームで販売を開始した。上野発の特急列車では丁度1時間半程度経過したところで、旅客は名物駅弁を手にして、通称“横軽”といわれた峠の車窓を肴に釜飯を楽しんだ。勿論、現在も新幹線の車内で販売されているが、長野新幹線開通当初は峠の釜飯は〝横軽〟に相当する高崎⇕軽井沢間において、両駅に停車する「あさま」のみに限り販売するこだわり様であった。

駅弁が列車内で食されなくなった理由は、生活のなかでのコンビニエンスストアの台頭により、駅でコンビニエンスストア形態の売店でおにぎりなどを購入する旅客が増えた結果である。現在、定期列車の食堂車は寝台特急「北斗星」のみ。これに不定期の「カシオペア」「トワイライトエクスプレス」が加わる（注　現在ではすべて廃止）。これらは原則予約が必要であり、間違っても蕁麻疹患者が口にしそうにない高級フランス料理が供される。価格も高いが、揺れる車内で美しい料理を提供するスタッフの苦労を考えると決して高価とはいえない。その上、火災防止の観点から火は使えず、電気レンジで本格ステーキを焼かねばならぬ。つい最近までは冷凍庫もないのが食堂車の本態であった。リーズナブルに食堂車を体験するには朝食という手があり、これまた高級ホテルに負けないオムレツが供される。朝靄の景色とともに食す朝食は忘れ得ぬ思い出に残ること請け合いである。全廃された現在では、唯一残った寝台特

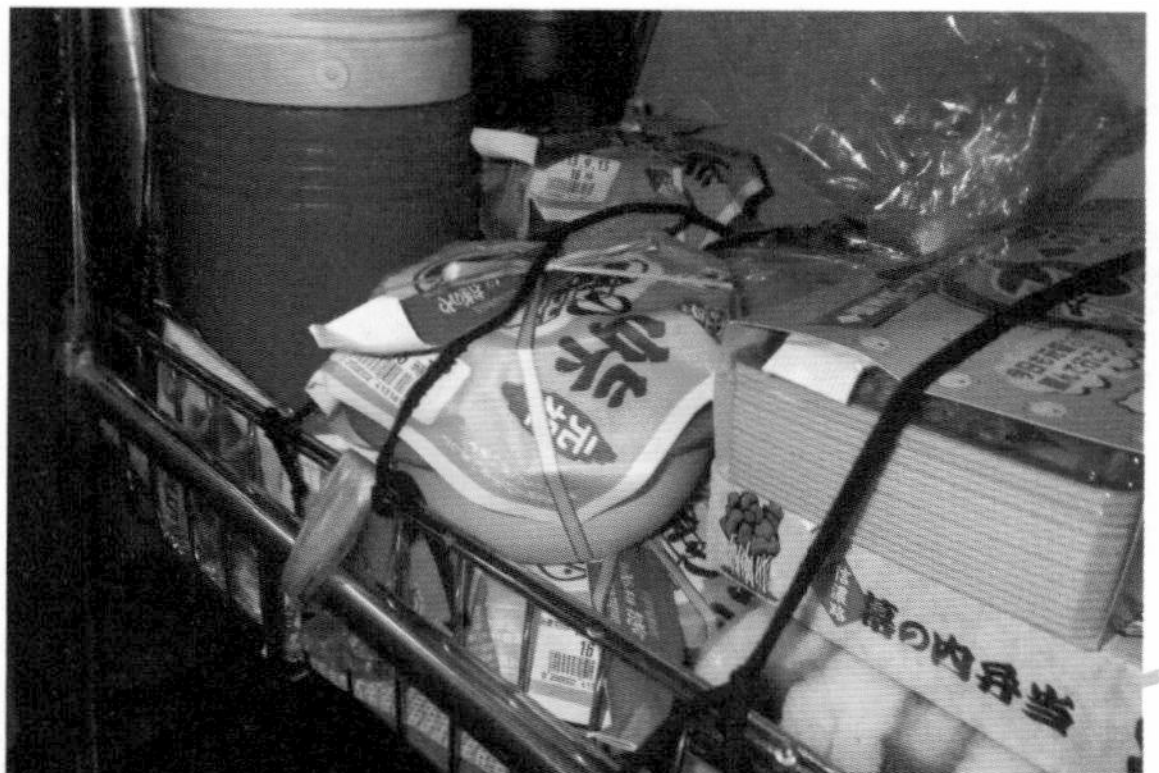

北陸新幹線車内販売で販売される「峠の釜めし」。一度ご賞味を！

急「サンライズ出雲・瀬戸」で駅弁を食することをお勧めする。

尤も、列車でなくとも忘れ得ぬ朝食は存在する。学会参加のため、普段は東急東横線と間違わんばかりの名をもつビジネスホテルを愛用する筆者であるが、仕事上止むを得ず某高級ホテルに4連泊した時のことである。ノコノコ朝食会場に現れると、安からぬ値にかかわらず行列である。2時間待ちの行列をなす頑固親父の絶品ラーメン店より、その横のがら空きのファミレスをチョイスする筆者は憮然とした。しかし、流石にメニューは豊富であり、朝からカレーなんぞが用意されている。が、貧乏性の筆者はこの手のB級グルメには目もくれず、ビュフェ内をそれこそ目を皿のようにして探索した。果たして「シェフの気まぐれパスタ」などを発見した。卑しくもかような高級ホテルのシェフが、気まぐれなんぞでパスタを作って欲しくないが、試しに食すと大変美味しいカルボナーラである。気を良くして通い続けたが、驚くべきことに何と4日間パスタはすべてカルボナーラであり、気まぐれならぬ忠実シェフなのであった。パスタだけではいささか寂しいので、他のコーナーに立ち寄ると、客のリクエストにより卵料理を目の前で作り上げると自称するシェフが手持ちぶさたに立っている。不思議と客がいないのを気の毒に思い、オムレツを注文した。ところが驚くべきことにこの若い男は、家庭科を習いたての小学6年生の野球少年の如く下手くそであり、箸で固まりかけた卵をぐちゃぐちゃにしてしまうのであった。出てきたシロモノはどう見てもスクランブルエッグである。流石に男もまずいと思ったらしく「作り直します」などと言う。しかし、勿体ないので「このままでいい」と言ったが、客室にある支配人宛のアンケートに筆者が告げ口でもすると恐れたのか頑として譲らぬ。そこで一計を案じ「じゃあ、目玉焼きを」と頼んだ。ところがさらに驚くべきことに、あろう事かこの男は卵を割る瞬間から片方の目玉を崩してしまい、剰え他方は白身が黄身の上に混ざる白内障を作りあげるのであった（蛇足ながら、案外「白内障焼き」

はヒットするかもしれぬ）。さすがに上司と思われる、梅宮辰夫風のいかにもコックという男が登場した。男は瞬く間に形良いオムレツを作り上げ、「すみません。新人に経験を積ませようと思いまして…」などとしきりと恐縮する。おそらくあの若き男こそ、普段はパスタを担当する気まぐれシェフその人なのであろう。たまたま経験を積むため卵料理で気まぐれぶりを発揮してしまったに違いない。話が逸れてしまった。たとえ梅宮シェフであろうが、揺れる列車内で上品なオムレツを作ることは至難の業である。事実、以前雑誌記事で列車食堂コックは、揺れる車内で調理を覚えたので、揺れない自宅では料理を作れないと述べた。

日本の鉄道において、風前の灯火である食堂車に最近転機が訪れている。車内で食事を楽しむことを目玉にする企業が増えてきたのである。JR九州は列車を楽しむ旅を提案しており、クルージングトレイン「ななつ星in九州」では、本格的な食堂車が連結された。また、特急「A列車で行こう」などは、乗車時間僅か40分程度ながら、バーカウンターでカクテルなどが供され、大人が楽しむ列車がコンセプトだ。特急「ゆふいんの森」でも、車内でスウィーツなどが楽しめるコーナーがあり家族連れに人気が高い。九州新幹線開通により、鹿児島本線を第三セクター化した肥薩おれんじ鉄道では、在来気動車を改造しレストラン列車を走らせている。これは、列車の中で食事を楽しむことを意図しており、本格的な料理が供されるほか、いつでも飲めるコーヒーサーバーなどが用意され、鉄道ファンならずとも十分楽しめる。変わったところでは、夏場に企画される「ビール列車」である。これにはいくつかあるが、伝統があるのは長崎電気軌道の「納涼！　ビール電車」である。長崎市内を走る路面電車の中で、ビールや焼酎などが飲み放題で、毎年すぐ予約で一杯となる人気企画である。しかし、経費がかかり、たとえ一夏満員御礼であっても赤字だそうである。新幹線代替の第三セクター鉄道は、厳しい経営環境を余儀なくされるケースが多い。増収を目指し、鉄道の魅力を最大限アピールする鉄道員の意気込で鉄道の魅力を皮膚科の先生方にお伝えしたい一心で、者に伝えたくなる。尤もそれ以上に、本エッセィみに嬉しくなり、筆者も本業で皮膚科の魅力を患

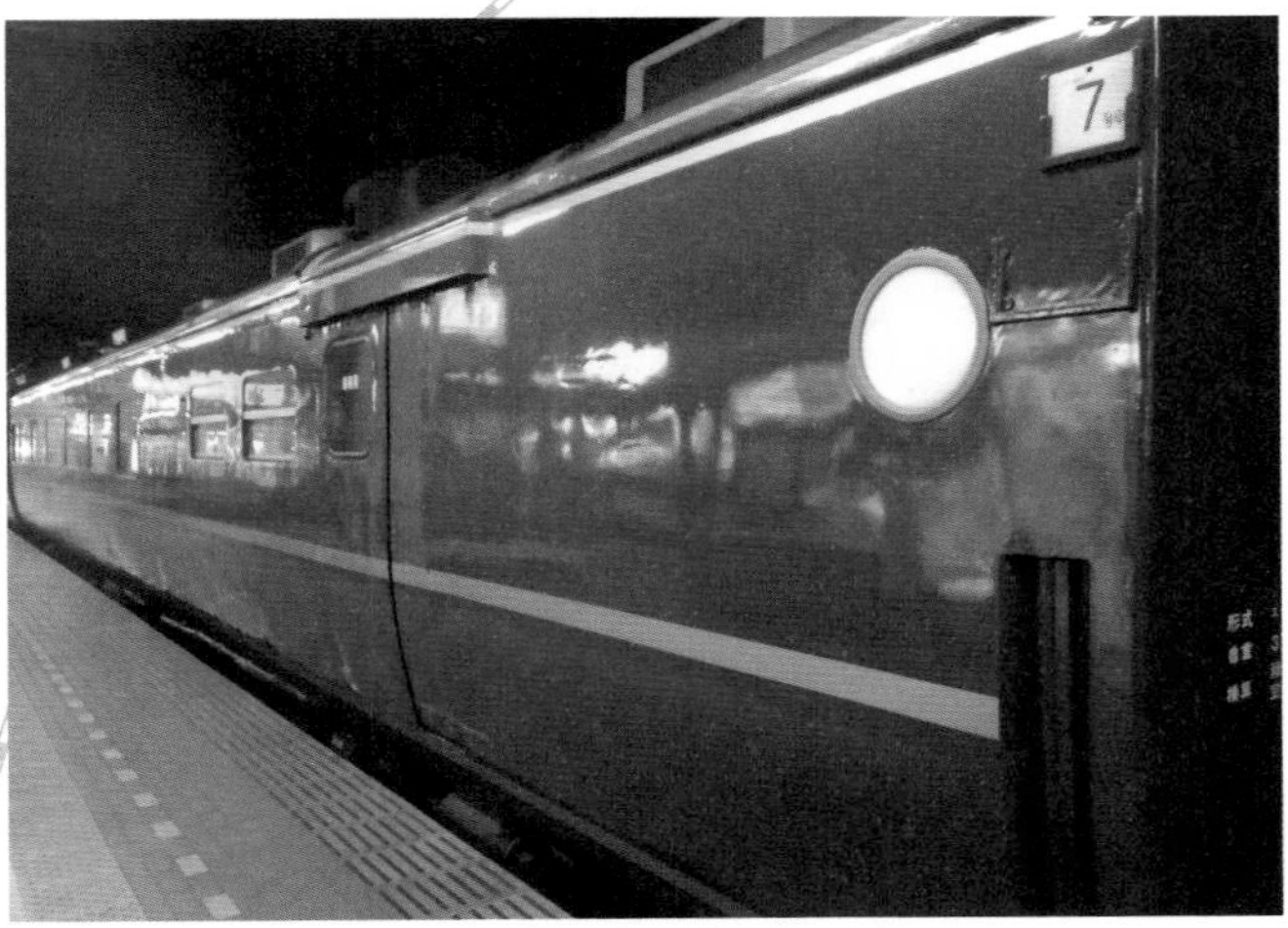

残念ながら廃止された寝台特急「北斗星」の食堂車。豪華フランス料理を楽しめた。車両は特急電車の改造で一両だけ屋根が低く目立っていた。

念で、この駄文を丁度丸二年認めることが出来た。お付き合いいただいた読者の先生方にただただ感謝するばかりである。

二年お付き合いいただくと、そろそろオチが出てくることであろうと思われる先生方も多いことであろう。おそらく、〝冒頭の記載が功を奏し、編集部Ｔさんから「次年度も連載継続」のご指示を賜った。お世辞の賜物である。〟など笑点レベルの結末を想像されるかもしれぬ。しかし、本業では何をみても〝湿疹〟と変り映えのしない診断を繰り返す筆者も、エッセィのラストを誰がそんなありきたりな三流コント雑誌の手垢のついた結末で終わらせるものか！「ブルターニュ産オマール海老のコンソメゼリー寄せキャヴィアと滑らかなカリフラワーのムースリーヌ」など食せぬとも、想像しただけで蕁麻疹が出ようというものである。一流医学雑誌「皮膚科の臨床」のハードルは天よりも高く、海よりも深いのである。

（編集部Ｔ付記：最後の一文に弊社社長が泣いて喜び、目出度く連載続行が決定しました。合掌）

医師の接遇

大学在職時代、〝臨床研修センター委員〟なる職務を与えられていた。研修医の先生方の臨床研修を議論する委員なのであるが、当時から研修医に毛の生えた程度の診療技術しか持ち得ぬヤブ医者であったため、もっぱら「研修医控室の電化製品はコジ○電機で揃えられたし。実はヤマ○電機より安い」などと、実りのない発言ばかりでお茶を濁していた。ある時研修医向けの〝医療接遇講座〟が催されるため、オブサーバーとしてであるが参加せよ！との命令が下った。筆者は相当暇人の部類であるが、さりとて大学では何かと野暮用が多い。しかし、講師が某経営破綻し、世界最悪の航空機事故を起こした元ナショナルフラッグキャリアのパーサーであると知るや否や、多忙論はどっかに引っ込んでしまいノコノコ聴講に出かけた。

当日、壇上には内心何を企んでいるかわからぬ満面の笑顔の女性講師がいた。いかにも元パーサーたる風格である。確かに、声も聴きやすい。ところが、彼女は冒頭から「私は患者目線で元パーサーとしての経験を交えてお話しします。まず、研修医の方に舞台に上ってきていただきロールプレイングをやってみましょう」などと言い出した。嫌な予感がする。〝患者目線〟とは曲者で、要は何を言ってもいいといわんばかりの免罪符である。前列に座っていた如何にも真面目を絵に描いた研修医2人が壇上に半ば強制的に指名された。「では、一人は2時間も待たされた患者役、もう一人は待たせてしまった医者役で診察をスタートしてください。」満座の前に立たされた羞恥心からか、医者役は「お待たせいたしました。○○と申します。どうぞおかけください」と蚊の鳴くような声で演技を始めた。患者を診察室に立って招き入れ、自己紹介をするのはOSCE（客観的臨床能力試験）での必須事項であり、アッパレである。しかし、その瞬間講師からNGが出た。

「駄目です！　全然駄目！　まず、2時間待たせた患者様には何をさて置いても『申し訳ありませんでした！』と数回繰り返し、とにかく深くお辞儀をして、謝意を表してください。お待たせした理由の説明など不要です！　まずは『申し訳ありません』と何度も詫びるその言葉と態度が接遇の基本です。」なんぞと言った。筆者は飛び上がらんばかりに驚き、憤慨の余り本稿では実名で航空会社名を書こうかと思うほど（バレバレであるが…）であったが、流石にオブサーバーという立場上黙っていた。講師は得意そうに「航空会社では、まずお客様に何か不利益があった時には即座に『申し訳ありません』と謝ります。理由の説明など後回しです。とにかく心からの謝意を表してお客様の怒りを緩和します」などと述べているのであった。

本来、医療従事者の接遇は医療サービスに立脚したものでなければならない。この元パーサーにしろ、異業種の接遇研修に招かれた場合、講師たる仕事は航空会社としての接遇の実際を語れば十二分であり、その内容を研修医が理解し、吟味し、自らの接遇に活かせばよいのである。例えば、2時間待ちの行列ラーメン店のオヤジは、客に待たせたことにペコペコ謝るのが接遇ではなく、待たせた対価に値する絶品ラーメンを作ることが仕事であり、客は誰も待たせた謝罪など求めていない。そもそも、航空会社は予約客のみを相手にすればよく、次から次へと押しかける患者をその重

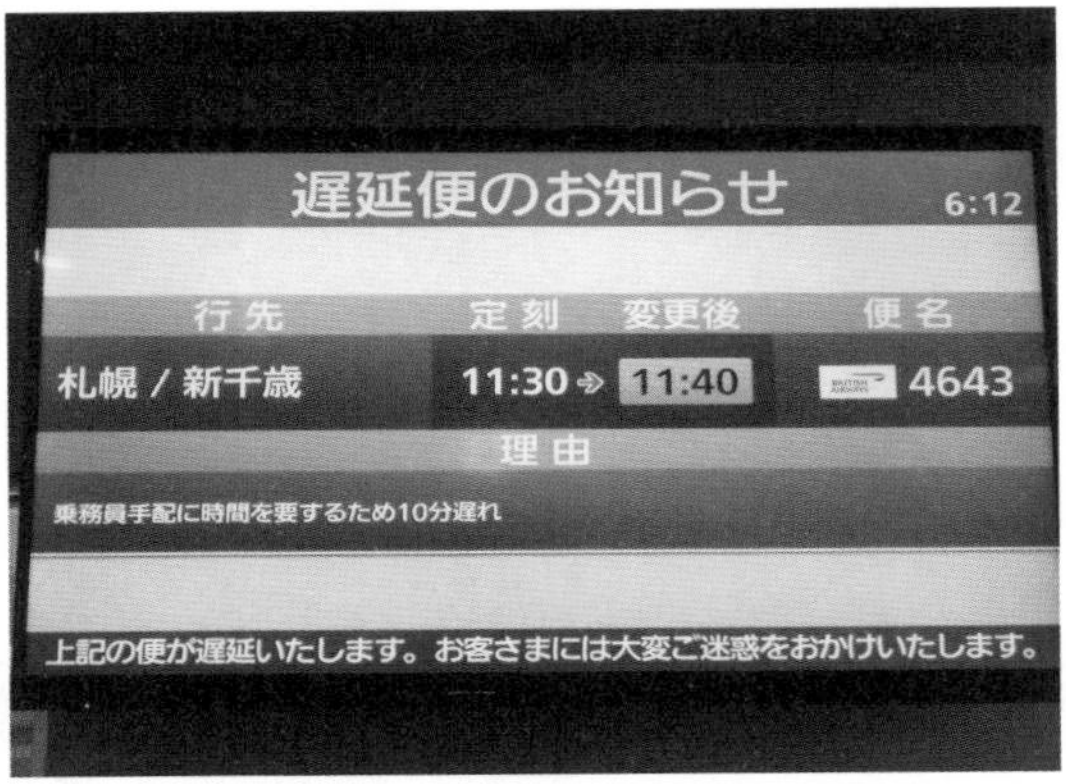

乗務員手配がつかず遅延する飛行機。鉄道ではまず考えられない理由。

症度に応じて対応せねばならぬ医療現場とは訳が異なるのである。無論、患者を待たせることを正当化する訳ではないが、医療現場にはときに何十人を待たせても、一人の命を救わねばならぬ場面も存在する。航空機利用の場面では、「申し訳ありません」の連発が横行しているが、旅客はこの一言で怒りを鎮めているのではなく、諦めているだけという事実を理解していないのであろう。

鉄道現場では、最近までこの「申し訳ありません」とのお詫びは聞かれなかった。特に旧国鉄ではその傾向が顕著で、親方日の丸で職員の態度が悪かったきらいはあるにしろ、この文言が発せられることはなかった。その代わり、「大変ご迷惑様です」とか、「ご不便をおかけいたしますがご理解ご協力をお願いいたします」といった表現が多かった。これは、鉄道とて遅延や運休はそれぞれ理由があり〝申し訳がある〟が所以である。鉄道には運転休止や減速の規定が事細かに決められており、雨量や風力による運転規制、人身事故による運転再開基準、またダイヤ回復のための間引き運転など安全運行のため必要不可欠な運行障害が生ずる。このため、鉄道における遅延に関する

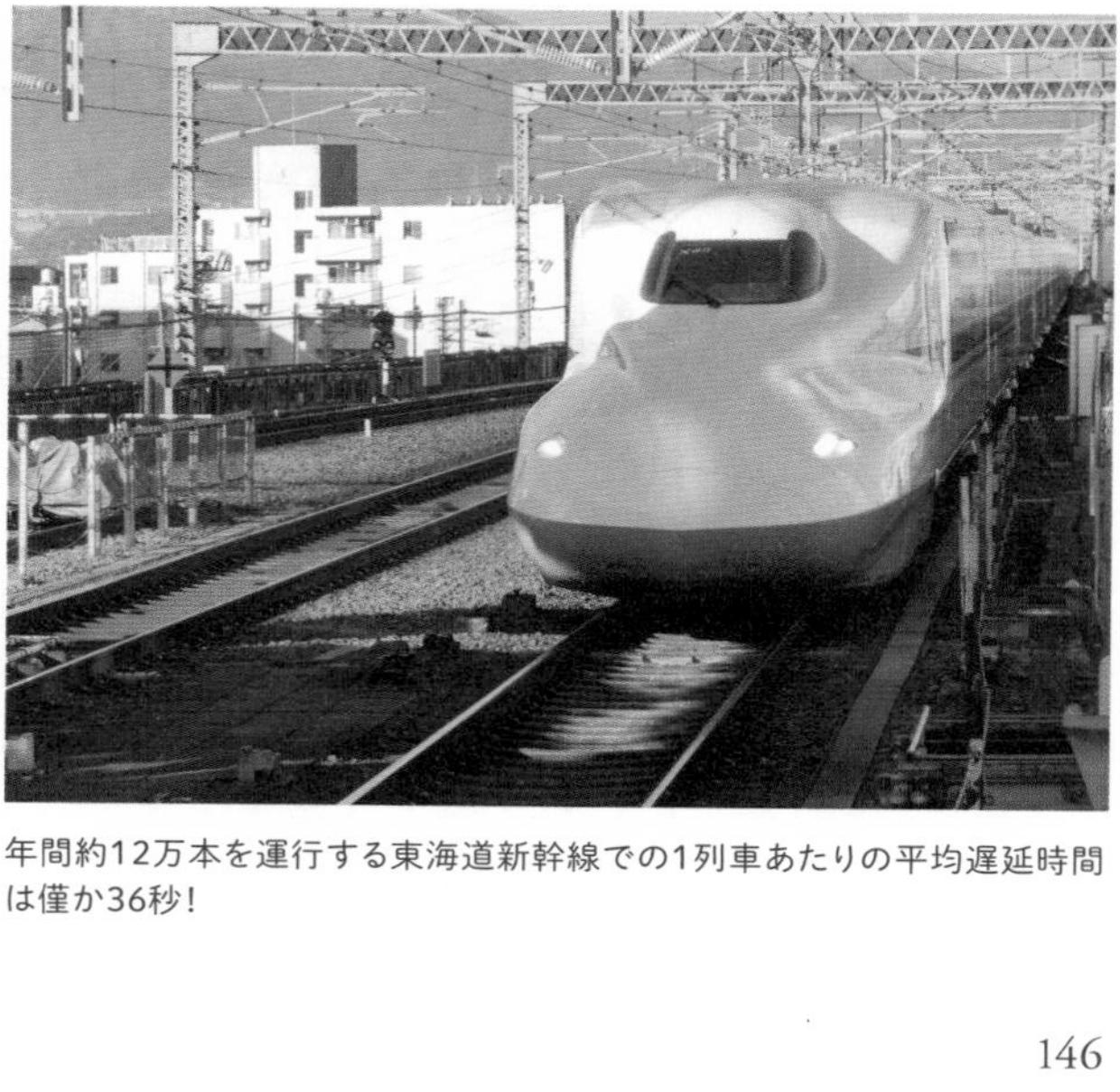
年間約12万本を運行する東海道新幹線での1列車あたりの平均遅延時間は僅か36秒！

第一声は、例えば「只今、強風のため運転を見合わせております。運転再開には今しばらくお時間がかかる見込みです。お客様には大変ご迷惑様ですがご理解をお願いいいたします。」となり、まず理由がくる。理由より先に「申し訳ございません」と繰り返すのと、理由を明らかにして迷惑の謝意と協力への感謝を呼びかけるのは一体どちらが医療機関の接遇に合致しているのであろうか。

もっとも、最近JR東日本では、電車が僅か2分遅延したところで「電車遅れまして申し訳ございません」というアナウンスが例外なく流れるようになってしまった。無論、遅延理由を明らかにしたうえでの謝意であるが、おそらくマニュアルで決められているのであろう。鉄道側の人間である筆者としては、〝申し訳はあるのだろう！〟と内心舌打ちをする。勿論、航空機遅延にもそれぞれ理由があろうが、〝乗務員手配に時間を要するため（145ページの写真）〟とか〝機材の手配がつかないため〟などといった到底鉄道では考えられぬ、まさに〝申し訳ない〟理由が少なくない。

過日、東海道新幹線東京行〝のぞみ〟に乗車した。順調に名古屋を出発したものの、掛川駅手前であろうことか緊急停止してしまった。間髪を入れず車内放送が入る。「只今、新横浜駅近くで沿線火災が生じました。消火活動に支障をきたすためしばらく運転を見合わせます。」車内にため息が漏れる。5分後「只今入りました情報によりますと、火災は消火まで時間がかかる見込みです。東海道新幹線は全線で運転を見合わせております。大変ご迷惑をおかけいたしますが、新しい情報が入り次第お知らせいたします。」運転障害時には旅客の不安と怒りを抑えるため概ね5分毎にアナウンスをするマニュアルが守られている。約1時間後運転再開となった。「只今運転を再開いたしました。この列車は約65分遅れで運転いたします。大変ご迷惑をおかけいたします。」その後、順調に運転されていたが、新横浜駅付近で突然停電となり電車は急停車した。車内灯が消え、エアコンも停止した。「只今危険回避のための停電により電車は急停車いたしました。しばらくの間化粧室のご使用はご遠慮ください。」アナウンスに謝意はない。乗客は、暗い静寂の中不安極まりないようで、一人の男がだしぬけに「放送で『申し訳ない』が先だろう!」などと叫んでいる。しかし、これはおそらく1カ所に電車が集中したことによる過

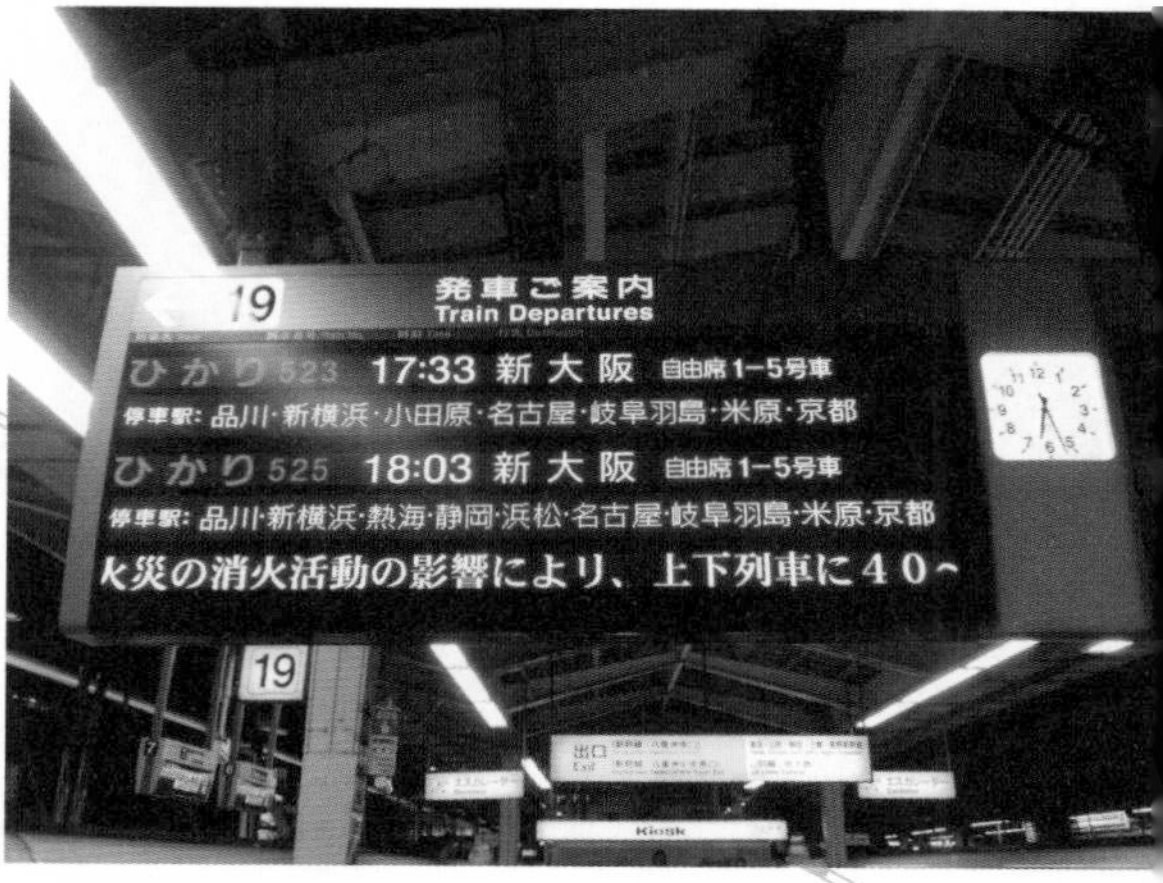

19
発車ご案内
Train Departures
ひかり523 17:33 新大阪 自由席1−5号車
停車駅: 品川·新横浜·小田原·名古屋·岐阜羽島·米原·京都
ひかり525 18:03 新大阪 自由席1−5号車
停車駅: 品川·新横浜·熱海·静岡·浜松·名古屋·岐阜羽島·米原·京都
火災の消火活動の影響により、上下列車に40〜
19
Kiosk

止む無き遅延。駅の電光掲示板にはまず理由が表記される（最下段にスクロール表示されている）。

電流のためブレーカーが落ちただけであり、ほどなく運転再開となる停電である。さすがに本職の車掌も筆者程度の知識レベルはあるようで、事実数分で停電は回避された。これまた安全運行のための措置であり、〝申し訳ない〟で終わることなく、きちんと理由を説明するJR東海の車掌に筆者は内心拍手喝采である。

大学勤務時代、筆者は膠原病外来なども担当していた。当時は長期処方などができず、毎回2時間以上の待ち時間はざらであった。しかし、少しでも待ち時間を短縮すべく、早朝8時から外来を開始していた。調子が悪い患者は優先的に診るようにし、待ち時間の長い場合には「具合の悪い方を優先させていただきました。長らくお待ちいただきましたが、もし貴方のご調子が悪い場合には最優先で拝見しますので、悪しからずご容赦下さい。」とお話していた。幸い私の担当患者は人格者ばかりであったので、待ち時間に関する苦情は

筆者の知る限りなかった。医療の接遇は、口先だけの謝意ではなく、理解を求めることであろう。これは丁度、予約客だけ相手にして運行する飛行機で輸送できなかった多数の旅客を引き受ける新幹線の接遇に通ずると考えるのは筆者の贔屓なのだろうか。

ところで実はこの原稿、筆者にしては珍しく航空機内で書いている。通常、皮膚科学より交通学を生業とする筆者は、移動中に原稿なんぞ書くのは実に勿体なく、常に安全運行に目を光らせている。しかし、網走で開催される第31回日本臨床皮膚科医会参加のための女満別行の機内は、皮膚科の重鎮ばかりであり、事実筆者の周りは錚々たる顔ぶれである。一応常任理事であるものの大した仕事もしていない筆者が、機内でマニアックに航空無線などを傍受していると、日本臨床皮膚科医会から追放されるおそれがあるため、機内での仕事は重要極まりないパフォーマンスである。剰え、この飛行機が遅延し客室乗務員の〝申し訳ない〟が聞かれれば、皮膚科重鎮の先生方にその感想が聞けそうである。直接許可をいただければ、本稿に記載することができ、誰もが知る御高名な先生方の御芳名が誌面を飾り、高き気品に満ちた玉稿に昇華するであろう。有名人の登場に、読者も増え結果として本誌の売り上げアップとなるかもしれぬ。金原出版にとっては、存外のチャンスであり、編集部Tさんには社長賞が出るかもしれぬ。

ところが、本誌の期待を一身に背負ったこの飛行機は豈はからんや定刻到着してしまった。世の中は上手くいかないことだらけである。これでは機内の名医のインタビューなど夢のまた夢である。結果、いつもの駄文に逆戻りで売上アップなんぞ逆立ちしても無理となってしまった。この増大号、いつもの3倍のスペースを与えながら無益に終始した本稿を眺める金原出版社長の落胆した姿が目に浮かぶ。とにかく、まずお詫びせねばなるまい。編集部Tさん！「申し訳ありませんでした！」……。

医療における平等感

昨今の医療機関の環境改善は目覚ましいものがある。各地に存在する基幹病院も建て替えが進み、一見ホテルと見間違わんばかりの様相である。病院敷地内にもコンビニが充実し、人気のコーヒーショップなどが完備され、おまけにＷｉ-Ｆｉ環境環境も整備されている。クリニックレベルでも綺麗な医院が増え、我が勤務先にはお洒落な冷水器が設置され患者に好評である。ソフト面の改善も目覚ましく、スマホでの診療予約もかなり普及した。待ち時間を有効に使用できるのは、患者側のメリットはもちろん、医療側にも待合室スペースの効率化など利益があろう。しかし、筆者が勤務するクリニックは手術患者などを除き、予約診療は行っていない。時に患者から「スマホで予約はできないのですか?」ときかれるが、そもそも答える本人がスマートフォンを持っていない。「先生の写真Facebookにあげていいですか?」しかし、Facebookなんぞをやっていない人間にとっては、大衆に赤恥を晒すようでなんだか気がのらぬ。Facebookはともかく、ネット予約など時代の流れかもしれぬが、筆者としては医療とは極めて平等に施すべきものであり、時代遅れといわれようが来院された順に診察するのはその証であるように思う。仮に役所などの公共機関に多額納税者のための特別窓口を設置した場合、それだけ社会に貢献をしている方であれば待ち時間など短縮すべきであるという正論はあっても、平等感には合致せずマスコミの大ブーイングにあうであろう。

平等が原則の医療機関であるが、喜ばしくない平等もある。筆者は大学院生時代、ある老人病院の内科当直を担当していた。２００床程度の病院に夜間一人当直であり、楽しみといえば食事である。食事は患者と平等に同じものが供され、これは検食の側面もあるので致し方がない。しかし、これが酷いものであった。ご飯は三分粥の如きシロモノで、みそ汁など白湯同然であった。得体の知れない塊はサバの塩焼きであり、どろどろした茶色い物質は煮込みハンバーグであった。左様な有様であり食事は到底期待できぬので、いつも自ら別に食事を用意して当直に臨んでいた。ある時、ふと用意された膳をみるとポテトサラダがのっている。野菜不足であり、それだけ食すると意外にもなかなかの美味であった。たまにはまともなものが出るものだ！　と感心し、献立表を確認すると、驚くべしそこに書かれていた文字は「マカロニグラタン」。

ところで、船や航空機は極めて不平等にできており、当然一等やファーストクラスの乗客が優遇される。商売としては当然なのかもしれぬが、過去には非常時に上位クラスの旅客を優先するがあまり、エコノミークラスの多くの尊い命が失われた。医療人としては言語道断である。ただ、自らが上位クラスの乗客になるのは話が別で、やはりウキウキとした気分となる。某社より依頼を受けて海外出張した時である。もったいないことにビジネスクラスを用意して頂き天にも昇る気持ちであった。なかんずく、通常国内で筆者が多用する鶴のマークの某社ではなく、海外で最高評価を誇るエアラインである。勇んで搭乗すると、筆者の座席のテーブルがきちんと収納できず明らかに不具合がある。これは難癖をつけてファーストクラスにアップグレードしてもらおうと、キャビンアテンダントの男に断固抗議する。このような場面では苦手な英語がスラスラ出てくるから不思議だ。男は、多少テーブルを調べ、アップグレードは疎か「大した問題ではない」などとヌカした。それはこちらのセリフである。すっかり興ざめで、出された食事も見栄えこそいいものの大味であり、先の老人病院レベルに思えた。鶴のマークの繊細なサービスの素晴らしさを再確認した。

しかし鶴のマークの会社は、一度経営破綻をしており、我々の血税で立ち直った歴史を持つ。筆者の知人は、この会社のみ路線が就航する故郷への帰省のため、ハイシーズンでも航空券が安くなる株主優待券取得目的で株主となったが、経営破

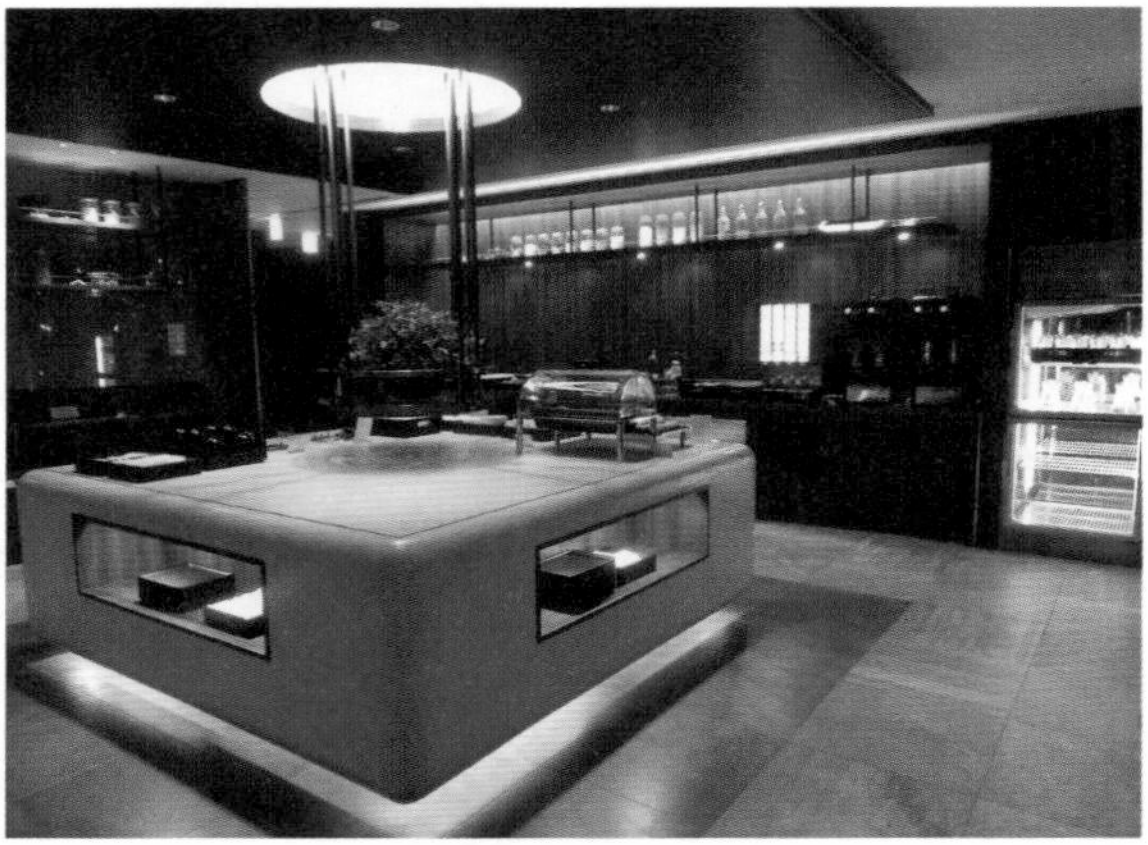

新千歳空港にオープンした国内線ダイヤモンド・プレミアラウンジ。高級ホテルのようなゆとりの空間。ビールも4種類常備!

綻で何と株価は1円になってしまった。経営再建した後は何ら音沙汰がないという。経済学では許されるのかもしれぬが、この会社は当然国民に感謝すべきである。経営が好調になるとどこ吹く風で、国民的アイドルグループを使った高額CMなどを流しまくっているのはいかがなものか。

かくいう筆者は、しかしこの会社ばかり使用するため高いサービスステータスを保持しており、空港ではラウンジに入れる特権を持つ。我が新千歳空港は国内2番目となるダイヤモンド・プレミアラウンジが設置され、洗練された空間で軽食や酒が供される。筆者はそこで毎度一心不乱にビールを飲みまくっているが、これはひとえに酒好きということではなく、国民のためなのである。悪魔の如き眼力で、最も原価率が高いのはビールであることは百も承知しており、無理を承知でビールを飲み国民への借金を取り戻す涙ながらの偉業を実践している。ラウンジで筆者をお見かけになられた場合、〝仕事もせずいい気にビールなどを飲みやがって!〟と思われるかもしれぬが、これは大きな誤りであり、国益を考えた筆者なりの努力であることをご理解願いたい。

さらに、某社の仕事で鶴のマークを使った海外出張。やはりビジネスクラスである。ノコノコ空港に現れると、なんと使用する機材が変更になりエコノミーへ変更してもらえないか？　と懇願された。謝礼として1万円が支払われるという。いくら貧乏性であるとはいえ、さすがに固辞しラウンジに入った。当然ビールなんぞを飲んでいると筆者の名前が呼び出されるではないか！　名乗り出ると「安部様、どうしてもビジネスが1席不足しております。何とかご変更願えませんでしょうか？」などという。他のビジネス旅客を差し置いて筆者がターゲットとなったのは余程貧乏人にみられたか、それとも今流行のビッグデータとやらにより、筆者が国内線ラウンジでビールを多飲しているのがバレ、〝あの男は酒を飲ませればエコノミーでも満足する〟とでも思われたのであろうか。しかし、諄いようだが筆者がビールを飲むのは飲兵衛だからではなく国益のためである。「このままでは出発できません！」涙ぐむ女性スタッフは相当な女優であるが、そもそも筆者に落ち度はない。ダメなものはダメである。そこで試しに「では謝礼を増額したら？」と訊くと「クラス変更謝礼は不公平がないように一律となっております」。このような時だけ平等感を出す始末である。筆者一人が選ばれることこそ不平等であると思うが「じゃあ、謝礼を増額して頂いたとして、その分恵まれない人に寄付しましょう」と、自ら私腹を肥やすのではなく、社会奉仕として企業イメージも向上し、かつ極めて国益に叶う提案をしたものの、敵もさるものこの場合の〝恵まれない人〟とは〝ビジネスからエコノミーに格下げされた人〟の意であることを瞬時に見抜いているらしく暖簾に腕押しであった。

その点、対する鉄道はモノクラス制(注)であり、医療同様旅客を平等に扱っている。グリーン車

モノクラス制

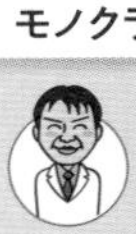

従来、国鉄の旅客運賃は、同距離であっても等級によりそれ自体価格が異なっていた。しかし、旅客運賃を約15%値上げした1969年5月10日の改定で、従来の1等旅客運賃・料金が廃止された。旅客運賃は1本化され、旧1等車・船室は特別車両・船室（グリーン車・船室）として運賃のほかに特別車両・船室料金を収受することとなり、これをモノクラス制と呼ぶ。

があるではないか！と反論されそうであるが、そもそも等級制では鉄道で乗車券にあたる運賃において差ができる。我が国の鉄道は、乗車券に加え特急券および特別車両券としてのグリーン券などの料金券を追加することにより乗車可能なシステムであり制度上はモノクラスである。なお、ＪＲ東日本の最高級クラス〝グランクラス〟も扱い上はグリーン車であり事実券面には〝グランクラス券〟ではなく〝グリーン券〟と表記される。このグランクラスは新幹線車両ながら横３列、定員わずか18名の空間であり、軽食と飲み物がアテンダントより供される。アルコールを含む飲み物はフリードリンクである。筆者も今回の取材と称しグランクラスに乗車したが、車内のゆとりは想像以上で、これで金原出版が取材経費として認めてくれれば天国である。しかし、当然医療系出版社である金原出版は平等の精神を貫いており、斯様な駄文に必要経費など認める訳がない。準天国のグランクラスは、アテンダントのサービスも心地よく飛行機の国内線ファーストクラスに匹敵するサービスであるが、飛行機とは異なり巡行中のみではなく発車直後よりフルサービスとなる新幹線に軍配が上がる。国鉄分割民営化はあったもののＪＲ東日本は経営破綻しておらず、国民から期待

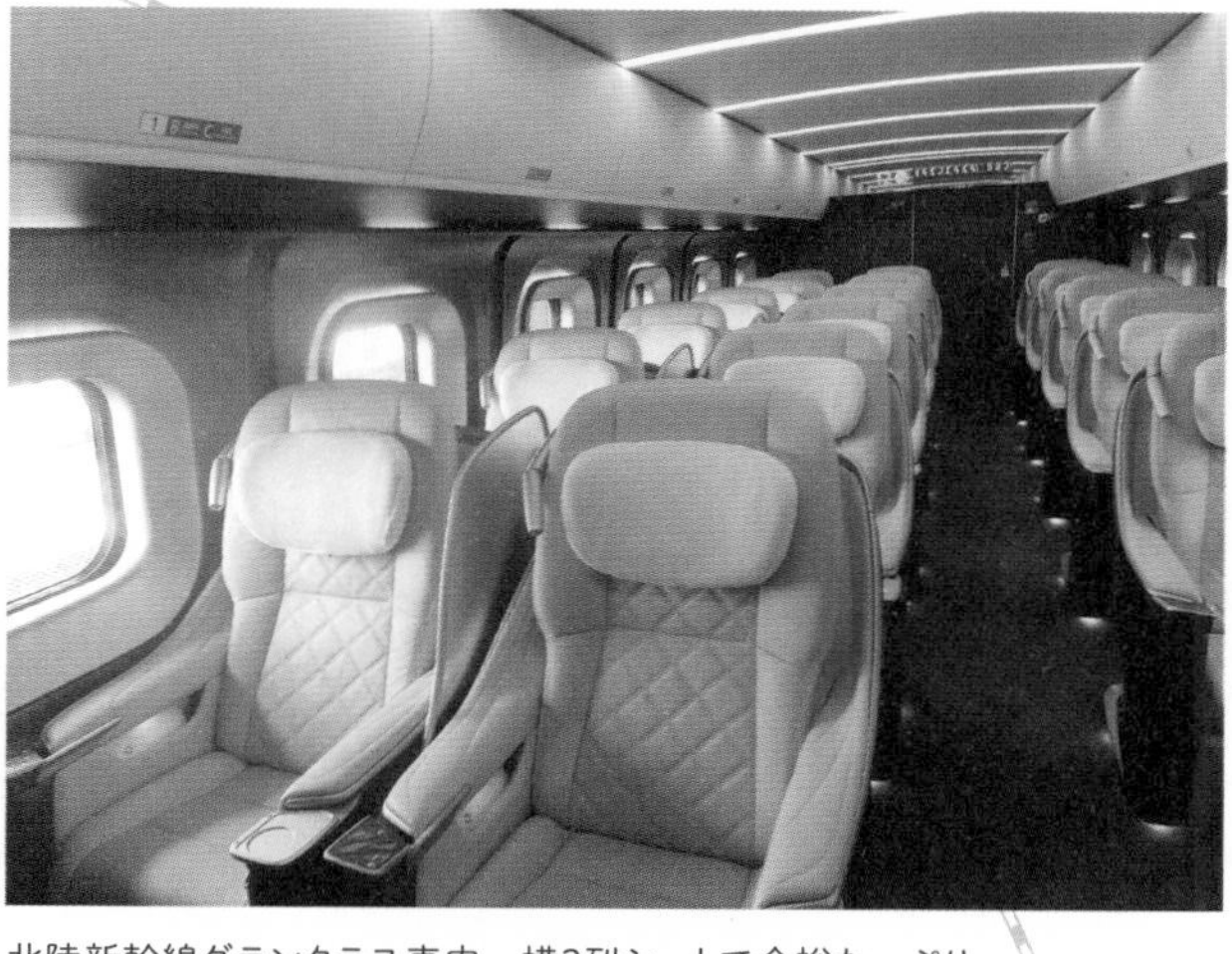

北陸新幹線グランクラス車内。横3列シートで余裕たっぷり。
フリードリンクもついて目的地までアッという間！

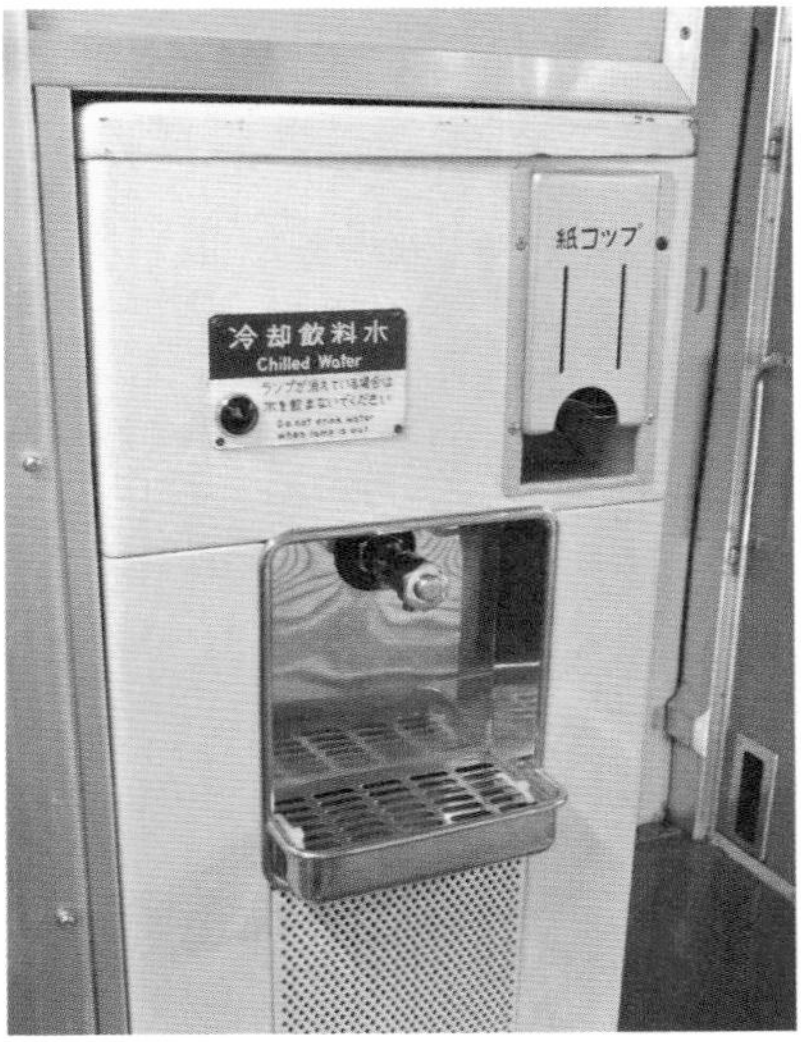

新幹線デッキに設置されていた今はなき冷水器。
多くの旅人が喉を潤した光景も今は昔。

を一身に負うビールを飲む責務も筆者にはなくそれはそれは快適な旅であった。

旅客に平等な鉄道は、以前各駅に洗面台を備えていた。長距離列車が当たり前で冷暖房などがない時代、旅客は主要駅停車時にホームに降り、顔を洗い、水を飲んだ。その後、新幹線や特急などの優等列車には必ず冷水器が設置され、給水は最低限のサービスであった。筆者も子供のころ、特急列車に乗車する嬉しさから冷水を楽しみ、何の変哲もない使いにくい平面の紙コップを収集する有様であった。時代は変化し、安全で美味しい水道を誇る我が国でも、鉄道会社自ら自販機でミネラルウォーターを売る時代となり、冷水器利用者も少なくなったのであろう。いつしか列車からその姿がひっそりと消えた。

暑い夏のある日。クレームも多い乾癬患者が待合室で嬉しそうに喉を潤している。我が職場の冷水器の利用率は高く、患者の評判も上々である。設備改善が進む医療機関も、患者サービスの根底の流れはそれぞれの施設独自ながらに不変なのであろう。誰でも飲める冷水は、まさに医療の平等感のシンボルであるように思え、白衣のまま患者の前で飲んでみた。今日の厳しき残暑は、北海道の短い夏を精一杯主張しているようだ。北海道の天然水は、誠に格別であった（筆者はこの時点で、このミネラルウォーターは水道水そのものであることを知る由もなかった…）。

医療現場のコミュニケーション

最近筆者も歳をとってしまい、若い患者の言動が気になることがある。斯様な事態になってはもう人生おしまいであり、そろそろ戒名でも考えねばならぬのかもしれぬ。尤も、古代エジプトの壁文字を学者が解析したところ、あろうことか〝最近の若者はけしからん〟などと書かれていたようであり、筆者が同様に感ずるのも人間の性なのであろう。死期を悟った筆者であるが、JR各社がクルージングトレインなんぞを相次いでデビューさせてしまったため、乗車を果たすまでは死ぬ訳にはいかぬ。しかし、そのチケットはすこぶる高価であり、〝欲しがりません勝つまでは！〟の勢いでせっせと資金を稼がねばならず、本来割に合わぬ駄文執筆などやっている場合ではない（この一文は是非金原出版の社長殿にご覧いただきたい）。

話が逸れてしまった。患者入室時「こんにちは」などと挨拶をしても、返事をせぬ患者が少なくない。診察終了時御礼を言ってくれる患者は半数ぐらいであろうか？　しかし、好意的に解釈をすると、これは診療において緊張しているために挨拶なんぞ忘れてしまう可能性もある。寝台車のプラチナチケット取得を目論む筆者は、斯様なことで激怒することはない。ある時、若い男が入室し「薬だけ欲しい」などと言う。この手の患者も少なくないが、「はいそうですか！」と薬を出すほど筆者も落ちぶれてはいない。「では、診察しましょう。腕をみせてください」というと、あろうことかこの男は「薬だけ出せばいいんだ！腕などみせる必要はない！」と逆切れする有様である。流石に筆者もムッとし、①保険診療においては無診察投薬は禁止されていること、②そもそも症状に応じた適切な薬剤を処方するのが我々の仕事であること、③薬だけ欲しければ、ドラッグストアで類似薬は山ほど販売しておりそちらを利用すればいいこと、を毅然とした態度で述べた。思わず興奮しあまりの剣幕であったのかもしれぬ。男は急にゴールデンボンバーよろしく女々しくなり、「（マツコデラックスの如き口調で）あら大変！」などと言い、「（おすぎの如き口調で）今回だけお願いしま～す！」などと懇願する有様である。気持ち悪いことこの上なく、診察自体丁寧にお断りしたところ、いきなり席を立ち診察室を出て行ってしまった。失敬な男である。事の顚末は後程当時の院長に報告したが、当然院長は正当な対応と評したものの、プラチナチケットが遠のいてしまったかもしれぬ。

皮膚をみせぬ患者はごく少数であり極端な例であろうが、我が鉄道の世界では旅客が切符を提示せぬトラブルは多い。特に多いのが乗車中の提示を求められることに対する拒否である。優等列車では、指定席番号を確認する目的もあるが、本来はいわゆる〝キセル〟対策であり、入場駅と出場駅の付近のみ乗車券を準備し、中間をタダで利用する悪者対策である。近年の自動改札機の普及により随分その数は減ったが、しかし現在でもその推定減収額はかなりのものとなる。〝乗車中の切符拝見〟は評判が宜しくなく、ある作家はその著作の中で、〝自らは正しい切符を持って乗車しており、検札では「切符は持っています！」と告げ絶対にみせぬ〟などと豪語していた。しかしこれは誤りである。まず、俗に〝検札〟と称されるが正しくは〝車内改札〟と呼ぶ。それ以上に、旅客営業規則に〝旅客は、係員の請求があるときは、いつでもその所持する乗車券類の改札を受けなければならない〟と定められており、鉄道を利用する上では、車内改札を拒否することはできぬのである。

ただし、近年では自動改札通過時に旅客情報が瞬時に車掌の携帯端末に転送され、そのデータで車内改札を代用することが可能となった。車内改札省略は東海道新幹線でも漸く導入され旅客に好評である。ただし、自由席では旧来通り車内改札が実施される。自動改札により新幹線でのキセルはほぼ不可能であり、ＪＲ東日本の新幹線では自由席を含め車内改札を廃止しているが、東海道新幹線ではビジネス利用が多く、結果駅に早着した旅客が予定より早い新幹線の自由席を利用してしまう。車内改札は斯様な乗客を発見し、空席となる後続の指定席を空席扱いとして有効活用する。なお、車掌がもつ携帯端末は高級自家用車が5台程度買える高性能な機械である。

医療現場に戻ると、患者がいきなり席を立つ、あるいは動いてしまうのは時に危険を伴う。例えば高齢者の爪切りなどを行う場合、ベッドを上昇させたまま「終わりましたよ」などと言うとすぐに起き上がろうとして転倒する可能性も高く危険極まりない。過去、幼児がスライドグラスを勝手に触ってしまい、傷を負った経験がある。この時は筆者が真菌顕鏡をしている間に、むしろ母親が遊ばせようとしてスライドグラスを勝手に手前に引き寄せたために起こった事象であり問題にならなかったのは僥倖であった。

鉄道敷地内においては、この旅客の予想外の動作が一番厄介である。ホームからの転落事故はその最たるものであり、尊い命が失われてしまう。対策として、鉄道も手をこまねいている訳ではなく、高速通過列車の多い新幹線や、旅客が膨大な通勤路線を中心として、ホームドアの設置が進んでいる。安全対策としては全駅設置が当然理想であるが、その費用は極めて高額であり一朝一夕に進むものではない。何せ単にホームに可動柵を設

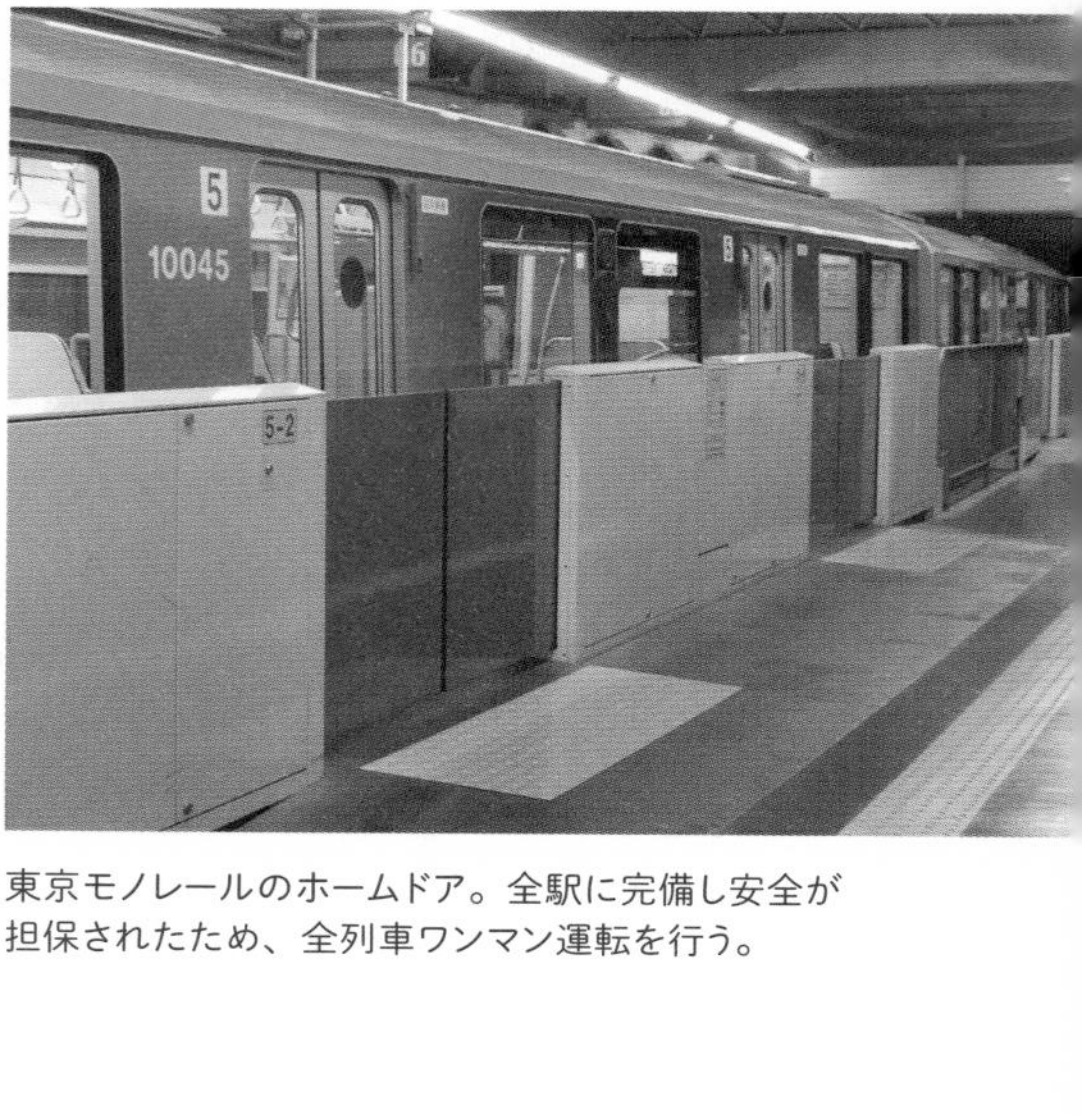

東京モノレールのホームドア。全駅に完備し安全が担保されたため、全列車ワンマン運転を行う。

置すればいいというものではない。例えば筆者の如き優秀な運転士であれば停止位置を誤ることはないが、新人運転士が少しでも停止位置を誤った場合、ドアが開かなくなってしまうため定位置停止装置などを整備せねばならぬ。このため、ホームドア設置路線での電車運転は格段に簡単となり、ホーム進入時にブレーキをかけ、ある一定の速度に減弱すると後は野となれ山となれ、電車は自動で停止するという誠に結構なシステムとなった。

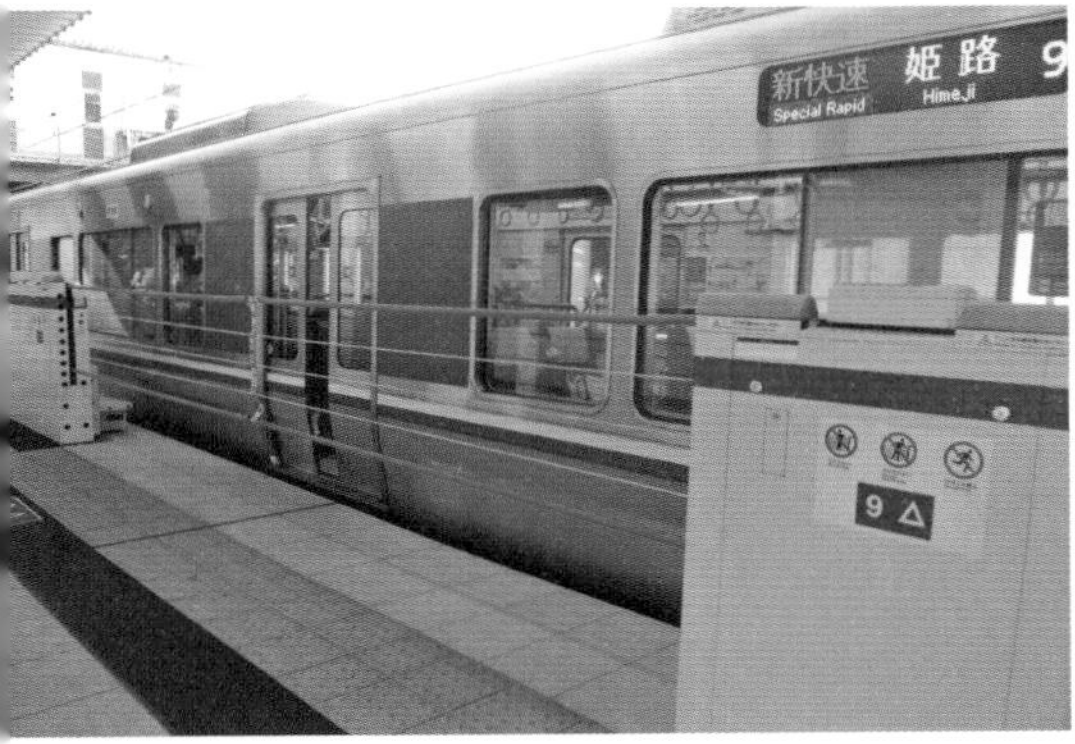

高槻駅新快速線のホームドア。乗降時にはロープが上昇する簡易型。

また、車両側も一度設置したホームドアは容易に変更できぬため、ドアの幅や位置など将来的に統一しなければならない。例えば、山手線の10号車のドアの配置は均等になっておらず、他の車両と異なり11号車寄りがなぜか広い。不思議な光景であるが、これは11両編成の山手線を10両の京浜東北線電車が走行する場合を想定しているためであり、京浜東北線は10号車に広い乗務員室が設けられており、ドア位置が内側にずれるため、それに合わせているのである。最近では、ドア数の異なる車両にも対応するタイプやコストダウンを目的としてロープが車両到着時に上下するタイプなどバラエティーが増えてきた。それ以外にも車両のドア開閉と連動しているタイプや別々に扱うものなど、細かな興味は尽きない。

　ホームドアの大きな目的は当然旅客のホームからの転落防止である。設置が進んだ山手線では接触事故も格段に減少し輸送障害の頻度が激減した。それ以上に一番の効果は、障害者対策である。視

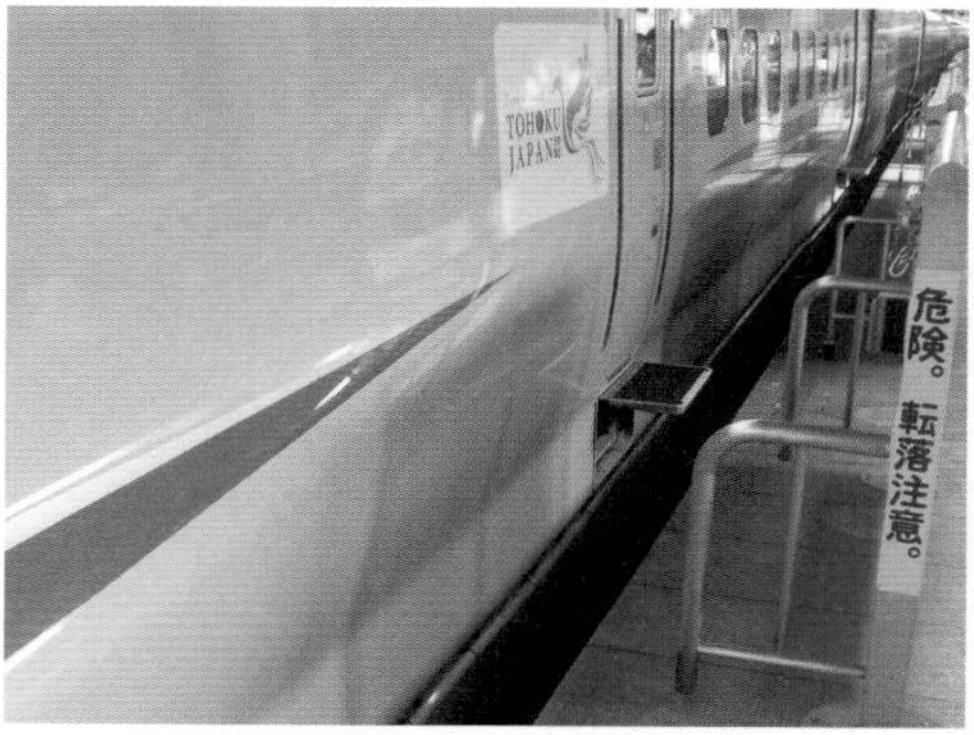

東北新幹線のホーム柵。秋田新幹線の車両は在来線規格のため広い隙間ができる。安全対策上必須。

聴覚障害者にとって、駅のホームは危険地帯であり、利用しやすい公共交通の在り方としてホームドア設置は大きな課題である。この点を考えると、筆者は必ずしもロープのみのホームドアが決して劣っているとは思わない。障害者にとってはホーム端において、危険を感ずることが重要であり、ロープが触れるだけでも危険喚起は十分であろう。

世論では完璧に隔離するタイプのホームドア設置が求められることが多いが、運行主体とはいえ鉄道会社だけにその責を求めるのはいささか的外れと思うのは筆者だけであろうか。障害者は鉄道のみを利用するのではない。しかし、交差点において歩道を区切るドア設置など世論が全く求めないのは何故であろう。仮に対策を求めても行政が相手となり、自動車販売会社など責任を問われることもあるまい。自動車事故による死亡者は鉄道事故のそれとは比較にならぬ程多いにも関わらずである。

　これらを解決するのは、やはり周りの声掛けである。近年盛んに鉄道施設でも声掛けの呼びかけが始まった。旅客に訴えるだけでなく、駅員が障害者をホームに出迎える光景も格段に増えた。声掛けは、医療従事者であれば容易いことであろう。自らの患者と思えば、視覚障害者には「お困りはないですか?」、聴覚障害者に対しては手話ができなくともジェスチャーで危険を知らせればよい。無論、安全喚起だけでなく車内で席を譲るのは当然の行為であろう。この点、筆者は我が国の皮膚科医どころか医療従事者の中でもトップレベルであり、積極的に声掛けを行っている。試しに駅で障害者に出会った場合、勇気を出して声掛けしてみるとよい。本当に喜ばれること請け合いである。しかし、筆者に勝るのは難しいと思われる。何故なら、筆者は安全な移動を支援するにとどまらず、乗換案内や、忘れ物喚起まで行うからであり、これぞ〝交通皮膚科学〟の極意である。無論、駅員のモノマネなど朝飯前であり臨場感溢れる対応となるが、他人を欺いてまで自己満足すべきではない。

稗粒腫（注）が多発する患者。筆者が繰り返し炭酸ガスレーザーを行っている。随分皮疹は軽減し、確かに目立たなくなった。もう、そろそろ終わりにしてもいいのかと思うが、患者は頑として現れる。筆者が挨拶をしても無言であるが、さりとて不満を持っているようでもない。痛くないかを聞いても無言のまま、今日もレーザー照射が終わる。〝お疲れ様でした。お気をつけてお帰り下さいね〟漸く患者はにっこりする。筆者のかけた最後の言葉…ならぬ文字に…。聴覚障害を持つこの患者は気を遣っていつも手話通訳を連れてきていた。ある時筆者は〝筆談で大丈夫ですよ〟と記した。以来、月1回欠かさず通っていただけるお馴染みさんとなった。ほとんど綺麗になった稗粒腫であるが、まだ心には目に見えぬ稗粒腫が残っているのであろう。今日も治療後の笑顔を期待しながら、レーザー室へ入る。医療現場は多彩である。無言が最高のコミュニケーションに昇華する。

稗粒腫

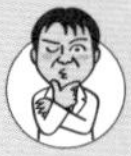

眼瞼周囲などに好発する、小さな白色調のできもの。毛孔からできたものと考えられている。あくまで良性腫瘍であるが、整容的な面から治療を望む患者が多い。頂点に針などで孔をあけ、内容物を圧出する。多発した例などでは、炭酸ガスレーザーなどが治療に用いられる。

乾癬患者サポートの楽しみと苦しみ

　過日編集部よりだしぬけにメールが来た。本増大号は乾癬特集であるという。増大号は本欄も3倍に拡大されるため乾癬を取り上げてはいかが？との担当Kさんの粋な計らいである。なるほど、筆者は乾癬に興味を持ち、日本乾癬学会の末席を汚す人間であるので、ならば乾癬患者指導のコツでも……などと書き始めると思ったのであれば大間違いである。本稿は有益な記載を一切排し、無益な駄文に徹してこそ存在価値が出るのであり、うっかり最新治療の話なんぞ逆立ちしても書くことはできぬ。

　しかし、折角の乾癬特集でそれに触れぬのも芸がない。乾癬といえば、筆者は各地の患者会にノコノコ現れるのが至上の楽しみである。〝患者との生の触れ合いを大切にしたい〟などと大それたことを言っているが、しかし今や患者会の面々にも鉄道好きがバレてしまっており、その移動が目的であることを見破られている有様である。事実、遠方の患者よりだしぬけに封書が届き、記念入場券などが入っていると誠に罪悪感に苛まれる。

　近年は製薬企業が市民公開講座などを開催することも多く、誠に素晴らしい取り組みである。患者に正しい知識を啓蒙、普及することは大きな社会貢献である。さらに筆者を演者として招聘することが重要であり、筆者は鉄道にロハで乗車でき、結果本稿のネタが増え、そのため金原出版は迂闊に本連載を中止することができず、結果本誌は未来永劫安泰となり、多くの皮膚科医が論文を投稿し、ひいては皮膚科学を発展させるという、製薬企業にとっては壮大な高邁な志となるのである。

　ある企業主催の市民公開講座に向かう。通勤電車は混雑しており、流石に筆者でも早く目的地に到着することを願う。突然女が声をあげた。「誰か警察を呼んでください！」痴漢であろうか？だがどうも様子がおかしい。口論となっているのはどう見ても女同士である。駅に着き、一人が逃げるように下車すると、もう一人が腕を捕まえてそれを追う。どうやらスリのようである。鉄道職員は制服を着用する限り鉄道敷地内において警察権を持つ。皮膚科医より気持ちは駅員に近い筆者は危うく仲裁に出ていくところであったが、自らはどう見ても私服である。私人は現行犯逮捕のみが可能である。残念ながら犯行現場は見ておらず、患者が待つ会場へ向かった。

市民公開講座が終了し、帰路についた仙台駅は乗客でごった返していた。日曜日の上り新幹線であり、これだけの利用があれば結構結構！　我がJR東日本も安泰！　などと呑気なことを考えていると、あろうことか何と下り新幹線が線路上で故障し、東北新幹線は運転見合わせであるという。運転再開の目途はたっていない。道理で、みどりの窓口は長蛇の列。改札前には若い女性駅員に文句を言うオッサンなど混乱を極めている。斯様な時、どうするかなどプロである筆者には一目瞭然である。今更、動いていない新幹線の指定席を変更しようとしても、どれが最初に動くのかは不明であり、そもそも満席続きで変更などできぬので、みどりの窓口に並ぶなど愚の骨頂である。案内の駅員も一生懸命ではあるが、所詮列車の運行決定は本部指令が行うので的確な案内は困難である。筆者は悪魔の如き眼力で、瞬時にこの後上りの新幹線ですでに仙台に近い駅で運転見合わせをしている列車に着目した。当然自由席狙いとなるが、できれば通常とは異なる編成であるのが好ましい。東北新幹線には輸送力増強のため、僅かながら旧型の秋田新幹線を増結する電車がある。この場合、増結編成の12号車以降が自由席となる。通常の東北新幹線の自由席は1号車寄りなので、多くの乗客はそちらに殺到する。果して、神よ！　悪魔よ！　おあつらえ向きの電車が見つかった！

混乱するコンコースを後目に、迷わず同電車の14号車自由席の列に並んだ。多くの乗客が犇めく中、この列には先客が10人程度並ぶのみである。果して2時間後、該当電車は仙台駅に到着。全線運転再開を待って発車するとの案内であるが、筆者は悠々と自由席の窓際に座ることができた。運転再開後、最初の上りがこの電車であり我ながら何たる采配と自ら悦に入る。たとえ付属器腫瘍が

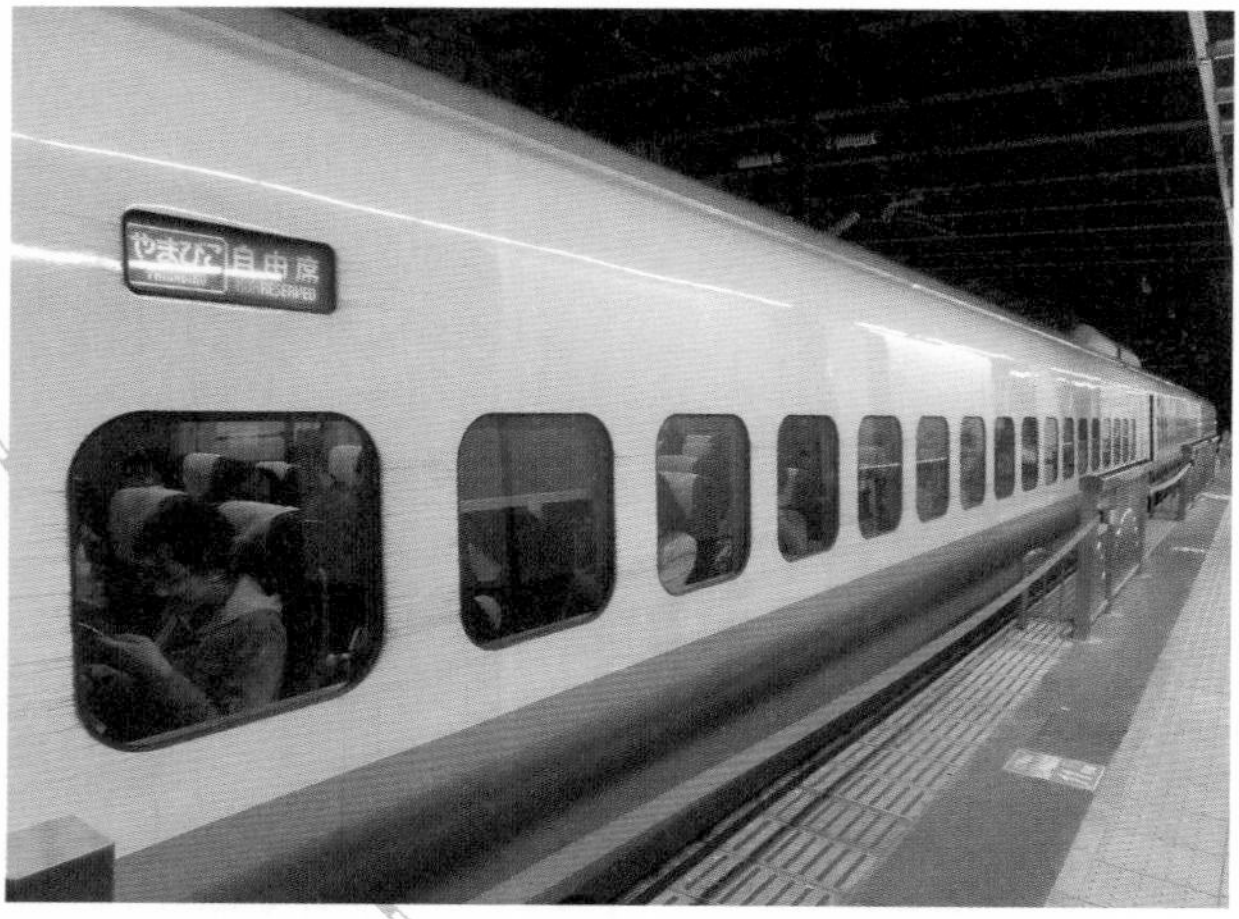

東北新幹線旧“こまち”用E3系。すでに“こまち”運用を外れ、現在は東北新幹線増結専用。

分からぬとも、これだけの慧眼を持つ皮膚科医が何処にいようか？　などと、通路まで立席満杯の自由席で一人ふんぞり返る有様である。気の毒なのは車掌で、苦情の嵐だ。無論、電車の故障が原因であり、自社責任なのでそれが仕事なのであるが平身低頭である。剰え車内放送担当車掌が律儀にも「次の福島には4時間37分遅れで到着します」などと鉄道員の性で几帳面なアナウンスをするためこれまた火に油となる。「東京到着時には東海道新幹線の運行はすでに終了しております」など余計なことを言うため乗客は怒り心頭である。斯様なことはもっと東京に近づいてから言えばいいのだ。

ところで、乾癬患者会には国際組織が存在する。国際乾癬患者団体連合、通称ＩＦＰＡであり、我が国をはじめ世界中の乾癬患者会から構成される非営利団体である。ＩＦＰＡは定期的に国際会議を開いており、日本乾癬学会の末席を汚す筆者も一度参加してみたいと考えていた。人間念ずれば夢は叶うものである。有難いことに、ある企業が２０１８年ストックホルムで開催される会議での仕事を与えてくれた。企業の依頼であれば、身分

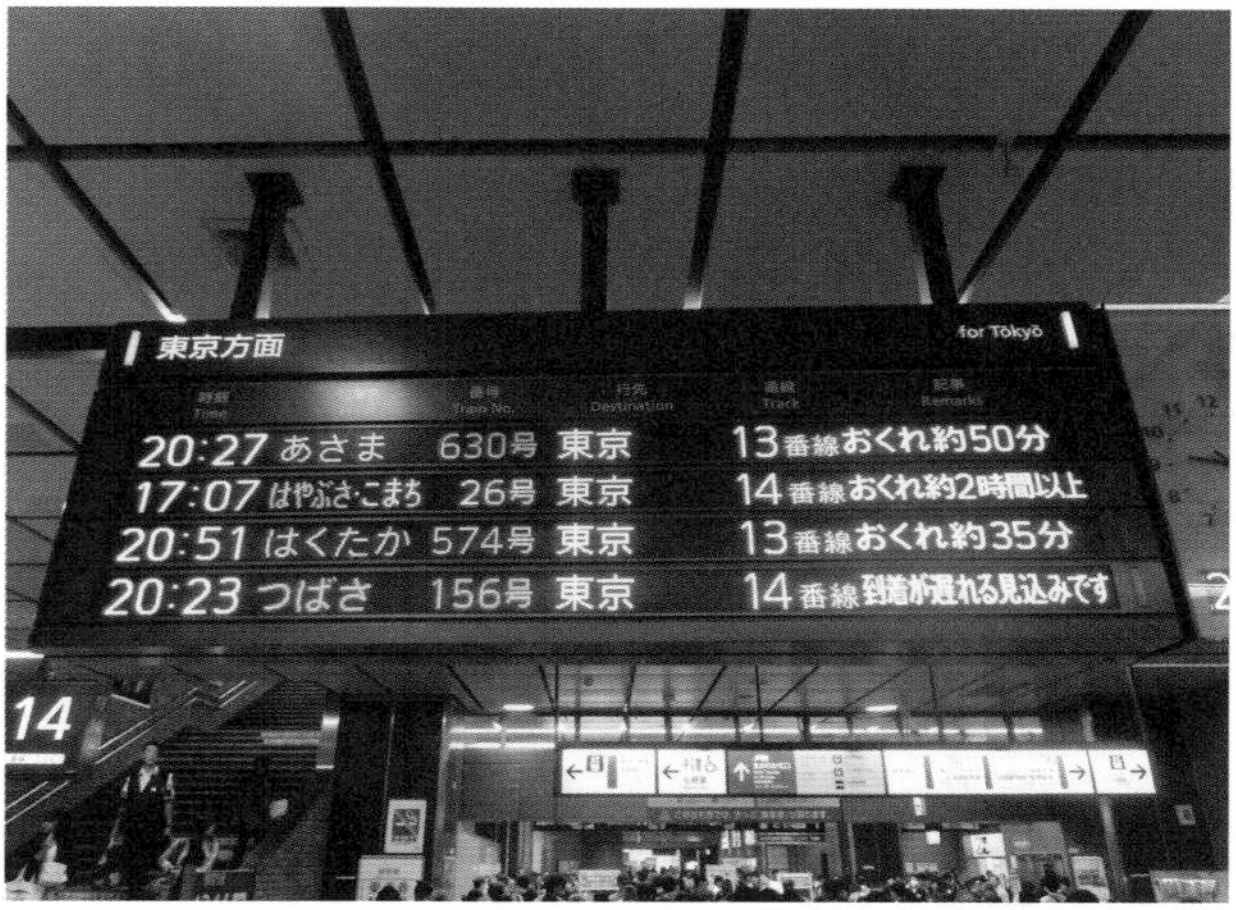
東京方面
for Tokyo
20:27 あさま 630号 東京 13番線 おくれ約50分
17:07 はやぶさ・こまち 26号 東京 14番線 おくれ約2時間以上
20:51 はくたか 574号 東京 13番線 おくれ約35分
20:23 つばさ 156号 東京 14番線 到着が遅れる見込みです
14
大宮駅の列車案内。17:07発のはやぶさ・こまち26号は4時間以上の遅延。

不相応なビジネスクラスでの往復であり、謹んでお引き受けした。

今回のフライトは、やはり鶴のマークである。

以前にも記したが、この会社は経営破綻して血税が投入された。現在はＶ字回復などと、過去はどこ吹く風の如く人気アイドルグループを自社ＣＭに使うほどの景気の良さであるが、実直な納税者としては血税を取り返さねばならぬ。苟もこの会社を利用する機会の多い筆者は自ら国民の代表を自負しており、この点は国民栄誉賞を与えられても罰は当たらぬと考えている。今回は成田発であるので、到着するや否や本館のラウンジに現れる。ここでは本物の職人がおり、にぎり寿司が供される。早速カウンターに現れると〝何でも握りますよ！〟というので、血税を取り返すべく大トロを6貫頼むと、本日はサーモンとイカしかないという。絶望のあまりこの職人の前で舌を噛んで死んでやろうかと思うが、気を取り直して注文すると、それに太巻がついた皿が供された。太巻など握っていないではないか！　などと考える暇もなく、今度は靴磨きコーナーへと急ぐ。しかし豈図らんや靴磨きの女は注文が多く無理とのこと。絶望のあまりこの女の前で腹を切って死んでやろうかと思うが、考えてみると多くの国民が靴磨きで血税を取り戻しているとの考えに至り、電光石火の如くサテライトのラウンジへ急ぐ。こちらには本館にない高級シャンパンが用意されており、さらなる血税回収を目的とする。斯様なことは事前にすべて事細かに調べ上げており、この労力を本業に向ければどれくらい良い論文を書けたのであろうか？　ともあれ、無事シャンパンを賞味し国民栄誉賞に一歩近づき、大満足である。

　ストックホルムで行われた会議には患者も参加可能である。しかし、講演内容は高度で、乾癬の学会で神経細胞の話なんぞをしている。筆者は勿論、患者に理解ができるのか甚だ疑問である。無論、筆者は日本語で聞いても馬の耳に念仏であろう。這《ほ》う這《ほ》うの体《てい》で企業展示へと抜け出す。医師は皆熱心に聴講しているのであろう。展示ブースは閑散としている。日本でもお馴染みの生物学的製剤のブースが乱立しているが、日本と違ってスタッフの愛想が悪い。日本の学会であれば、女性が笑顔で出迎え、資料を渡し、飲み物を供することが普通である。しかしこちらは規制が厳しいのか、声をかけても論文一つ出ぬ有様である。コーヒーを配る係の女性などコーヒーを勧めるどころかニコリともせぬ。試しに一杯頼むと無言で差し出す有様である。これは日本人差別か？　ならば

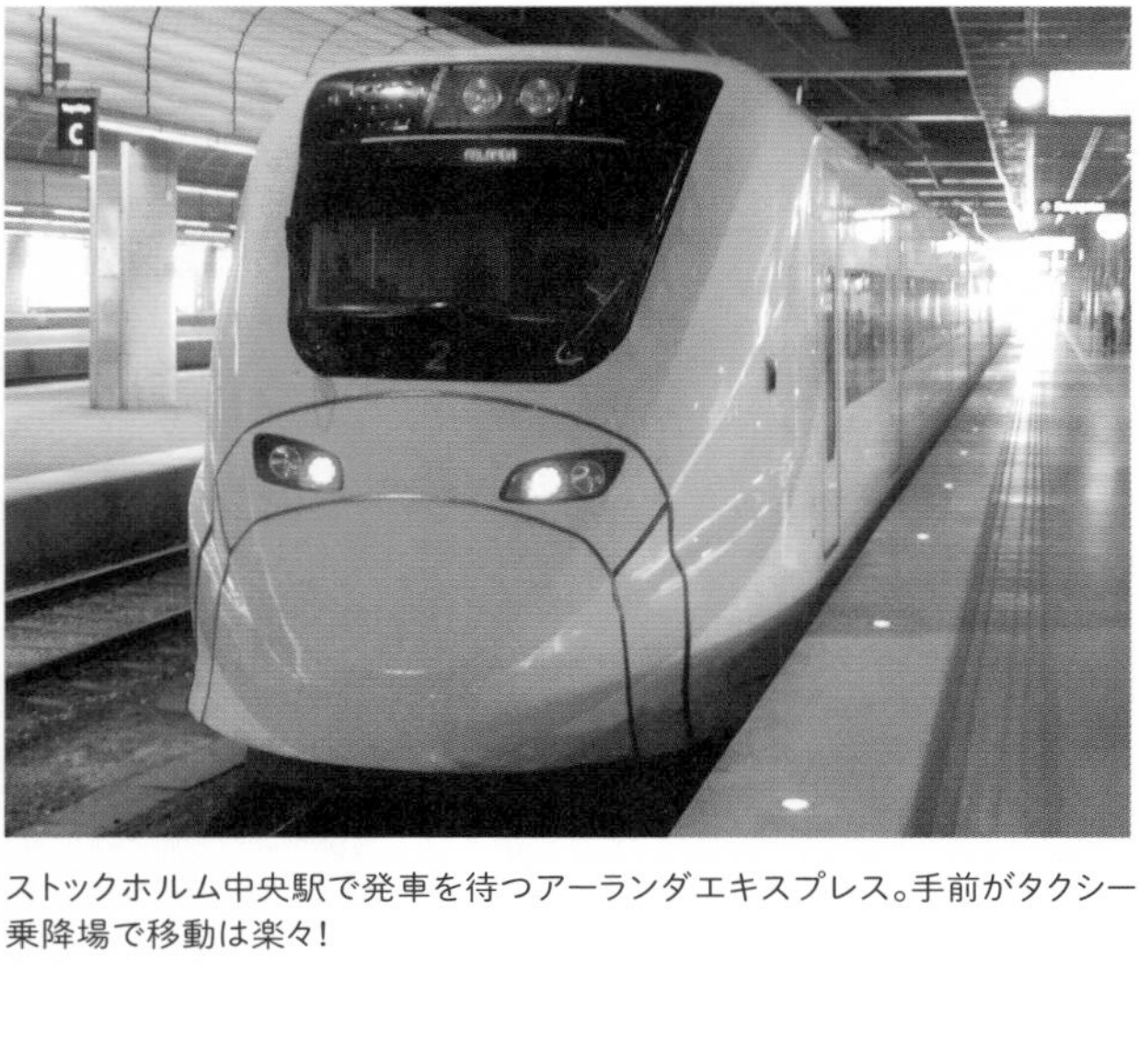
ストックホルム中央駅で発車を待つアーランダエキスプレス。手前がタクシー乗降場で移動は楽々！

人権団体に告発を……などと思っていると、現地人にも同様であり、要は彼女にとってつまらぬ仕事であり〝参加者はみんな死ねばいい〟とでも思っているようである。アーランダ国際空港への帰途は電車である。同行の企業の方に訊けば、他の先生方はタクシーであるが筆者は電車で……とのこと。これまた正体がバレている訳であるが、残念ながら筆者は、鉄道技術は日本が世界一と頑なに信じており、意外にも海外の鉄道には全く興味がない。しかし、嫌ではなく有難くご厚意に甘えた。ストックホルム中央駅発のアーランダエキスプレスは最高時速２００キロを誇り、空港までの約40キロを20分で結ぶ。15～20分ごとに運行しており、誠に便利である。車内をウロウロし、車掌あたりに〝私は日本の鉄道会社の広報担当だが……〟などインチキな話で運行システムなどを探り出そうとしたが、怪しげなアジア人として逮捕されてはかなわぬ。何せ相手は警察権を持っているかもしれぬ。電車の乗り心地は極めて快適で、乗車ホームのすぐ前にタクシー乗り場があったのには驚いた。改札口がない海外の駅では、シームレスな移動が常識である。我が国でも見習うべきであろう。

日本では、鉄道敷地内に自由に入ることはできず必ず改札を通らねばならぬ。ある患者会終了後、特急列車で帰る筆者を患者会代表が見送りに来てくれた。彼も鉄道ファンである。今まさに電車が発車するところ、あろうことかホームにいたはずの彼が電車に飛び乗り筆者の隣に現れた。特急券はおろか乗車券も持っていない筈である。〝折角なので次の駅まで……〟屈託のない笑顔の彼。制服は着ていないが、私人による現行犯逮捕は可能だ。乾癬に立ち向かう勇敢な若人であるが、しかし不正乗車である。乾癬に関わる皮膚科医の仮面を被った鉄道マンは自らどちらの立場に立つべきか迷いに迷う。読者はここで遂にタイトルの最後３文字の意味が初めて理解できる運びとなる。（重要な注：彼は密かに予めちゃんと切符を購入しておりました。どうぞご安心を！）

思い込みの危険

医師たるもの誤診をしてはならぬが、それが困難であるのは案外皮膚科医であるのかもしれぬ。初診時、診た瞬間に診断をつけることを求められるのは、かなり厳しくもありまた魅力でもある。他科の診療においては、検査結果を得る時間により軌道修正が可能であるが、皮膚疾患の場合特におなじみの再診患者では余程新たな視点で観察しなければ無理であろう。これは当然筆者がヤブ医者であるからであるが〝後から診る医師が名医〟との妙を得た言葉が存在するのは案外的を得ているのかもしれぬ。

先日も顔面に皮疹を有する若い女性が現れた。他院を受診したが全く治らぬという。みると鮮紅色調を呈する僅かに浸潤を伴う環状紅斑である。訊くと前医では、まずかぶれといわれ副腎皮質ステロイド外用薬を処方された。しかし、使用しても一向に治らぬため、再度受診すると薬疹やSjögren症候群の可能性を説明され血液検査などをしたという。特にスポーツ歴やペット飼育歴などなかったが、調べてみると案の定うじゃうじゃと糸状菌がみられた。こう書くと筆者のお手柄のように見えてしまうが、実はこの患者はペット飼育歴をひた隠しにしており、筆者の電気スタンドを手にする泣きの取り調べで最後のカツ丼により自白した……訳ではなく自宅マンションがペット禁止の由である。前医の名誉のために記すが、実はこの患者、インターネットの情報を元にまず市販の抗真菌外用薬を使用しており、それも前医には隠していたという。患者が悉くキーワードを否定し、真菌検査も陰性であれば真菌症でない……と思い込むのも仕方がないのであろう。

思い込みは何も医療現場だけでなく、鉄道においても問題となる。時に新聞を賑わす電車オーバーランは各駅停車の運転士が快速と思い込みブレーキをかけ忘れたなどが理由である。尤も、このようなエラーを防ぐため多くの鉄道会社では次駅停止予告装置などを運転台に備え、表示は勿論音声で警告する。変わり種として、京急はホーム先端の巨大な電光表示が停車を促す。無論、一番確実なのは出発信号機を赤に灯火すれば確実に電車は停止するが、この場合システム上ホームに入る前の信号機（これを場内信号と呼ぶ）を黄灯火にせねばならず、結果列車速度の低下を来し全体の運行頻度が低下してしまうこととなる。筆者は電車に乗車すると大抵の場合最前面に立ち、さも退屈凌ぎの体を装い前面を凝視し運転士の勤務態度を評定するが、ブレーキのかけ方や発車時の振動など筆者に劣る運転士には数多く出くわすもののオーバーラン（注）は一度もない。尤も、子供ならいざ知らず、スーツ姿の男が運転士の一挙手一投足を凝視しているのであるから、運転士も運転指令の抜打ち査察か？　さもなくば組合幹部の嫌がらせか？　などと緊張するのかもしれぬ。乗務が終わった運転士に恭しくも「ユソレだけど、スジが寝ていたね」もしくは「しばらく刷ってもらおうか」などと言えば効果テキメンである。ちなみに前者は「私は輸送指令の人間です。電車の速度が遅かったですね」後者は「しばらくの間組合活動でビラ刷りに徹してもらおうか」という意味となる。

オーバーラン

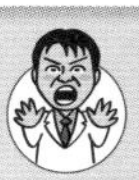

列車が停止目標位置を超え、過走する現象。主に運転操作の誤操作によることが多く、ブレーキ力不足が主な原因であるが、時に気象条件やレール上の落ち葉などの障害物によりおこる場合もある。最近ではマスコミが積極的に報道するようになったため、大事故の前兆の如く捉えられるが、通常の数メートル程度のオーバーランは、安全面でも問題ないことが殆どである。

鉄道の世界では、このようにヒューマンエラー防止のためのバックアップが完備されているが、皮膚科医同様人間技能に頼ることが多い鉄道が路面電車である。何を隠そう筆者の鉄道好きは生まれ故郷の長崎の路面電車に始まる。これほど趣味のきっかけが明白なのも珍しいと考えるが、小学生の頃ほぼ毎日路面電車で塾通いをしている際、一体この電車はなぜ行先に応じて自動的に路線を選択するのであろう？　という疑問に端を発する。当時から電車はワンマン運転であった。長崎駅前

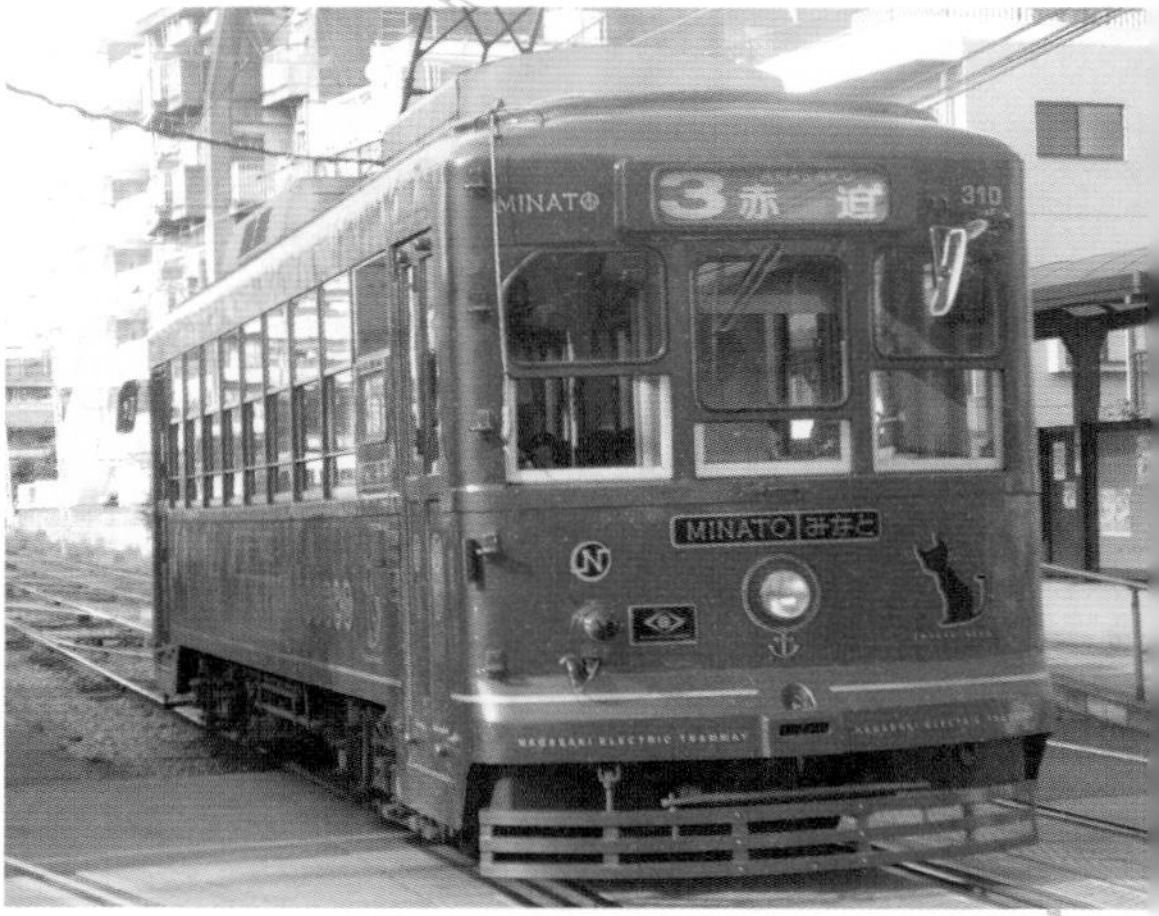

長崎電気軌道。みなと号は車内にステンドグラス、鼈甲が使われるお洒落な電車。130円で乗車可能。

を出発する電車は1号系統崇福寺（当時は正覚寺下と称した）行が直進し、3号系統蛍茶屋行は左へ曲がるのであるが、見渡す限り何処にもポイントを切替える係員はおらず、しかも運転士も一旦下車してボタンを押すなど特別な操作をしていない。しかし、電車は方向を間違えず見事に進路を選択するのである。ここに疑問を持った幼き筆者は、毎回この地点で詳細に電車の動きを観察した。すると次の事実が判明した。乗客の乗降を終えた電車は発車した後、交差点のかなり前で一旦停止する。その後あるタイミングで電車は僅かに動き再度停止する。交通信号に従い発車すると電車は見事に曲がるのである。どうも僅かな電車の動きが鍵のようである。さらに観察すると交通信号と並んで奇妙な信号の存在に少年は気付いた。その信号は2灯火が並列し〝右〟〝左〟との表示が交互に点灯するものであった。点灯時間を測定すると丁度7秒ずつである。さらに観察すると、左折する電車は交差点前で一旦停止し、〝左〟点灯中に僅かに進むと不思議なことにこの〝左〟灯火は消灯し何も表示しなくなるのであった。種を明かせば、〝左〟表示の7秒間に電車が停止線から僅かに進むと、架線に併設されたスイッチをパンタグラフが押すことで左側の進路が確定し信号も消えるという仕組みである。このスイッチ、正式にはトロリーコンタクター通称〝トロコン〟と呼ばれる。少年の筆者は何と探求心をもち、独力で結論に至る力を持っていたのであろうか。当時はインターネットなどなかったのである。この才能を維持していれば、皮膚科医になった後も世界に問題を投げかけるが如き研究を続け大論文を次々と世に問うていたに違いないが、どこでどう間違ってしまったのか、皮膚科専門誌に畑違いの鉄道エッセィを次々と認める有様である。

但し筆者も、世界に問題を投げかけるには程遠いが、世界から問題を突きつけられる（つまり凄まじいレフェリーコメントを返される）研究は多少なりともしたつもりである。その甲斐あってか、本年（２０１９年初出掲載）生まれ故郷長崎で開催された学術集会のシンポジウムで柄にもなく研究がテーマの話をする機会をいただいた。形成外科の学会であり、本来皮膚科をアピールするためには筆者の如きニセモノが登壇するべきではなく、数多の優秀な皮膚科研究学者にその任をお譲りすべきであるが、長崎訪問の魅力が勝ってしまい、恥をかくのを覚悟で有難くお引受した。結果、怪しげな研究の話を死ぬる思いで終え、その後にはお目当ての路面電車を存分に楽しむことにした。筆者にとってそれが最高の乗り物であるのは、鉄道好きという観点に加え、ちょっとだけ感傷的な個人的感慨によるところが大きい。少年時代に過ごした街並みを見ながら塾があった最寄り停留所ま

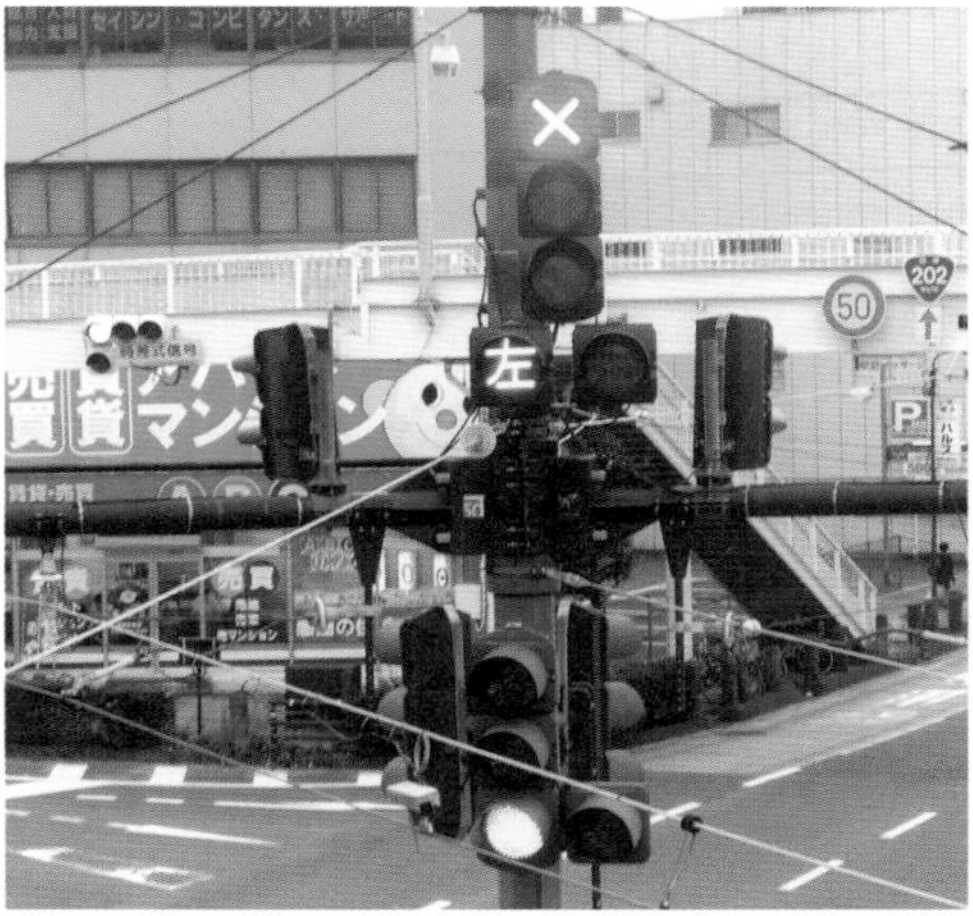

長崎駅前の進路選択用信号機。“左”信号点灯中

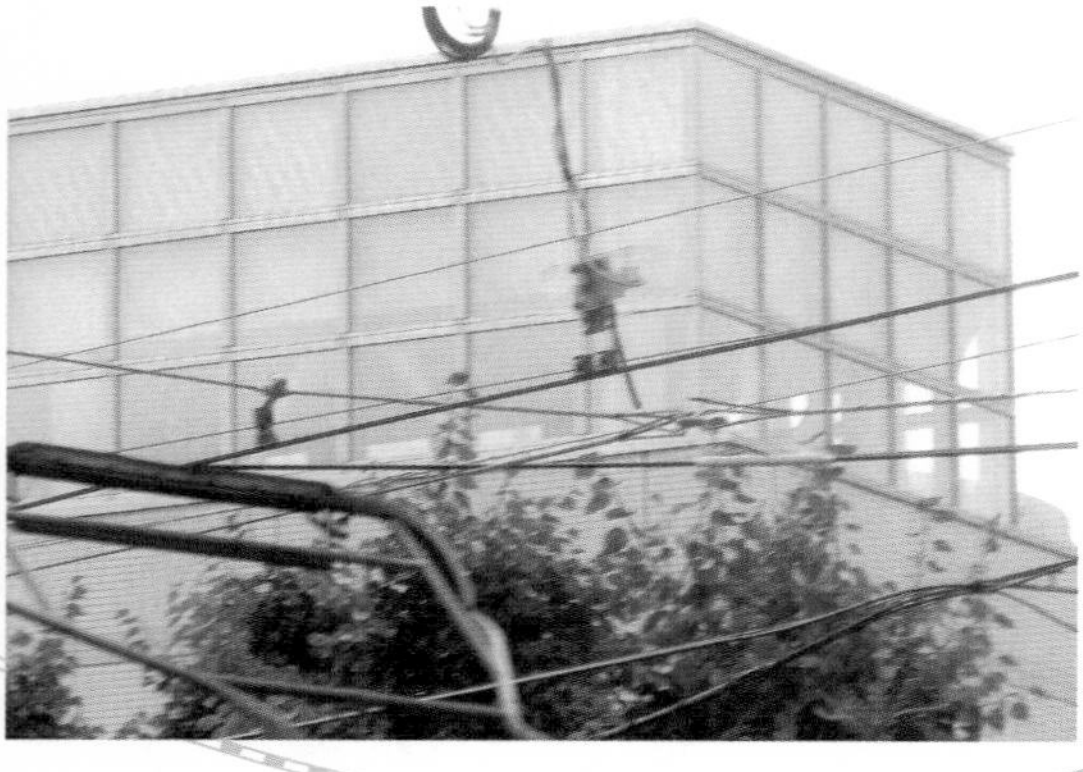

“トロコン”。青い棒をパンタグラフが押すことでスイッチがオンとなる。

で試乗するのは後者であるが、さりとて鉄道好きとしては全線走破せねば気がすまぬ。という訳で、始発停留所〝赤迫〟より1号系統崇福寺行に乗車する。現在、バリアフリーの最新式超低床車も走っているが、ここは従来型の車両が良い。さらに運転士の直後の座席を確保するのが極めて肝要である。希望の席を確保できる電車に勇んで乗車する。懐かしい風景の中電車は走り始めた。モーター音が懐かしく、また乗務員は極めて親切丁寧で、自動放送にかぶせるように肉声で案内をする。少年時代と異なり、自動両替機付き運賃箱とICカード、さらには車内案内モニターが設置されたが、眼を閉じると遠い少年時代が思い出される。試験前憂鬱になりながら……、自宅へ早く帰りたいと思いながら……わくわくしながら友人と市民プールへ向かいながら……様々な場面で路面電車は懐かしき旧友のようである。浦上車庫での乗務員交代では、新旧運転士が乗客に向かい深々とお辞儀をする。130円均一運賃でここまでのサービスは感動に値する。交代した運転士はまだ若くキビキビした確認動作が好ましい。どっぷり旅情に浸っていると事件は起きた。長崎駅前到着直前、運転士は「この電車は3号系統蛍茶屋行です」とアナウンスしたのだ。恐らく言い間違いであろう。しかし、電車はあろうことか正規停止位置をオーバーランし3号系統乗場へ停車する。尤も、路面電車の停止位置など電車が続行で到着すると曖昧になるので乗客も騒がないが、運転士は行先を誤認しているようだ。大丈夫か？　遂に彼は件の信号で〝左〟の7秒間で電車を動かし〝トロコン〟を押した。本来は1号系統崇福寺行であるので〝右〟を選択しなければならず、明らかに思い込みである。咄嗟に筆者は考えた。間違いを正すべきか、沈黙を守るか……。黙っていれば電車はあらぬ方向へ走り出し、気付いた乗客が騒ぎ出し大混乱である。運転士は本社に指示を仰ぎ、安全確保のため逆走はできぬのでとりあえず２つ先の停留所まで進み渡り線と呼ばれるポイントを使い逆方向に走行するか、あるいは運転士は平謝りで次の停留所で全乗客を下車させ逆方向の電車に乗り換えてもらうのであろう。ただ、前者は非常事態のみ行う手法であり、恐らく後者だ。厄介なのはＳＮＳが発達した現代、乗客の誰かが面白半分にネット上にこの事態を流してしまうと、九州運輸局の知るところとなり厳罰が下る可能性もある。尤も、憧鉄雑感筆者としては、騒動が起きればいいネタができる。丁度今回増大号で通常の3倍の紙面であるが、10回分は通常連載に困らぬであろう。やはり他人の不幸は蜜の味、ニセエッセイストはだんまりを決め込む……訳にもいかず咄嗟に「運転士さん！　これ1号系統崇福寺行では？」と告げた。但し、他の乗客に聞こえぬよう、ひっそりと……。ハッとしたような運転士は電車を急停止させ、ドアを開け線路に降りた。ポイントを修正する機械があるのだ。無事進路選択を訂正した運転士は再度乗り込み何事もなかったように正しい方向に走り出した。発車の瞬間運転士は筆者に向かい「ありがとうございました」と。但し、他の乗客に聞こえぬよう、ひっそりと……。皮膚科医としてまだまだ未熟な筆者は思い込みによる誤診を避けられそうにない。ただ、それによるトラブルを避けるのは、発達したヒューマンエラー防止の機械ではなく、案外患者との良好な信頼関係なのかもしれない。

下車する際、運転士のプライドを傷つけぬよう「すみません。出過ぎた真似をして」と述べると、彼は筆者に向かって顔をくしゃくしゃにしながら無言で手を合わせる仕草をした。そして軽い会釈とともにドアを閉めた。動き出した電車の最後尾に一瞬塾通いをする少年時代の筆者が見えた気がした。もう一度確認しようと凝視する中、電車は終点に向けて力走していった。異国情緒溢れる長崎は路面電車がとてもよく似合う街である。

憧景雑感 ⑤

レール── 島根県立松江南高校

島根県立松江南高校で恩師と出会う運命が待っていた。地方の公立高校であり、都会の進学校とは教育レベルが格段に違うことを筆者は十分認識していたが、当時の母校は情熱に溢れる名教師揃いであり、今筆者があるのも恩師の存在があればこそである。

無論、ユニークな教師も存在した。英語のM先生は勤勉な努力家との評であったが、その独特な発音からバテレンと呼ばれた。何せ、dogは〝ウド～ング〟などと発音する有様である。「私について正しく読みなさい」と筆者が指名され、〝ウド～ング〟と発音すると「何ですか！ その〝ウド～ング〟は！ いいですか〝ウド～ング〟ではありません！〝ウド～ング〟です」。現代社会のY先生も負けなかった。筆者は既に生後世界平和など瞑想していただけあって、授業で誰も答えられぬ際のY先生の最終兵器が筆者であった。「自由とは何なのでしょう？」この質問に誰も答えられぬ中、筆者が指名された。〝法律の範囲内で行える個人の裁量と権利〟と答えたところ、先生は「君が間違えるとは珍しい！」などと大げさに頭を押さえ、「無論、私如き凡人に正解はわかりません。」愛すべき教師である。

1年生担任は英語のK先生であった。若き人格者で生徒から絶大な人気であった。個別面接など筆者に向かい「私はアナタに討論では勝てませんから、何か喋ってください。」など、飾らない先生であった。

そして、2年生で筆者は最大の恩師に出会うこととなる。卒業まで担任を頂いたS先生である。化学の先生であったが、とにかく生徒一人一人を完璧に把握し、それぞれに道を用意して下さる先生である。〝勉強しろ！ 今の成績でその志望校は無理だ！〟とは一言も口に出さず、〝目標は高く〟と生徒を信ずる先生であった。実は、筆者は生徒会長を仰せつかった。卑下ではなくそれまで左様な立場に立つ人間ではなかった。しかし、生徒会長を強力に押して下さったのは、他ならぬS先生であった。案外一生懸命にやり、結構全校集会などでのスピーチは先生方にも好評であった。剰え、

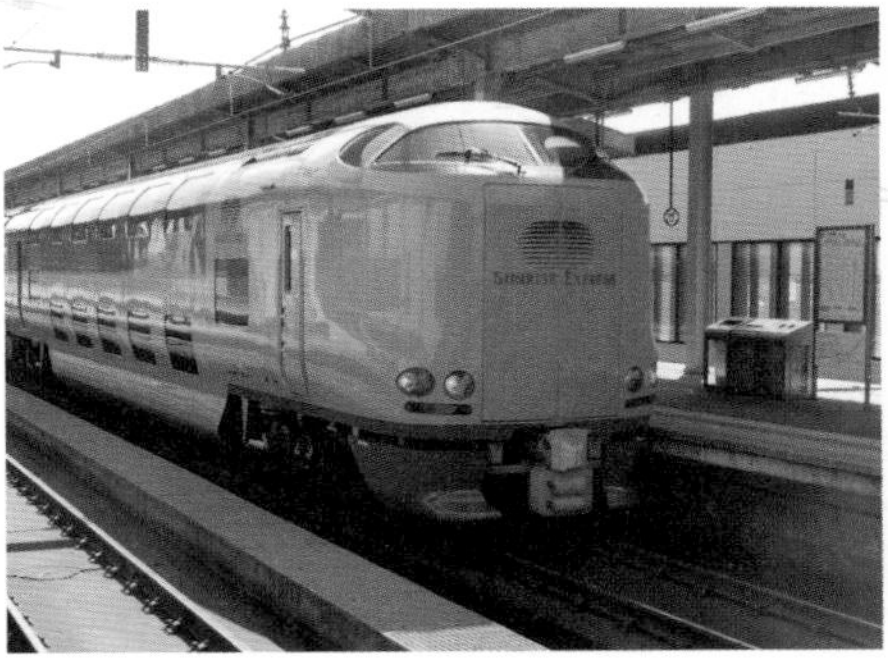

最後に残った寝台特急“サンライズ出雲”。個室主体で女性にも大人気。夜明けの景色を是非ご堪能あれ！

当時のK校長は話が滅法苦手らしく、必ず〝腰を鍛えよ〟の意味不明な一点張りであった。職員会議の内容など生徒にバレる筈がないものの、校長が筆者の後に話すのは嫌だ…先に喋らせろ！ と駄々をこねた…など、夥しい情報漏洩も地方公立高校の特徴である。

医学部志望の筆者であるが、その乏しき学力では到底合格は無理であった。普通、自らの低学力に高校生は苦悩するものであろうが、そもそも筆者は出生時の産科看護師のせいであり大して気にしていなかった。ただ、主要5教科は悲惨な成績であっても、小論文などは得意であった。S先生は、折角生徒会長までやったのだから、初めて実施される群馬大学医学部の推薦入試を受けてみたら…とアドバイスされ、筆者はそれに従った。

入試前々日、夜行列車で旅立った。当時はまだ飛行機利用はさほど多くなく、上京に寝台特急出雲を使用する旅客は多かった。しかし、乗車した季節外れの寝台車はガラガラであった。なかなか眠れぬのは、大学入試前の緊張ではなく、案外夜行列車に乗車した嬉しさかもしれぬ。少し微睡んだ様であった。レールを刻む音で目覚めると、列車は熱海付近であった。鉄路は東京、そして決戦の舞台前橋へと続く。夜明け前の太平洋の絶景は、夜行列車でしか味わえぬ最高のひと時である。気分が落ち着いた。よし、いける！ 人生最大の勝負だ！

合格を知らされた教官室でS先生は静かに語った。「生徒会長のキャリア、小論文と面接ならばお前はいけると思っていたよ…」。級友も、東大や医学部をはじめとするそれぞれの志望校に多数合格した。S先生は、各生徒の個性を十分に引出し、戦略を立てる名将であった。当然筆者が乗ったS先生敷設のレールは、今に伸びているのである。世の中で一番難しい職業は教職なのかもしれない。

第8章

鉄道員のマインドを持つ皮膚科医

これぞ真骨頂…!
皮膚科医なのか? 鉄道員なのか?
爆笑ネタ満載、編集部イチオシの第8章

「皮膚科医」と答えるリスク

皮膚科医とは因果な商売であり、プロのスキルの安売りを求められることが意外に多い。皮膚表面に出現する病変を分析し、診断する技術は皮膚科医の誇りであるが、「皮膚科の先生？　だったら、このホクロ大丈夫ですかね～」などのボランティア診療を気安く要求される場面は皮膚科医であれば一度ならずとも経験するに違いない。「へえ～眼科の先生！　私の乱視は大丈夫ですか？」と問われても、道具が必須の医師はタダでプロの技を披露させられる心配はない。堅いことを言うわけではないが、時に度が過ぎる人もいて、職業を素直に言えないのは筆者だけであろうか。

もう時効と思われるので白状しよう。筆者がまだ大学院生の頃、実験の合間にある自動車運転講習会に行った時の話である。けだるい午後、果して受講者は筆者一人。そこに登場したのは、神よ悪魔よ！　顔には脂漏性角化症（注）、首にはアクロコルドン（注）が多発、おまけに肩には多量のフケにより権威的な制服も台無しの天下り教官であった。

教官はおもむろに講習を始めるかと思いきや、「安部さんの仕事は何？」と、個人情報丸出しながらも、世間話程度のジャブ質問を投げかけてきた。この後、皮膚に関する質問攻めにあう筆者の姿が一瞬頭をよぎる。遅くなると実験がパーになるので、悪魔の如き悪知恵が電光石火の如く浮かび「そこの新前橋電車区の運転士です。」とヌケヌケと答えた。これで安心と思いきや、オッサンの眼が輝くではないか。「へぇ～どこを運転するの？」オッサンは、近くに電車区（現、新前橋運輸区）があるので興味深々の様子。しかし筆者は取り乱すこともなく、「乗務範囲は高崎線、両毛線、吾妻線の全線と上越線の水上まで。信越線には入りません。」などと完璧な答えを返してしまった。オッサンは堪らず「電車は赤信号も平気で突破するけど、大丈夫なの？」と最も知りたい疑問を発するに至った。筆者は「電車の信号は自動車信号と異なり、前方の一定区間（これを閉塞と称する）に電車がいない場合に緑色（第1章2ページ参照）となります。我々は緑色灯火を確認し、電車を進行させますが、列車先頭の運転台がその信号を通過した直後に赤色灯火に変わるので、お客様にはさも赤色灯火で進行しているように見えるのです。」お客様などの用語の登場に全く疑いのないオッサンは「車と電車はどっちの運転が難しいの?」「電車です。電車は停止時にまず最大ブレーキをかけて徐々に緩め、ピタリと目標位置に停止しなければなりません。電車が遅れている時など、構内の曲線がひどい赤羽駅などはとても神経を使います。また、雨の日などは摩擦が減ってしまう為、ブレーキ操作もその電車の特徴というか個性を把握して掛ける必要があります。むしろ旧型電車の方が運転士の技量を生かせるので、雨の日は楽ですね(無論、皮膚科医である為、電車の運転経験はなく、出鱈目もいいところであるが、この様な具体例が信憑性を高めるのである)。」

もう後には引けない筆者は度胸を決め、その後発せられる数々の難問にもことごとく答え切った。すっかり満足した教官は「ああ、楽しかった! 悪いけど時間が無くなっちゃった。後で教本を読んでおいてね。じゃあ、おしまい!」何とも無駄な30分! これなら、初めに「皮膚科医」と答えておけばよかった…。

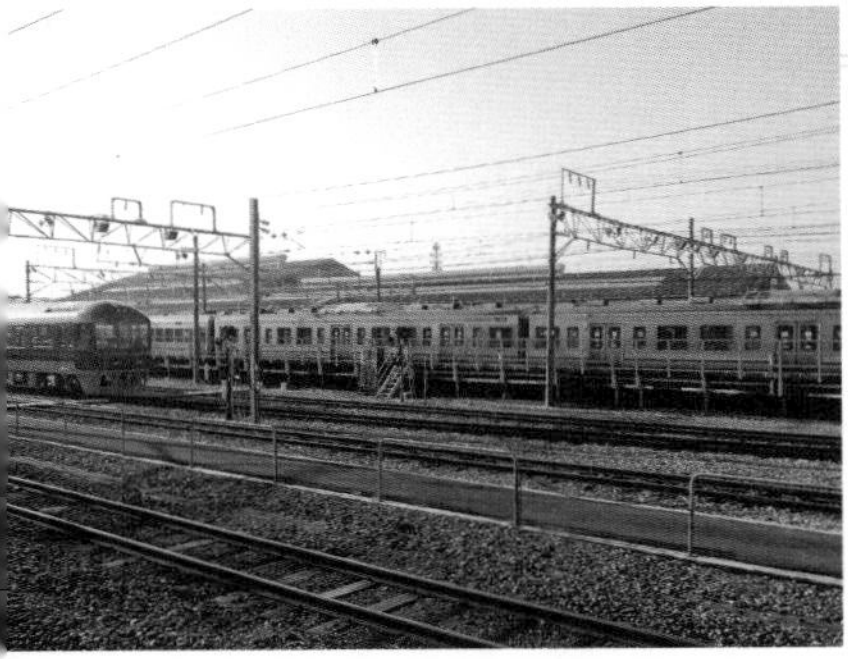

新前橋駅に隣接する高崎車両センター。以前は新前橋電車区と称されていたが、本文中にある様に新前橋運輸区と2つに別れた。ちなみに電車区時代は車両と乗務員を管理していたが、車両センターは文字通り車両だけ、運輸区は乗務員つまりヒトを管理している。

脂漏性角化症

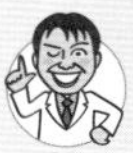

老人性疣贅とも言われる、いわゆる「年寄りのイボ」である。日光の当たる顔面などに多発する。良性で悪さをすることはなく、基本的には治療する必要がないのだが、見た目の問題から高齢者であっても治療を希望する人が多い。保険適用のある治療法は、液体窒素による凍結療法や、炭酸ガスレーザー治療である。

アクロコルドン

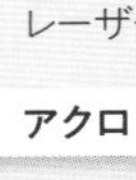

軟性線維腫のこと。首や脇の下に多発する柔らかいポリープのような病変。こちらも放置しておいて問題はないが、液体窒素による凍結療法や、ピンセットとハサミで摘み取るなどの治療を行うことがある。

臨床医の軌道修正

「ひとたび真菌症を疑ったら、とにかく見つかるまでKOHをやれ！　真菌症は新人誤診しなくてすむ疾患だから…」筆者が尊敬する大先輩の言葉である。これぞ皮膚科医の基本姿勢であり、患者に対する誠意である。真菌が見つからなくとも絶えず診断を自問自答し、手間を厭わず「軌道修正」し続けるのが臨床皮膚科医の姿であり、真菌症以外の皮膚疾患にも通ずる基本姿勢である。無論、不勉強者の筆者は到底その域には至っていないが…。

昨今、JR北海道の不祥事が次々と明らかとなった（2013年初出掲載）。度重なる車両火災に始まり、乗務員の覚醒剤使用と安全装置破壊、内部資料流出、果てには線路間隔拡大放置に虚偽報告など、信じられぬ事態である。筆者は、当然鉄道寄りに立つ人間であるが、今回は甚だ愛想が尽きた。自らJR北海道を利用することも多いが、通勤時の列車遅延などほぼ日常化しており、開いた口が塞がらぬ。一部マスコミは、労働組合問題にその原因があると報じている。皮膚科医という世を忍ぶ仮面を被る筆者は、何を隠そうJRにスパイを放っており、取材力は大手新聞の比ではない。現在でも鉄道員としての本務より組合活動に費やす時間が遥かに多い幹部がいるのは事実であり、ビラばかり印刷している人間もいる（これ以上

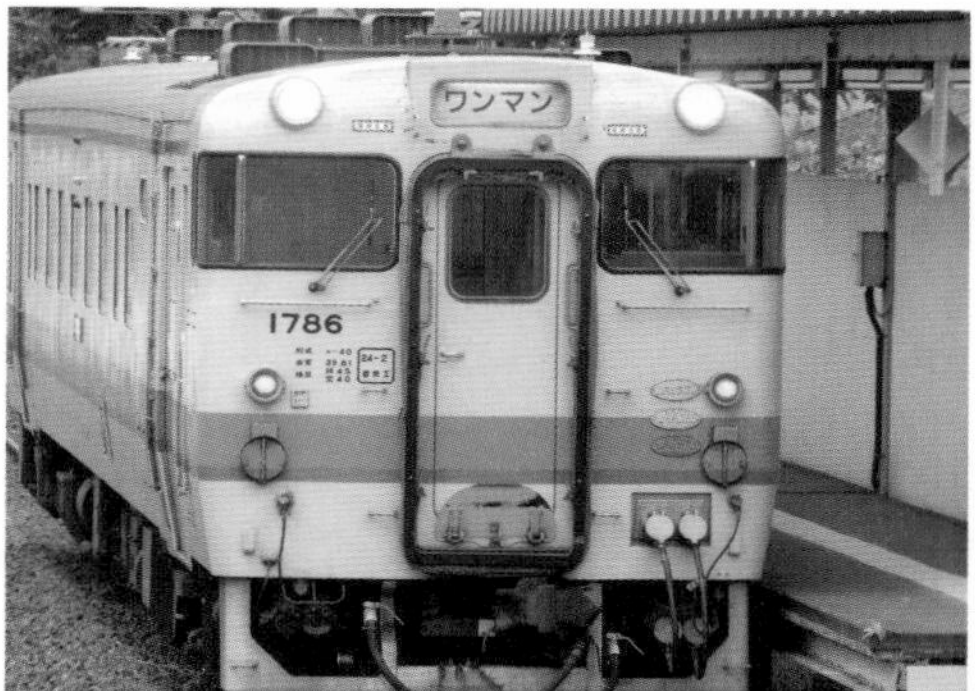

終着駅での折り返し時間のJR北海道単行ディーゼル車。
いつしか窓を拭く駅員などいない無人駅となっていた。

はスパイが消される恐れがあり記す事が出来ぬ）。この様に記すと諸悪の根源とみられるが、実は左様な職員の業務知識は並大抵のものではない。更に運輸障害などが生じた際、当局に反し特急券不要の新幹線振替輸送などをいち早く手配するのもまた事実であり、一概に白黒つけられぬ。ただし、ＪＡＬの例を見るまでもなく労使間に問題がある企業は、至る所に綻びが出るのは事実である。今回の問題は根が深いが、労使共にＪＲ北海道社員の鉄道員としての誇りはどこへ行ってしまったのであろう。最近の北海道の電車は安全運行に関係ないとはいえ窓が汚れており、ＪＲ北海道の労使の不協和音が如実に現れていると思うのは考えすぎだろうか。

皮膚科医は押し寄せる患者の中、多忙であっても真菌検査を行い、生検をする。時間外にも最新情報を勉強し（是非本誌をどうぞ！）、常に「軌道修正」をし続けるプロである。文字通り「軌道修正」を怠ったＪＲ北海道の職員は、上級職であろうが組合幹部であろうが同罪であり、もはやプロとして失格である。

本来、本連載は評論的な記載は排除し、息抜きのための無益な駄話に終始する計画であった。今回、編集部Ｔさんの提案とはいえ、鉄道の〝恥〟に触れる筆者の無念は、白癬を誤診するに匹敵する後味の悪さである。そもそも、この短文では意を尽くす事は不可能であり、単なる無責任な精神論に終わってしまう危惧を感じながら、複雑な想いで本稿を記している。

分割民営化直後、大学生の筆者は北海道の鉄道を旅した。１両だけの普通列車は数少ない乗客を乗せローカル線の小駅に到着した。折り返しの時間、初老の駅員がホームに出て丁寧に列車の窓を拭き始めた。駅員に外部車両清掃義務はない。少ない乗客に、景色を楽しんでもらうおもてなしの心であり、鉄道員の誇りがそこにあった。四半世紀後の現在、札幌発の最新型電車は、ディーゼル車に比較し遥かに高性能で内装も美しい。しかし、車両基地から回送された整備直後の電車の窓は限りなく汚れているのであった…

専門用語

皮膚科診療のみならず、各業界には専門用語が存在する。子供の頃、休日に家族で出かけたデパートで「昭和町からお越しの田中様。３番へご連絡ください」などといった店内放送が流れ、３番とは何ぞや？　と疑問に思った。これはいわゆる隠語であり、「昭和町」は「紳士服売場」を意味するのであった。店員向けの業務放送を客に不快に思わせぬよう、さもお客の呼び出し如き体裁にしているのである。以前筆者が大学病院で一般再来を担当していた時、「ぷらり」という隠語を流行らせた。予約外の再来患者の意であるが、すべての予約外患者が該当する訳ではなく、本来定期受診が必要な患者であるものの、いい加減な通院で気が向いたら受診する「気紛れ患者」の意味が含まれた秀作と同僚から賞された。「今日は大変だった？」「そう、ぷらりが多くて！」と使用する。

鉄道業界には専門用語が多い。さらに結構旅客の前で使われることも多く、意味を知っていると便利である。「控除」とは乗車券等の取り消しを示す用語である。「払い戻し」が一般的であるが、これは手数料を徴収して金額を返還する行為に限定される。「控除」の場合、駅係員が誤発券した場合や手数料がかからない乗車変更の際にも用いられる。ただし、払戻金を浮かそうとして「控除してくれ！」といったところで無駄である。「制度」とはいわば現場を管理する部署。乗車券類を発券する際の規則などに長けたところであり、係員が判断に迷った場合相談する部署でもある。このため、みどりの窓口でトラブルになった場合、「上司に言いつけてやる！」などというより「制度に言いつけてやる！」と告げるほうがはるかに効果的である。「定通」は定刻通過のこと。ダイヤ通り列車が走っているとこうなるが、早めに発車すると「早発」、逆に遅れて発車することを「延発」と称する。「抑止」とは何らかの事情で、列車を発車させないこと。例えば首都圏では、山手線などで混雑のため電車の間隔が不均一となり、先行電車に近づき、後続電車との間隔が開くと「延発」

となり、事故等で先行列車が運転できなくなると「抑止」がかかる。最近の首都圏の電車運行システムは、コンピュータによる中央一括管理である。このため、ホーム上には運転士や車掌、駅係員連絡用のＬＥＤ表示器が設置されており、一般旅客も目にすることができる。通常は何も表示されていないが、「延発」などの文字が現れたら注意されたい。交互に「３９２０」などの数字が表示されるが、これは「該当列車は当駅で延発。39分20秒になったら発車せよ」という意味である。もし「抑止」という2文字がみえた場合には下車するのも手である。人身事故などの場合、民鉄各社に比較しＪＲは運転再開までに時間がかかるので、忙しい先生方は他の交通機関に変更することをお勧めする。人身事故は存外に多く、ホームの青ランプ（第1章10ページ参照）が役に立っていない証かもしれぬ。

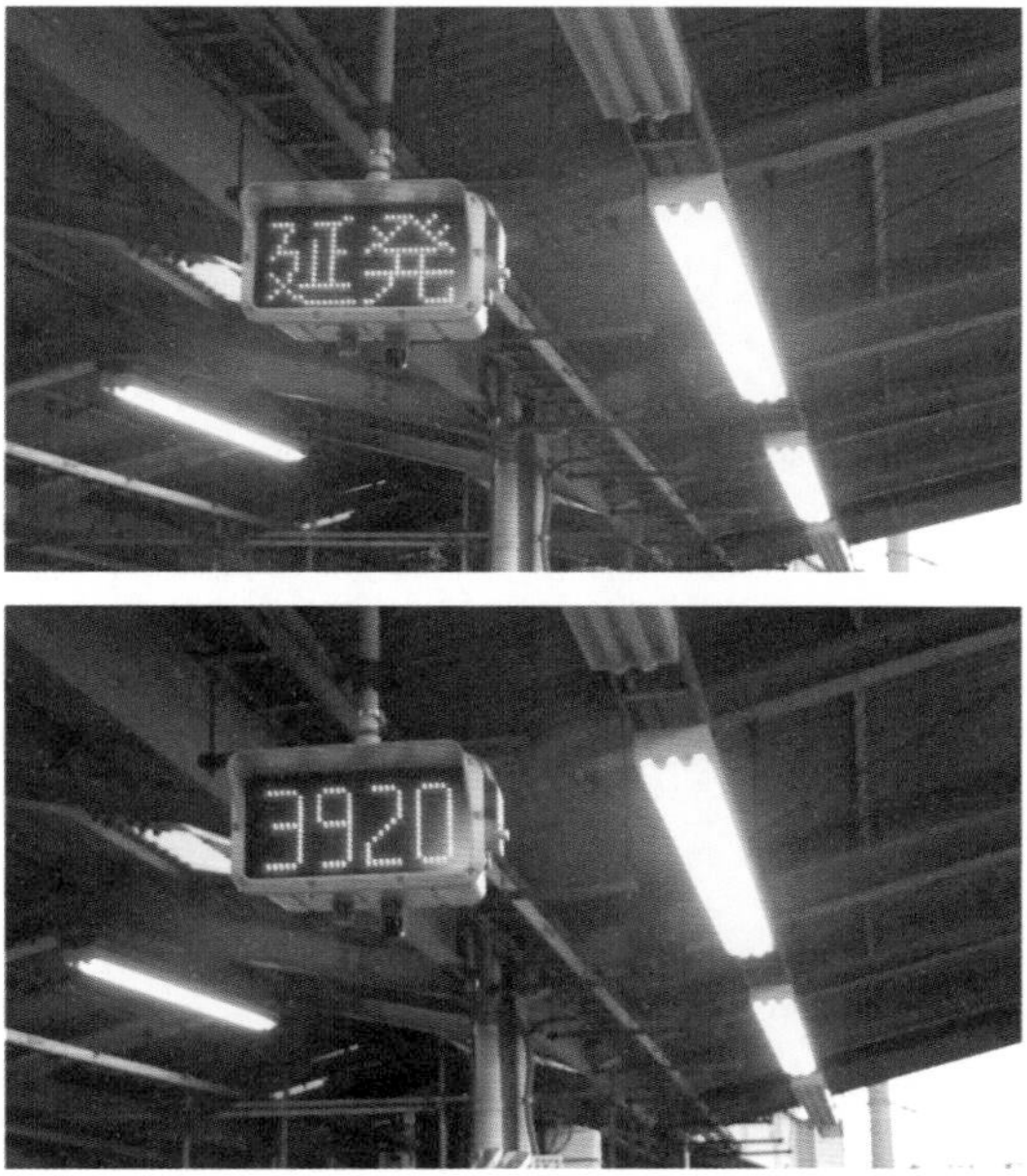

ホームLED表示器。各々が交互に表示され、停車中の電車に39分20秒まで発車抑止をかける。

　鉄道マンに憧れる筆者は、診療中次回の予約を取る操作は気分的にみどりの窓口の職員になったようで爽快である。「満席です」などと言って、怪訝な顔をする患者を前に喜びを噛みしめている。さらに、院外処方箋の変更。本来面倒なこの作業も、「処方箋控除！」などと声を出し、嬉々として取り組む有様である。こんなことをやっていると「制度に言いつけてやる！」という患者が現れるかもしれない。

研究成果

本年のノーベル物理学賞が、実用的青色ＬＥＤを開発した日本人３名の先生に決定し、大きな話題となった（２０１４年初出掲載）。その意義は、筆者なんぞが述べる必要もなく一般市民も熟知している。青色ＬＥＤはそれだけ身近で必要不可欠な存在となっている証しなのであろう。青色ＬＥＤの出現は、色の３原則からフルカラー表示を可能とする画期的な技術である。我々の診療現場でも、白色ＬＥＤライトが皮膚を照らし、正しい診断の助けとなる。但し、白色に限るとコストの観点から3色のＬＥＤを使用するのではなく、青色ＬＥＤに黄色蛍光を作用させることで白色を作り出しており、この点からも他色に比較し青色はより価値が高いことが理解できる。他方、鉄道現場でも、ＬＥＤは、信号機や行先表示、駅の案内掲示板など、至る所で利用され、なくてはならない技術となった。鉄道でのＬＥＤ採用は早く、２色しかなかった時代から発車表示板や行先表示機に使用されてきた。従来、鉄道車両の行先表示機は、ビニールの幕に行先を印字し表示する〝幕式〟と呼ばれるシステムが採用されてきた。緑と赤のＬＥＤでは、両方を点灯させる黄色を加えた3色しか表示できないため、幕式のほうがフルカラー表示が可能で、さらに昼間でも見やすい。しかし、さまざまに運用される鉄道車両には多数の表示を用意する必要がある上、実は幕式表示幕は静電気による劣化が激しく、寿命はわずか5年程度である。このため急速にＬＥＤ化が進んだ。ＬＥＤであれば、何でも表示でき、臨時列車にも即対応が可能である。さらに、フルカラーＬＥＤは多彩な案内が可能となった。文字は白色で見やすく、前面に表示される列車種別と行先もカラフルに表示でき、誤乗防止に一役買う。東海道新幹線では、のぞみが黄色、ひかりが赤、こだまが青と、幕式時代と同じ表示が可能となった。

そんな中、折角の日本人大発明の青色ＬＥＤを頑なに拒否している交通機関を御存じだろうか？市中を走る路線バスの行先表示は常に黄一色であ

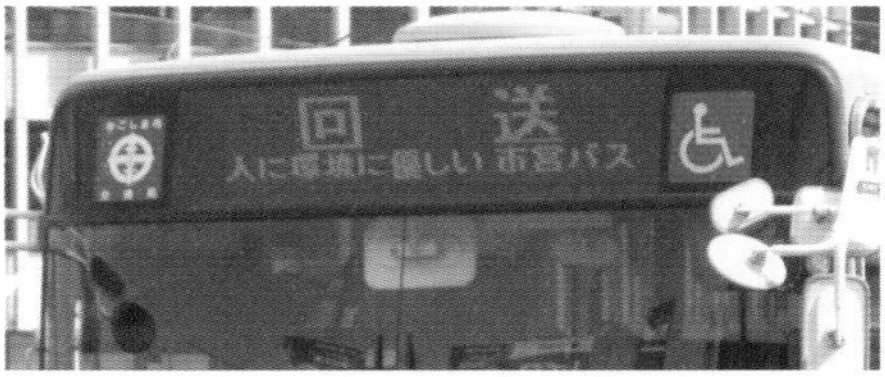

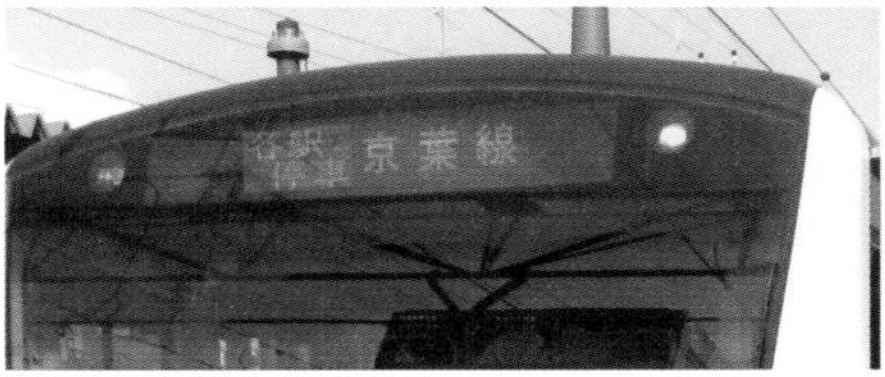

バス行先表示機（上）。写真のようにPRなども表示でき、急速に普及した。ただし単色。対する電車行先表示機はフルカラー（下）。誤乗防止に役立つ。

る。フルカラー化したほうが乗客案内に有利であり、事実福岡の西鉄バスは、敢えて色のみLEDを使用せず別に掲示している。バス業界は旧態依然とした体質であり、最新技術の導入を頑なに拒んでいるのであろうか？　それならば、鉄道のほうがサービスレベルは上だが…。実は、これは法令によりバス正面のフルカラー表示が禁止されているためである。白色や赤色であると、前照灯や尾灯と誤認される可能性があるため、前面と後面には使用できない。このため側面表示のみフルカラーLEDを装着するバスも多い。

　ともかく、優れた研究が脚光を浴びるのはとても嬉しい。意外に思われようが筆者にも研究歴があり、多少なりともその意義を理解している気でいる。いい加減な人間と思われている筆者であるが、一時期はLED開発に負けず劣らず臨床業務の傍ら、研究に没頭した。寝食を忘れ昼夜を問わず文献を読み漁り、自ら批判的吟味をしながら検証を加え、その結果溢れんばかりのアイデアが生まれた。おそらく、一部の読者の先生は、この瞬間PubMed（注）を開き、どこにそんな業績があるのだ？　と疑問に思われるであろう。勿論、そこには出ておらず、研究の集大成は何を隠そう本連載である。筆者が没頭した研究は「皮膚科学」ではなく、当然「鉄道交通学」なのであった。

（その後法改正により、バスもフルカラーLED表示が許可されました）

PubMed

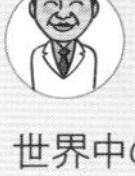

米国国立医学図書館（NLM）が作成する医学分野の代表的な文献情報データベース。世界中の5,600誌以上の雑誌に掲載された文献情報を瞬時に検索可能。医学用語や著者、雑誌名等により検索することで、文献の書誌情報（タイトル、著者名、雑誌名）や抄録をみることが出来る、現代医学には必要不可欠なツール。

利き手と皮膚科診療

当たり前であるが、医師が診療をするときには利き手でカルテ記載をし、鑷子で処置をし、メスで手術をされるであろう。人間は右利きであることが多いので、重要な仕事は右手をお使いになる先生が多いと思われる。皮膚科診療に不可欠な顕微鏡にしても、右手操作が便利なように出来ており、世の中の自動販売機や自動改札機なども右手操作性を考慮している。

ところで、鉄道車両の運転席はクルマのアクセルにあたるマスター・コントローラー（マスコンと呼ぶ）とブレーキが主たる運転装置である。マスコンで電車は動き、ブレーキで止まる。では、右側にあるのはどちらであろうか？　当然、電車は事故を回避するため緊急停止するので、重要なのはブレーキ操作であり、右側にブレーキがある。しかし、新幹線ではこれが逆になり、ブレーキは駅停車時のみ使用し、高速走行における速度微調整がメインとなるため、右側はマスコンとなる。

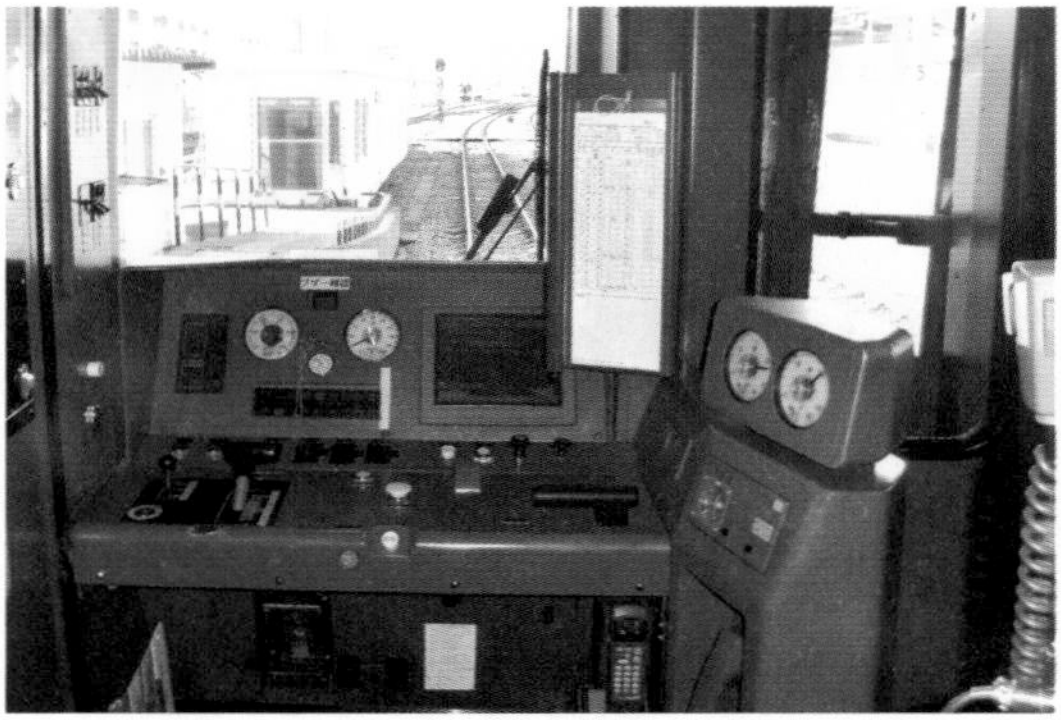

ワンハンドルの運転台。左側にある小型のハンドルで列車を制御する。右手用の握り棒が見えるが、時刻表、速度計、信号の指差喚呼に右手を休める暇はない。

大宮にある鉄道博物館では、実物大のシミュレーターによる運転体験が人気を博しているが、筆者もノコノコ出かけ体験した。まずは、在来線の通勤電車を選択。勝手知ったる高崎線であるため運転士の行動などズバリお見通しである。マスコンを入れ時速80キロでオフにし、駅進入時絶妙のタイミングで右手のブレーキを操作しピタリと停止位置に止めた。周囲にいる鉄道少年は歓声を挙げ、拍手する者まで現れる始末だ。まさにヒーローである。皮膚科医として一度もヒーローになったことがない筆者としては至福のひと時だ。気を良くして新幹線に臨んだ。今度は右手でマスコンを入れ、時速２４０キロに至りオフ。さて、左手で絶妙にピタリと駅に止めようと思った矢先、あろうことか車両故障が生じ自動ブレーキがかかってしまった。ヒーローになり損ねた筆者は憮然とし、「もう一回運転させてくれ！」と懇願する何とも大人げない行動に出た。しかし、そこは鉄道少年。ブレーキ操作の重要性を十分理解しており、心良く「どうぞ、どうぞ。」この〝ダチョウ倶楽部〟の如き光景は、どちらが大人であるのかてんでわからぬ。

　ところが最近の電車はワンハンドルが主流である。これは、マスコンとブレーキが一体となった装置で、手前に引いて力走、押して停止となる。問題は左右の位置であるが、当然右利きに合せて右側と思いきや、最近は左側が主流である。実は、運転士は右手で時刻表を確認し、信号喚呼を行うので安全運転の為にそちらが優先される。但し、ＪＲ西日本では、マスコンとブレーキの同時操作を考慮しワンハンドルはほとんど採用がない。

　最近の臨床現場は電子カルテが普及し、両手でのキーボード入力により右手左手の優劣はなくなってしまった。しかし、早晩音声入力が主流となるであろう。そうなると利き手など問題にならぬ。更に、観察が容易な皮膚は、画像による自動診断の格好の標的になると思われる。大学病院勤務時代、けしからぬ研修医が「皮膚科は簡単だから1週間ぐらいやれば出来るようになる！」とヌカした。ただ、この発言に徒《いたずら》に腹を立てるのではなく、コンピュータには不可能な診断の眼を養わねば…と、本シリーズ中初めてまともなことを書く筆者であるが、実は根っからの悪筆のため、音声入力を心待ちにしている張本人なのであった。

皮膚疾患自動診断の前夜に

メールにインターネット、ＬＩＮＥにツイッターとコンピュータ技術の発達はわれわれの生活を大きく変えた。人工知脳の発達も目覚ましく、将来的には人間を凌駕するとの意見もある。確かに、将棋など人間が負けてしまう現実は、驚きとともに若干恐怖を感ずる。将来の人間の仕事は、コンピュータの保守のみといった笑えないブラックジョークもあながち間違いではないのかもしれぬ。医療現場での機械化も目覚ましく、心電図の自動診断はとうの昔から医療現場で目にするが、遠隔手術などで救われる患者の存在は機械化を肯定する大きな事実となる。皮膚疾患自動診断は、今は半ば夢物語であるが実現するであろうし、そうなれば筆者の如きヤブ医者が淘汰されるのは確実である。もっとも、編集部Ｋさんは、本連載継続を願ってくれており、皮膚科医をクビになっても、「随筆家」などといかめしい肩書を名刺に刷れそうであるが、当然その時代には筆者よりはるかなる名文をひねり出す人工知脳が誕生しており、一筋縄ではいかない。

鉄道業界の機械化は目覚ましく、ヒューマンエラーを防止する観点からも、その進歩は歓迎すべきである。ポイント切り替えや電車の点検なども自動化されて、保線職員や運転士の負担軽減が図られている。旅客にとっては、自動改札機や駅や車内のアナウンスの自動化が目につく変化であろう。鉄道職員に憧れをもつ筆者は、車内アナウンスなどむしろ車掌がやりたくてしょうがないのではないか？　と思ったが、知り合いの車掌曰く「大助かり」なのだという。何より英語放送などは勿論、急停車の際には安全確保に全力を尽くさねばならず放送どころではない。自動で警告放送が流れるのはとてもありがたいそうである。

最近の駅の自動放送も極めて自然なアナウンスとなった。何せ、地方の放送局の天気予報などは、すでに機械音声が使われており、文面を入力さえすれば臨時列車などにも対応が可能で極めて便利である。駅での肉声放送は、早晩聞かれなくなる！

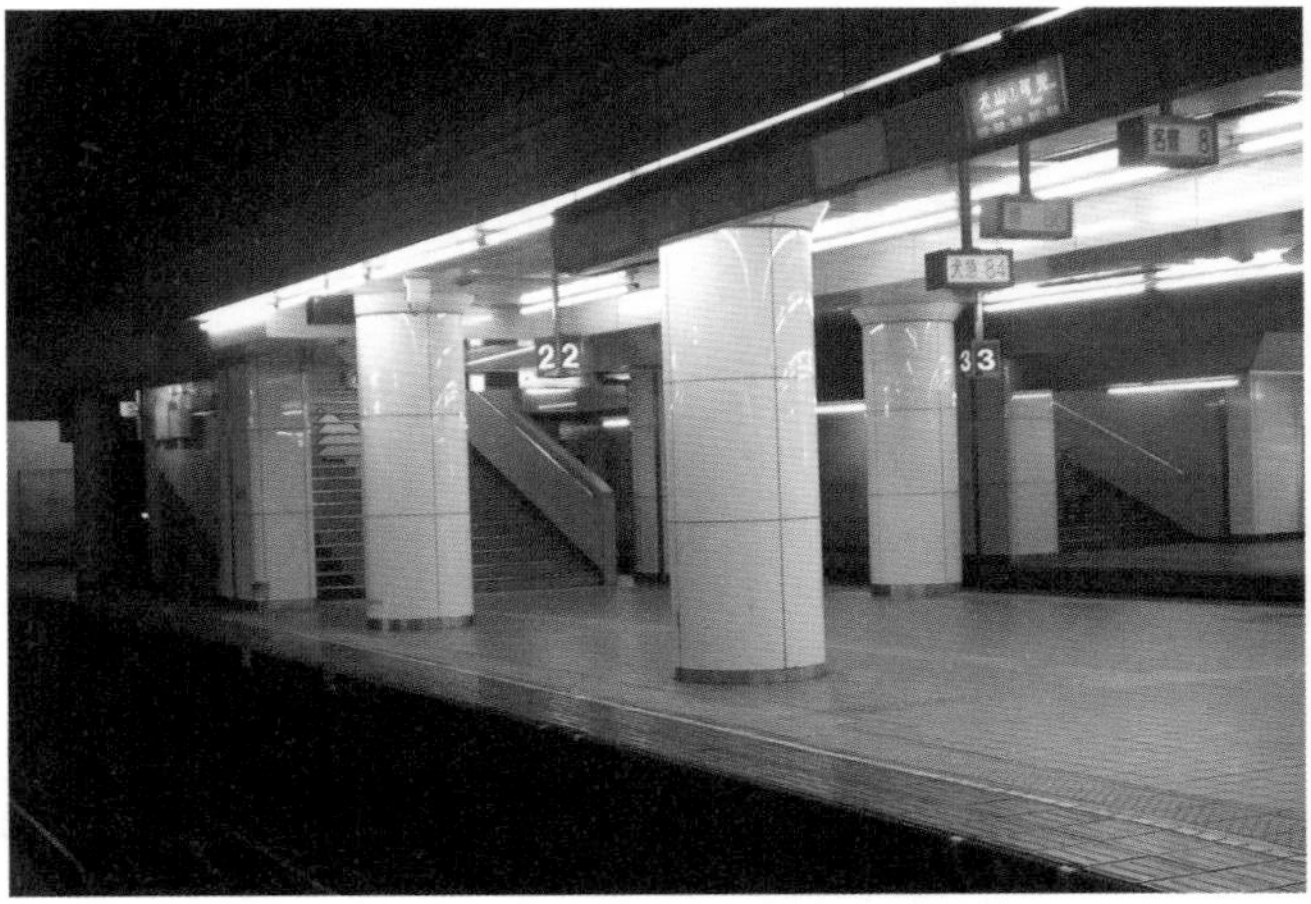

名鉄名古屋駅ホーム。電車は点灯する停止目標でピタリと止まり、行先によりドアの位置が変わる職人芸。

と思ったら、実は自動放送が不可能な駅が存在する。名古屋鉄道の名鉄名古屋駅は日中でも慌ただしい駅だ。名鉄自体が、各方面からの列車が名古屋へ集中し、その後他方面へ分散していく運行形態をとり利便性を高めているため、名鉄名古屋に列車が集中するのである。更に、同駅は上下各1本しか線路がなく、数分の間隔で続々と列車が発着するため、到着した電車は両側のドアを開き、片方を降車、他方を乗車に分け停車時間を短縮する。しかも、多方面の列車が同一ホームに入線することから、方面ごとに停車位置を変え誤乗を防止する。名鉄は編成もバラエティーに富み、名鉄名古屋にさえ2両編成の電車が現れる反面、8両編成の特急指定席車も存在する。このような駅では自動放送は到底無理であり、駅員が絶え間なく肉声で案内する。乗客の危険行為や駆け込み乗車にも対応せねばならず自動化は困難なのである。

　ここに皮膚科医の生きる道のヒントがあろう。すなわち、天文学的と思える皮膚疾患を一瞥で診断するスキルである。押し寄せる患者を、機械より的確に速やかに診断する技術はそうそう人工知能にはかなうまい。つまるところ、日々の診療における診断技術の涵養が重要なのであろう。もっとも、筆者は険しい名医への道をあっさり放棄し、名鉄名古屋の駅員を選択するのだが…。

バイオシミラー

乾癬診療は楽しい。では、他の皮膚疾患は詰まらぬのかといえばそうではない。例えば、東海道新幹線では「ひかり」が楽しいが、さりとて「のぞみ」は詰まらぬ訳ではない。皮膚科専門誌において、理解を促すための喩えを新幹線で記載するなど本末転倒であるが、「ひかり」は高速走行の傍ら「のぞみ」退避などがあり、後続電車が正確に通過する際に存外の喜びを感ずる。要は変化に富む道中なのである。有難いことに我がクリニックでは、乾癬も外用、光線、内服そして生物学的製剤と多種多様な治療で臨め、そのバラエティーが楽しいのかもしれぬ。

近年、バイオシミラーなる薬剤が登場した。ジェネリック医薬品と大きく異なるのは、高分子化合物であるため、分子構造が複雑であり安定化に工夫を要する点である。また、同一性を示すことが困難なため、同等性・同質性を示すことが必要であり、臨床試験で薬物動態および安全性の充分な確認が必須である。このため、バイオシミラーを即、先発医薬品の代替医薬品とするには腰を据えた慎重な議論が必要であろう。

ところで長い歴史の中で、代替手段が確保され淘汰される事例は医薬品に限ったことではなく鉄道の世界にも存在する。来年1月末をもって、阪堺電気軌道上町線の住吉~住吉公園間が廃止される（2015年初出掲載）。マスコミは大々的に報じているが、その理由はこの路線の運航形態にあり、

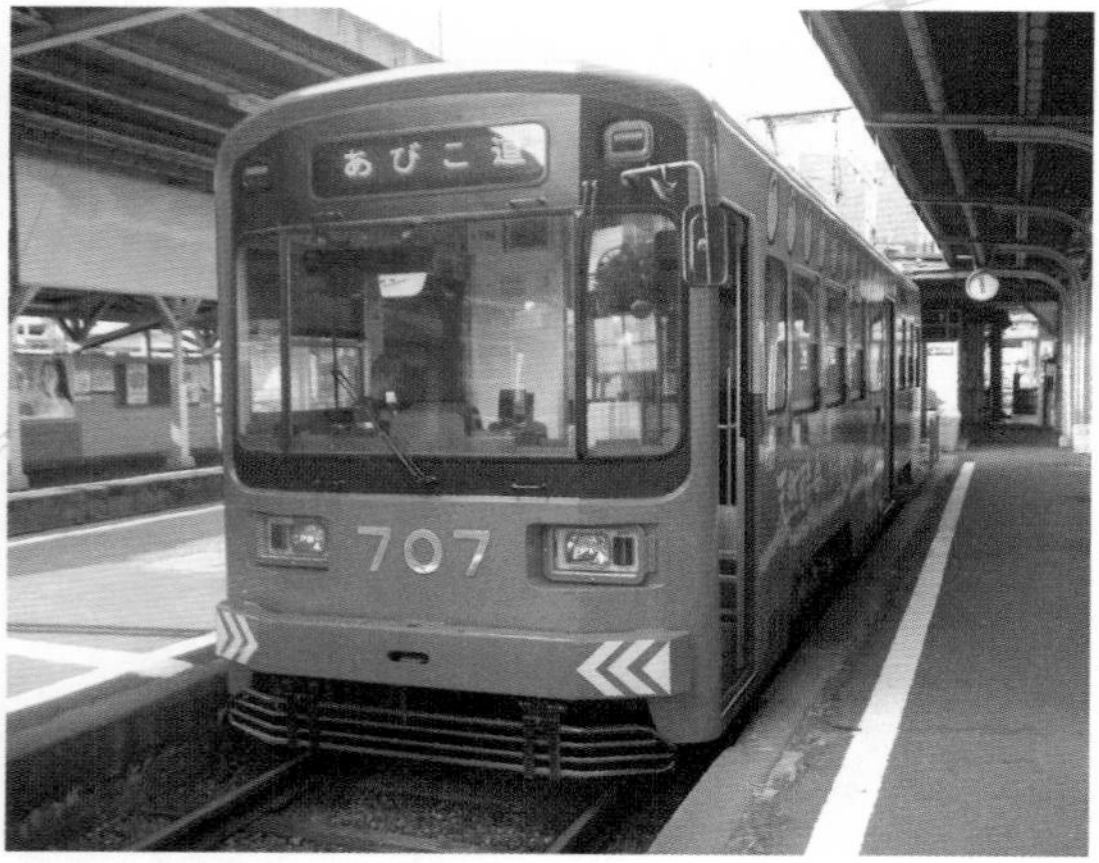

阪堺電気軌道。路面電車であるが、起終点では風格漂う立派な駅舎をもつ。

住吉公園発の最終電車が朝８時24分という珍しさにある。住吉公園駅は南海住吉大社駅に隣接し、路面電車ながら立派な風格ある駅舎を持つ。しかし、発着電車は平日わずか１日５本であるため営業時間は１時間程度であり、「都会の秘境駅」と呼ばれ人気があった。ただし、廃止される区間はわずか２００mであり、同駅から80m離れた徒歩１分の場所に阪堺電気軌道阪堺線の住吉鳥居前停留所が存在するため、代替輸送機関が同じ会社で可能であることもあって廃止が決定した。

同じ路面電車でも、札幌市電は路線を延伸しループ化した。以前、札幌市電の起終点はそれぞれ『西４丁目』と『すすきの』であったが、両者は３７０mしか離れておらず徒歩で５分であった。しかし乗客減を食い止めるため、その区間をつなぎ利便性向上を図るのを目的にこの区間を軌道で結んだ。この区間は昭和48年に廃止されており、徒歩での代替が可能と判断されたのであろう。札幌は冬季が問題となるものの、現在同区間は立派な地下道で結ばれており、健常者ならば徒歩は容易だ。しかし、高齢者などを中心に直通需要は少なくなく、結果として廃止の結論が早計であったことを歴史が証明したこととなる。

歴史は繰り返す。路面電車は、高齢者でも気軽に乗れる公共交通である。バリアフリーが叫ばれる中、今回廃止となるわずか２００mも将来復活する可能性は否定できない。事実、広島県の可部線は赤字で廃止となった可部～あき亀山区間が復活した。医療費削減は重要だが、ジェネリック医薬品やバイオシミラー使用の是非の議論に、国とエンドユーザー、つまり患者との対話が不十分だと思うのは筆者の誤認識であろうか？

阪堺電気軌道の廃止理由には施設の老朽化であるが、それに対し「朝ラッシュ時始発電車なら座れる」という利用者の要望がある。このささやかだが貴重な要望には〝途中回送の上住吉鳥居前から営業運転する電車の設定〟で解決可能である。それにしても乾癬患者の要望は容易に解決できぬ筆者であるが、何故鉄道関連であれば斯様な素晴らしいアイデアが湯水の如く出るのであろうか？

外来診療皮膚科学論文精読術

ＪＲ東日本管内で乗務員の不祥事が相次いでいる（２０１６年初出掲載）。運転士と車掌が乗務中に読書をし、居眠りをした。運行支障が生じたのは車掌の居眠りであり、駅到着時30秒間ドアが開かなかった。運転士の居眠りは山手線であったが、鉄道はさまざまな安全バックアップシステムが施されており、運行支障はなかった。読書は、発車前文庫本を読んでいた運転士と運行中漫画を読んでいた車掌であるが、かような失態が明らかになるのは乗客の通報によるところが大きい。ただし、携帯電話などは業務で使用する場合もあり、一部の通報は誤った個人的見解でありすべてが正しい指摘とは限らない。

昔の鉄道では、喫煙やラジオを聴きながらの運転などが横行したとされるが、そのほとんどは乗客の目に触れなかった。というのも、組合の力が強力であった国鉄時代は、乗務員室の暗幕は昼間でも固く閉ざされ密室であった。国鉄が民営化された際、一斉に乗務員室の暗幕が上がったのは象徴的な出来事であった。実際、乗務員室は夜間を除いてオープンであるべきであり、例えば乗務員の急病も乗客がいち早く気付くことが可能となり、逆に客室の異変も早期に乗務員が察知できる。新幹線で焼身自殺がおきる世の中であるので、手軽にできる安全対策であるのは火を見るより明らかであろう。

今回の不祥事では当然居眠りが最も問題であるとされるが、筆者はむしろ漫画を読んだ車掌であると思う。睡魔は百歩譲って生理現象であるが、出発前ならまだしも、運行中の読書は明らかに故意である。安全運行の妨げとなりプロ失格である。

しかし、筆者も他人のことをとやかく言う資格はない。大学勤務時代、暇な外勤病院の外来では患者がいない時に読書などをしていた。無論、厳めしい皮膚科専門洋書などであれば勤務中でも許されるのであろうが、漫画などであればＳＮＳが進んだ現代において、患者や看護師からすぐさま投書が寄せられ、上司から大目玉をくらうこと確実である。筆者はこの点を弁えており、悪魔の如き直感で「論文を読みたいので処置室にいます。

患者が来たらよんでください」などと看護師に宣言し、生涯学習の姿勢をさりげなく知らしめていた。ところが、実際はあろうことか論文は論文でも〝鉄道ジャーナル〟に掲載された〝中央快速線輸送力増強における問題点〟なんぞを読みふけっており、生涯学習はおろか漫画を読む車掌と何ら変わりがない有様であった。ただし、〝論文を読む〟行為に嘘偽りはない。「違法ではないが不適切」である。

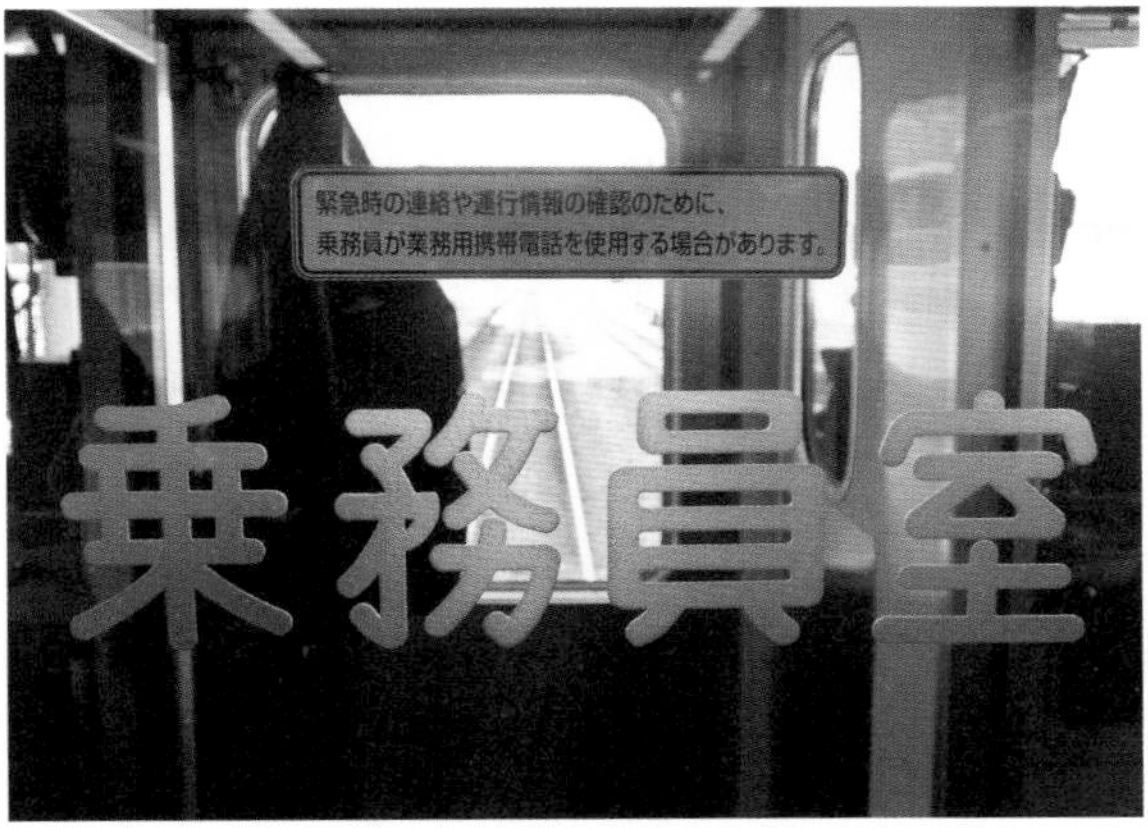
緊急時の連絡や運行情報の確認のために、
乗務員が業務用携帯電話を使用する場合があります。
乗務員室
乗務員室の扉の表記。業務用携帯電話使用の記載があり、乗客の誤解を防いでいる。

恐らくほとんどの皮膚科医は寸暇を惜しんで勉学に没頭しており、外来時間の合間を縫って最新論文精読に余念がなかろう。その尊い姿勢を看護師や患者から誤解を受けては台無しである。英文雑誌の場合、その表題は一般人には理解し難いため誤解のもととなる。当然、和文雑誌がいい。ただ、和文でも○○ダーマトロジーや××デルマなど、素人は皮膚科専門誌と認識せぬ恐れがある。ここは表紙にデカデカと〝皮膚科〟の文字が躍る方がよい。これで3誌に絞られた！　どれを選ぶべきかは難問であるが、今回のタイトルを見て頂くと明らかなように漢字のみ表記は甚だ厳めしく、やわらかな平仮名が一文字入るほうが一般市民には好感をもたれること請け合いである。外来中に精読すべき雑誌はもうお分かりですね…（あくまで個人的見解です）。

クレーム患者

俗にクレーマーとよばれる患者は少なくない。もっとも、他業種に比較すればその割合は多くないのであろうが、ときにその無理難題に対応を苦慮する。その患者は受付で大層立腹していた。一見品の良い高齢女性である。院長目当てに受診したが、不在とは何事だ！　との苦情である。この手のクレームはさほど珍しくないのであるが、この患者はちょっと変わっていた。受付に雑誌の切抜きを提示し何やら騒いでいる。「ほら！　ここ！今月のドクターと書いてあるでしょ！　今月はいつでもいるということでしょうが！」。それは連載記事であり、普通に考えるとたまたまその月に当院の院長が掲載されたため〝今月のドクター〟と称されただけで、〝今月毎日診療に出ている〟という意味ではない。そもそも、患者は月遅れの記事を持参しており、〝先々月のドクター〟のはずであるため、不在の方が理にかなっている。散々文句をつけた患者は、これで退散するかと思いきや、神よ！　悪魔よ！　あろうことか筆者を指名してきた。筆者はその欄に掲載されておらず、「私は未来のドクターでして…」などと呟いてみようかと思ったが、余計なトラブルを招くこと必至であり、辛うじて思いとどまった。

ところで、鉄道におけるクレーマー対策は大変である。つい先日も、代々木駅で注意されたことを不服とする酔客が車掌に傘で暴行を加えた。ま

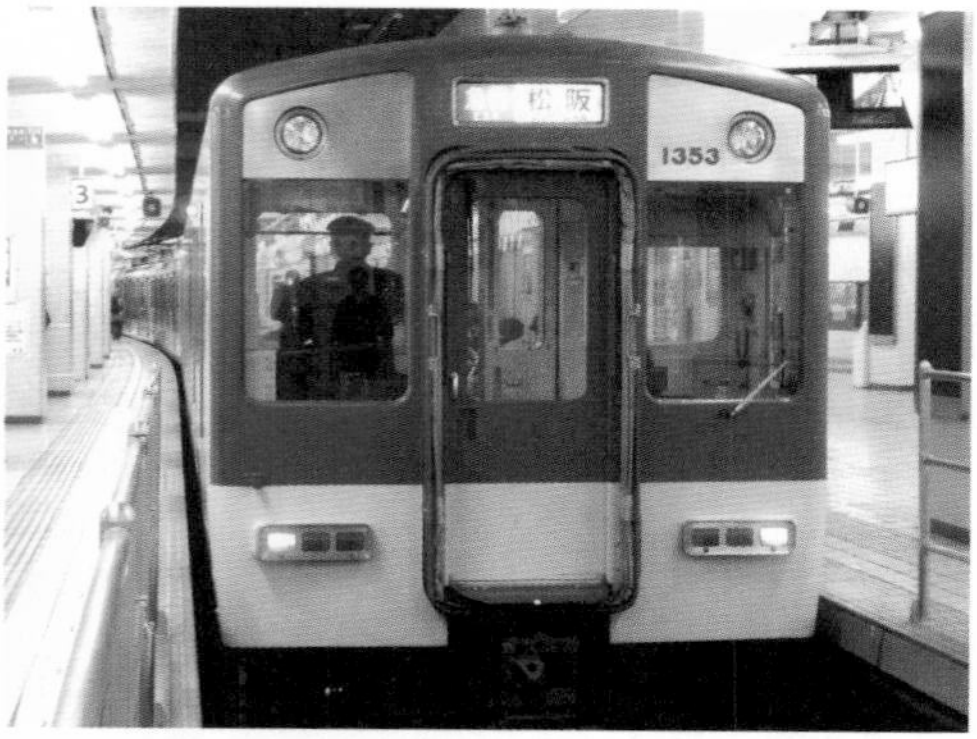

近鉄電車。最後尾に乗務する車掌は安全確認、ドア操作そして案内放送など終点まで緊張が続く。

た、近鉄では人身事故により遅延した電車の車掌が、苦情噴出の乗客らに取り囲まれ、突然制服を脱ぎ捨て高架線路に降り、地上に飛び降りた件は大きなニュースとなった。幸い、さほどの高さではなく命に別条はなかった。「もうやってられない！」と叫んだとの目撃者情報があり、かなり精神的に追い詰められたのであろう。職務放棄ではあるが、その心理的圧迫は想像に余りある。本来、人身事故における遅延は後続電車に乗務する乗務員には何ら責任がないものであり、電車を如何に安全に運行させるか、また足止めを喰う旅客に対し、振替輸送などの情報を正確に伝えるかが最大の任務である。人身事故は警察の現場検証が入り、それに要する時間もまちまちであるので、後続電車は行先や種別の変更などさまざまに出される指令を的確にこなさねばならない。前後の電車の動きにも注視せねばならず、一人乗務の車掌はわずか数人からのクレーム対応に集中する時間はないのである。事実、2005年のJR西日本尼崎事故は、当時遅延の程度により異なる懲罰を受ける運転士が、車掌の輸送指令への報告内容に気を取られたことが原因であったとされるが、この際報告しようとした車掌に対し、〝乗客への謝罪が先だろう！〟と旅客が一喝し指令への報告が遅れたことが関係するとされる。筆者も度々輸送障害に遭遇するが、乗務員を叱咤するなどの愚行は行わず、むしろ運転整理のための行先や種別変更を瞬く間に推察し、それが運輸指令と合っていれば盆と正月が一緒に来たように喜び、誤っていれば奈落の底に落とされるが如き落ち込んだ心境となる。この推理は誠に忙しく、少々の遅延など全く気にならぬ。

件の女性が入室した。果たして他院で爪白癬と診断されたという。真菌鏡検もされており、適切な外用薬が処方されている。これ以上筆者に何を求めるというのか？「もうやってられない！」と叫びつつ白衣を脱ぎ捨て飛び降りようにも、悲しいかな我が診察室は5階なのであった。

鑑別疾患

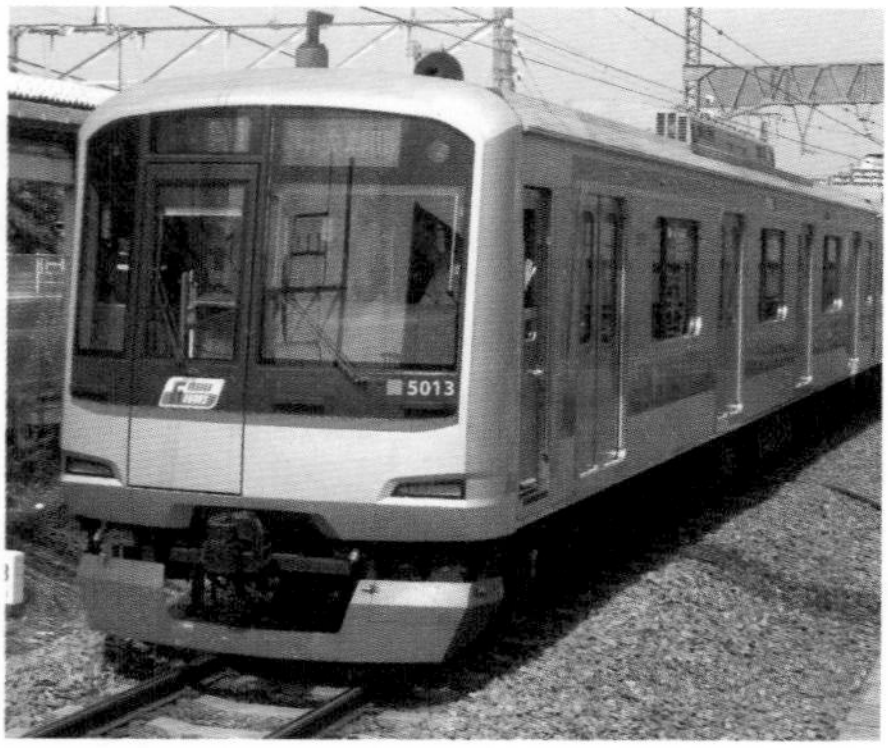
東急の新5000系。側面などJR車にそっくり。都営地下鉄や相模鉄道にも同様の例がある。

大学在職時代は医学部の講義も担当した。筆者のような不勉強者に教わる医学生など可哀想な限りであるが、せめて態度だけは他の教官に負けぬようにしようと一念発起し、幾つかの工夫をした。うっかりここに記して手の内を曝け出すのは愚の骨頂であり、自慢と取られては末代までの恥である。ただ赤っ恥を覚悟で一つだけ記すと、出席者全員に質問用紙を配り、講義終了後回収し、すべての質問とその回答を記したプリントを即日作成し、翌朝一番に学生全員に配布していた。これは学生時代不真面目だった筆者は、満座の前で手を挙げて質問する位であれば、清水の舞台から飛び降りたいと思っていたためと、学生にはお互いの疑問とその答えを講義終了後記憶にあるうちに共有して欲しいという、ちょっとだけ真面目な信念からである。深夜暗い印刷室に出向き自ら印刷していると、新聞社は毎日かような苦労をしているのかと居た堪れなくなった。新聞拡張員に無理難題を吹っかけ、洗剤やら歯ブラシやらタオルを騙し取った？　愚行を大いに反省する（学生時代の話である）。学生の質問で、ダリエー病（注）と家族性良性慢性天疱瘡（注）はどうしてかように名前が違うのか？　との疑問があった。ご尤もである。現在の学生は遺伝子レベルの事実を何事もなかったように学ぶが、分子生物学的手法もない創世記の皮膚科学者は、鋭い臨床観察により両疾患を区別していた訳である。逆に考えると、極めて似通った疾患を分類し、後世に遺伝子レベルの知見が得られた偉業は、如何に臨床をみる眼を養うかが、皮膚科医の本筋であることを示唆する。

ところで、最近の電車は会社が異なり、形式が異なっても極めて似ているのをご存じだろうか。乗車していると、一体どこの路線を走っているのだか迷うこともある。一昔前は、各鉄道会社はそれぞれ創意工夫した独自の車両を設計していた。東急の旧５０００系は技術革新を果たした名車であり、渋谷駅前に保存され有名であった。緑一色に塗装された下膨れの様相は「青ガエル」と渾名され親しまれた。現在秋田で保存されている。現在、東急には2代目５０００系が導入されているが、細部を観察するとＪＲ車か？と見間違う部分が存在する。近年の鉄道会社は、コストダウンに熱心である。このため、近年の電車は設計構造を共通化させることで量産化を果たしている。当然独自設計するより安価で、部品も共通化できるためメリットも大きい。東急2代目５０００系はＪＲ東日本Ｅ２３１系と、例えるなら従妹のようなものである。

鑑別診断というのは、皮膚科学において大きなウエイトを占める。精進の賜物か、筆者もその表現型からほぼ間違いなく正しく鑑別を行うことができるようになった。迷う場合は強拡大像を観察し、その裏に潜む構造を読み解きながら正しく判断する。このようなスキルは一朝一夕に得られるものではなく、絶えず最新の論文を読みながら基礎的バックグランドを得ておく必要がある。先日、判断に迷う場面があった。しかし、詳細に観察すると透明に見える部分が二重であることに気づいた。電光石火の如く過去の論文を思い出す。「本形式は、平成14年以降製造で窓が二重化された」という記載を、鉄道論文に確認した。誰が皮膚疾患の鑑別など得意なものか！

ダリエー病

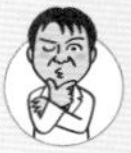

毛包性角化症であり、主に胸部、弯曲部、頭皮および前額部などの脂漏部位や間擦部位に、角化性丘疹と呼ばれるいわゆるブツブツが多発する疾患である。時に、爪異常を伴う。遺伝性の疾患で、通常思春期以降に発症することが多い。

家族性良性慢性天疱瘡

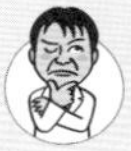

腋下や外陰部、鼠径部、肛門周囲、頸部などの間擦刺激が多く加わるところに、痛みを伴わない水疱や発赤が出現する疾患。水疱は間擦によって破れやすく、びらんとなり、その後かさぶたとなって治癒する。遺伝性の疾患で、通常30歳代以降に発症することが多い。

帯状疱疹

帯状疱疹の初期治療が重要であるのは、皮膚科医であれば常識中の常識である。治療が遅れた場合の神経痛は多分に手子摺る。以前、どこに行っても満足しない帯状疱疹後神経痛の患者が筆者をご指名でお見えになったことがある。訊くと、これまで理にかなった治療を受けており、そもそも筆者に魔法のような治療手段がある訳でもない。〝従来治療をしっかりしましょう〟とお話しすると、〝だって先生はこの病気の名医なのでしょう？新聞に書いてあった〟などと言う。新聞など犯罪ならばまだしも、筆者は名医で載ることなどない…と思ったら、ご高名な先生が多大なるご配慮で〝全国お勧めの帯状疱疹名医〟に筆者の名を挙げてくださっていたのである。喜び勇んで、思わず舞い上がってしまい、その後の診察がやけに丁寧になったのは言うまでもない。

先日も帯状疱疹が治らぬという男が受診した。カルテを見ると、受診は1か月前である。我がクリニックは複数医師が存在しており、担当された先生は丁寧な診察をされる名医であった。抗ウイルス剤が4日分出されており、4日後の再診を勧め、患者も納得したとのカルテ記載がちゃんとある。訊くと男は内服が面倒で2日しか飲まなかったという。これで苦情を受けるのは、我ながら悲しい商売である。

筆者は何度も記す通り、皮膚科学より鉄道学、中でも旅客営業規則に詳しく、しばしば出札職員の誤りに出くわす。旅客営業規則とは、それに則って乗車券類を発売する規則であり、駅には必ず常備され旅客の請求があれば開示せねばならない。尤も、最近はインターネットでも公開されており自由に閲覧可能だ。世の法律同様、適時通達などがなされるため、知識レベルを保つための苦労は並々ならぬものであり、このため医学論文を読む時間など皆無となってしまった。しかし、最近の駅職員は非正規雇用者なども存在するため、残念ながら明らかに誤案内をする職員も少なくないのである。

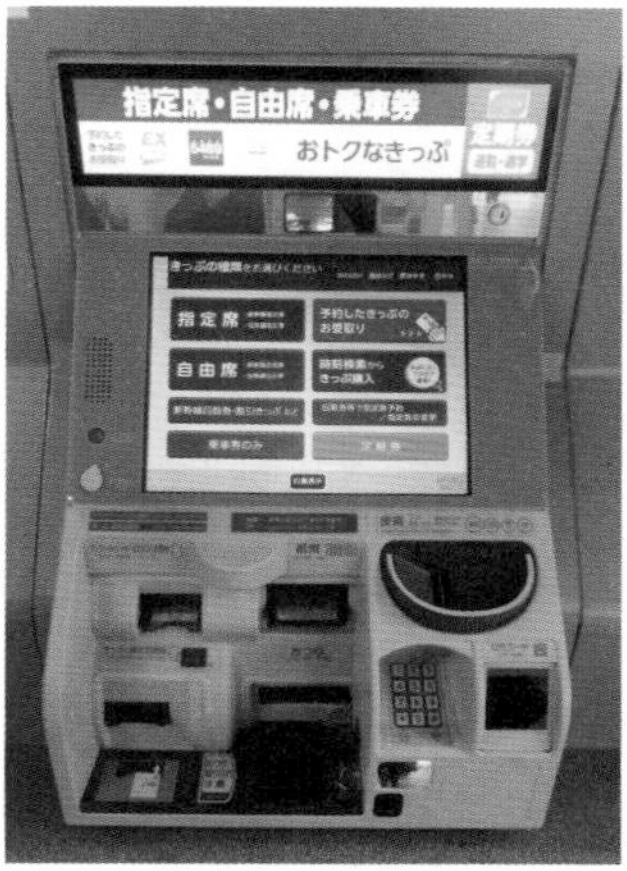

多機能指定券自動券売機。同一区間であれば窓口に並ばずとも変更可能。混雑時には重宝する。

前で老夫婦が困っている。駅に早く到着したので列車を繰り上げたいが、生憎指定席は満席であるという。自由席でもよいと老夫婦は言うが、駅員は「グリーン券は一旦払い戻しになります。当日では手数料が3割かかりますがよろしいですか?」などと誤った案内をしている。かなりの出費となる筈であり、哀れな老夫婦は「せっかくグリーン車にしたのに、失敗したね…」などと慰め合っている。本来、乗車券類は出発前1回に限り同種の券に変更が可能である。さらに、指定席が満席の場合に限って自由席変更が認められており無条件に差額は返金される。哀れな老夫婦が自らの患者にも思えた皮膚科学をちょっとだけ知る自称鉄道評論家は、ノコノコ話の輪の中に分け入り、自由席変更取扱いの根拠を述べた。幸いマニアックに営業規則の条文まで出すことなくその職員は態度を改めたが、無論のこと当方は条文など諳んじている。老夫婦に感謝されることしきり、日頃の診療もかくありたいものである。

不満げな男に、帯状疱疹の初期治療と7日間内服の重要性を親鸞の如く説いたところ、「そんなこと今更言われても困る！　インチキ営業マンと同じではないか…！」などと怒り出した。帯状疱疹の名医であれば当然激怒…と思いきや〝インチキ営業マン？　なかなか上手いこと言うな〟インチキ名医、偽エッセイスト、そして自称鉄道評論家と様々な肩書をもつ筆者は、憧鉄雑感にこの上ないネタを提供した男を前に、密かにほくそ笑むのであった。

理想的外用療法指導術

外用療法指導の手段としてフィンガーチップユニット（注）の概念があるのは周知の通りである。その是非に関しても様々な議論がなされているが、中でも尤もな事実が我が国の外用薬は概ね小型であり、この概念が原著とは相違することである。当然、外用薬先端の口径は様々不揃いであり、これを踏まえてこの概念を否定的にみるか、あるいは患者理解を優先して肯定的に考えるかはそれぞれに分があるように思え一様にはいかない。筆者は後者に属するが、それでも保湿薬の場合には少々増量して塗布するように指導している。

外用療法においてはそれでも大きな不都合は生じないと考えられるが、鉄道の世界での規格不揃いは大きな問題となり、極力規格統一を図っている。たとえば東海道新幹線は現在すべての編成が16両であり、各車両定員は同一である。この為、ダイヤが乱れた際にも運用変更を容易に行え、トータルとして新幹線の競争力を高めている。本邦初の時速３００キロ運転を可能としたＪＲ西日本５００系が東海道新幹線内運用を短命で終えたのは、他系列と定員が大きく異なっていることが原因であった。大都市圏では異なる鉄道会社で相互乗入れを行うが、この際の車両規格の統一は必須である。通勤電車1両の長さは概ね20ｍであることが多いが、急カーブの存在や軌道構造物の制約から18ｍを採用する会社も少なくない。私鉄最長を誇る12両編成を運用する京浜急行であるが、同社は18ｍ級の車両を使用しているためＪＲ車に換算するとほぼ11両となる。相互直通運転を行う鉄道会社は事前に綿密な打ち合わせを行い、規格を統一する。都営地下鉄は乗入れ先の規格に合わせ、各線で車両規格はそれぞれ異なる。また、東京メトロ日比谷線は東急と東武に乗入れており18ｍ級車両8両編成であったが、東急乗入れを断念し東武のみに規格を合わせ20ｍ級車両7両編成に変更した。

この点、関西における阪神と近鉄の相互乗入れは画期的である。阪神は、歴史的に免許を路面電車で取得したこともあり1車両は19ｍである。これに対し近鉄は有料特急を多数有する鉄道免許で

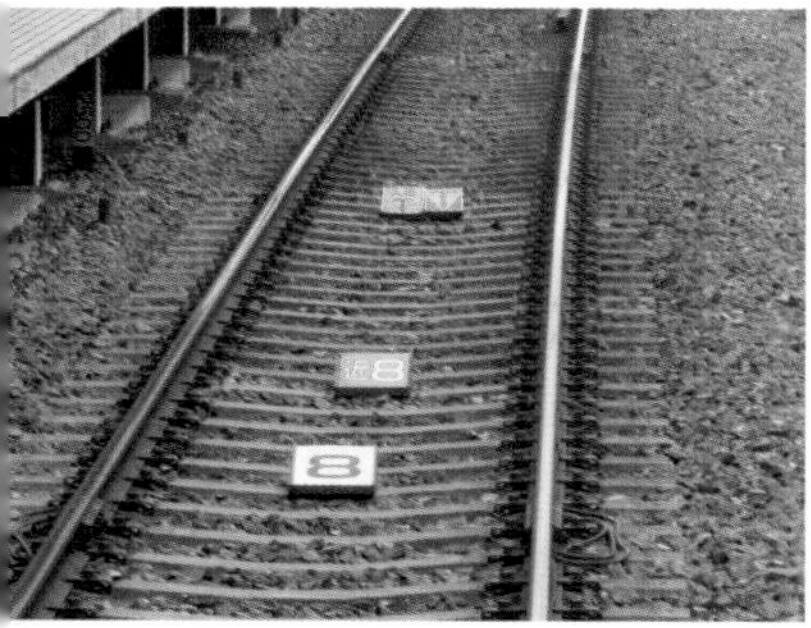

阪神なんば線列車停止位置表示。所属会社別に色分けされ運転士に注意喚起する。

あり21m級車両を使用する。両者が難波を介して相互直通乗入れを行うこととなったが、画期的な点は車両規格を統一しなかったことである。この為阪神なんば線は、阪神車両か近鉄車両かにより駅の停止位置が違い、連結両数により更にそれが異なることとなってしまった。運転士にとっては大変なプレッシャーである。乗入れ区間においては、その会社の運転士が乗務することとなるため、例えば尼崎を出発する難波方面行電車では阪神乗務員が運転を行うが乗務する車両の所属とともにその編成両数により停車位置を変えねばならぬ。乗務員は自社線内を乗務するのが基本であるが、阪神なんば線は難波までが阪神線であるにも関わらず、乗務員は一つ手前の桜川駅で交代する。これは以前近鉄が難波終着だった際に引上げ線を3線有していたものが、直通運転に際し2線を本線に格上げし、隣の桜川に引上げ線を移設したことによる。この為、桜川⇔難波間は阪神線であるにもかかわらず、運行管理は全て近鉄が行う。

今日も皮脂欠乏症患者に外用指導を行う。外用薬により大きさは勿論、口径も異なるため指導はこまめに変えねばならぬ。近鉄車両を運転する阪神運転士のように……と思いながらもだんだん面倒になってきた。いいさ、どうせ鉄道員ではないのだから……〝皮膚に詳しい鉄道員〟を自任する筆者は、都合のいい時だけ〝鉄道に詳しい皮膚科医〟に早変わりする。

フィンガーチップユニット

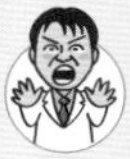

副腎皮質ステロイド外用薬を塗布する際の目安で、海外でも使用される概念である。外用薬は内服薬と異なり、塗布量がわかりにくいため、患者指導に用いられる。大人の人差し指の先端から第一関節まで、軟膏チューブから絞り出した量が約0.5gとなり、その量を大人の手のひら2枚分の面積に塗布するという考え方である。本概念は海外で報告されたものであり、わが国での一般的な軟膏チューブは海外に比べて小型のものが多いため、我が国での指導に懐疑的な立場をとる学者もいる。

憧景雑感⑥

周遊券 ―― 群馬大学医学部

大学生活が始まった前橋は、筆者にはかなり魅力的に思えた。群馬大学には東京からやってきた学生も多く、入学オリエンテーションでは、先輩方が〝田舎の群馬での心得! 両毛線は単線! バスも殆ど来ない!〟などと揶揄していたが、島根出身者には大都会に思えた。無論、これは交通学からの視点であり、たとえ単線であろうが、前橋駅からは上野直通電車が走り、途中籠原からは15両編成など、首都圏の旺盛な通勤事情に目を見張る思いであった。また、駅前に発着するバスは大手私鉄の東武バスであるのも高評価である。尤も、街自体はこじんまりした地方都市であり、当時県域民間放送の群馬テレビでは、午後の閑散時間にはただひたすら赤城山が映り、音楽が延々と流れるという〝ラジオか?〟なる番組があったのも事実である。

医学進学過程、通称教養部時代は比較的のんびりしており、アルバイトで貯めた金で東京まで電車に乗りに行ったりしたものである。ご多分に漏れず、長期休暇は当時の大学生が活用した〝周遊券〟で一人旅も楽しんだ。今はなき〝周遊券〟は、目的地まで急行が利用でき、北海道と九州内は特急乗り放題というまさに夢の切符であった。当時は上野から青森まで夜行急行列車が健在で、座席車からみる目覚めの早朝の風景は、いつも大学入試を思い出した。

ところで、今の医学教育は内容も膨大となり、教養科目が少なくなっているのは現代の医学生には気の毒に思える。教養課程で聴講した法学や哲学は、教授の自由な展開に、これぞ大学の講義!と感激したものである。しかし、あまり自由過ぎる講義は別の意味で印象深い。経済学の教授は、いつも学生の聴講カードを持参し、上から順に学生を指名するのだが、カードを捲るのを毎度忘れるため、名前順の必然でいつも筆者のみが繰返し指名される有様であった。当然、一人だけ予習せねばならず貧乏籤であったが、最終講義で教授は筆者をしげしげ見詰め、〝アナタだけが発言していたように思うが、経済学は好きですか?〟など真顔で問う有様であった。この教授の深層を理解すべく心理学の講義を受講すると、大層有名な教授で催眠術が得意であるという。筆者は、斯様な魔術に全くかかる気がせず、その実演の会に勇んで参加した。果たして、一人の学友が前に出され、あれよあれよという間に催眠状態となり「あなたが一番好きなものが目の前にある。何ですか?」の問いに「お花」と答えた。しかし、この男は多数の友人に借金をもつ金の亡者であり、「お金」と言わぬところがいかにも怪しい。次に教授は参加者全員に閉眼するよう命じた。そして風船を手にもつイメージをする様指示した。「さあ、風船がしぼんでいく、しぼんでいく…」などと言うと、驚くべきことに多くが手を寄せる仕草をした。なぜわかるのかといえば、筆者は薄目を開けていたのである。一瞬教授が筆者をみたので、ここぞとばかり手を広げてやったら、教授はにがにがしい顔をした。終了後、教授は各人の感想を促すと、多くは「風船が確かにしぼんだ」などと言うので、筆者は「逆に風船が膨らんだ」などと言うインチキに、「それは逆催眠という価値ある現象です。極めて珍しい!」などと涙する勢いであった。どれくらいの価値があろうかと探求すべく、再度経済学を学ぶ予定であったが、またもや講義中指名され続けてはかなわぬので中止した。

その後、前橋の鉄道は湘南新宿ライン、上野東京ラインが整備され、今では熱海行直通電車が設定されている。半面、東武バスは撤退し、多くは関越交通が代替を担っている。群馬テレビは、何とアナウンス部長から筆者に直々オファーが来た。医学そして皮膚科学に開眼した地は今でもとても懐かしい。名峰赤城山の雄姿への憧れは、今日も多くの雑感を筆者に思い出させてくれる。

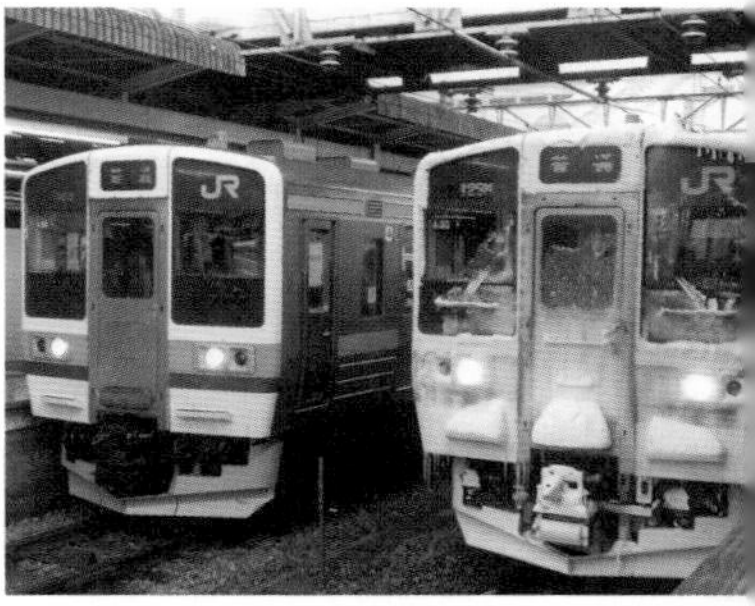

筆者大学入学とほぼ同時期に高崎線に導入された211系。現在も群馬県内で近郊輸送に活躍。県北部では雪と戦う。

つばさ写真館〜旬感〜　秋

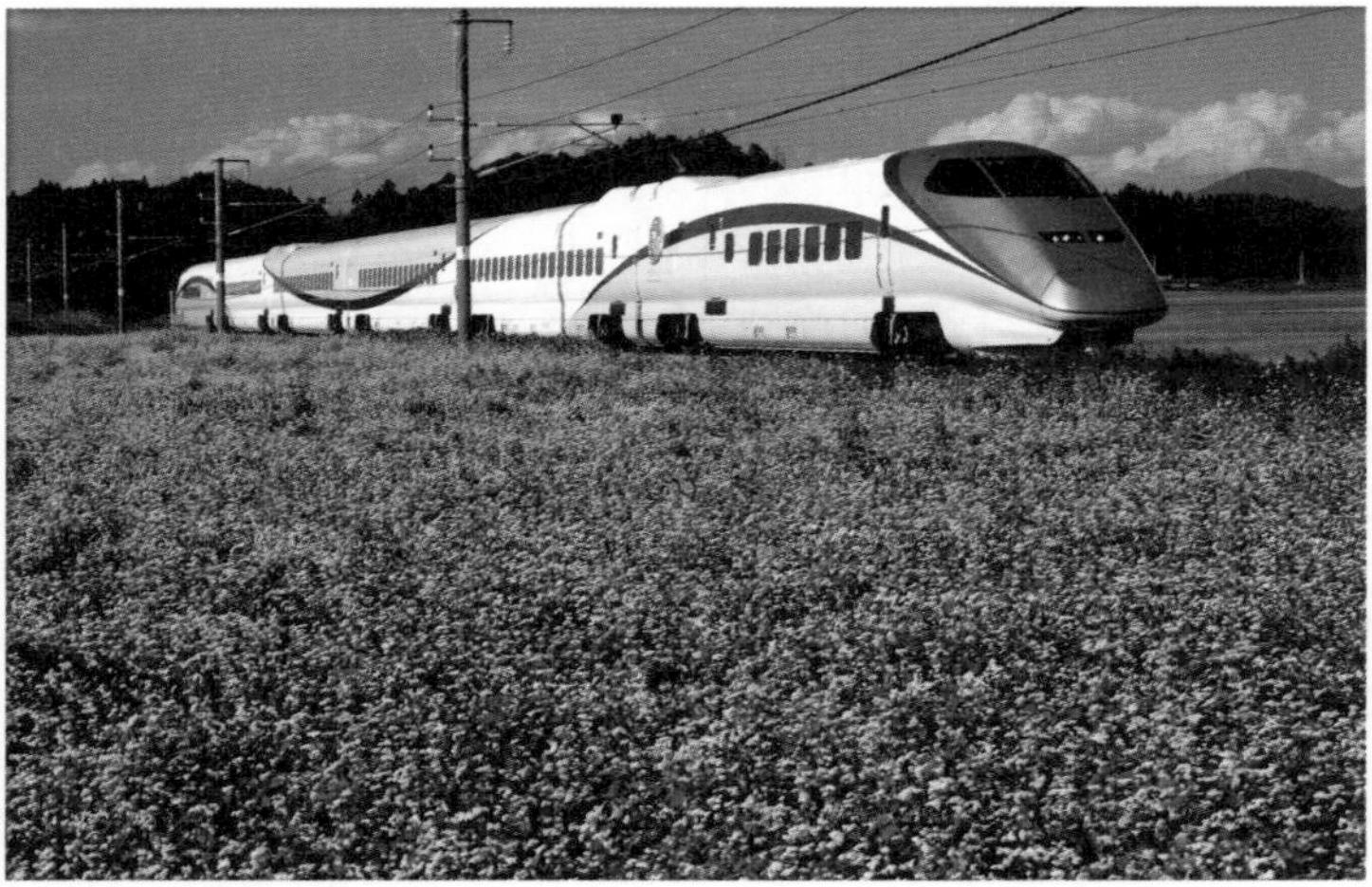

橋本秀樹（つばさ皮膚科・院長）

2019年9月15日
袖崎ー大石田間（村山市）とれいゆ・つばさ2号

車内に足湯がある『とれいゆ』は週末のみの運転。
青空に白いそばの花が秋らしさを添えます。

第9章

知って得する?
鉄道豆知識 part2

まだまだ尽きぬ鉄道知識…
極上のpart2をお届けする。

アルバイトの是非

大学在籍時代、外勤と呼ばれる勤務があった。通称アルバイトと呼ばれ、ほとんどの医師が経験しているのであろう。医師不足対策とともに、給与の補填という面もあろうが、皮膚科医にとっては、common diseases を学ぶ絶好の機会でもある。貧乏性の筆者は医局長時代、外勤の給与アップを目論んだ。もちろん、他の医局員のためという崇高な？ 建前である。もう時効であろうから記すが、たまたま自らの外勤先の事務長に対し給与アップのお願いを電話したところ、翌週外勤の際に「医局長から電話があって、給与アップと言われたが、医局長は怖い方ですか？」などといわれた。事務長は、目の前の男が電話の張本人とは夢にも思っておらず、悪魔の如き直感でつい「そうですね。シッカリしています。病院間の不公平をなくすためでしょうが、そちらは平均より安めだから電話したのでしょうね」などとヌケヌケと言った。「医局長には黙っておいてください！」と念を押された結果、メデタク給与がちょっぴりアップした。尤も、後日事務長からだしぬけに電話がかかってきた時には、流石に狼狽し、ボイスチェンジャーなど使う暇もなかったが案外電話の声では正体がバレないものである。

患者にとって外勤のシステムはわかり難く、大学で診た患者がたまたま外勤先に現れることもあって驚かれた。しかも、治らぬ患者などはお互いに気まずく、無言の外来となる。患者にとっては、「何故大学の医師が、こんなところに⁉」という訳であり、システムの説明から始めねばならず時間の浪費だ。

ところで、鉄道においてもアルバイトが存在する。まったく異なる鉄道会社の車両が他社線内のみの列車に使用されることがあり、通称〝アルバイト運用〟と呼ぶ。最近の鉄道は乗換の利便性向上のため、相互乗り入れが盛んになり、東急東横線が東京メトロ副都心線を介して、東武東上線、西武有楽町線と相互直通を始めたことが話題になった。相互乗り入れでは他社車両が自社区間を走ることとなる。この場合、車両使用料を支払い経費精算するが、実際には他社区間での車両走行距離を路線距離の割合に応じて分担することで合理的に処理している。例えばA社10㎞とB社40㎞を相互乗り入れする場合、編成数をA社とB社で1対4の負担とすることで車両使用料を相殺するのである。ただし、実際にはこのようにきれいに分かれないため、編成により事細かな走行距離が調整され、よって全体の走行距離調整のため他社線内だけを運用する場合が生ずることとなる。東海道新幹線の名古屋発東京行の一部の「こだま」がJR西日本車である理由がこれであり、車内放送ではJR西日本らしく〝いい日旅立ち〟が流れる。

事務長が現れた。「で、先生！　医局長にはどれくらいアップを提示すればいいですかね？　なかなか目安がわからないので内緒で教えてくださいよ～！」悪魔の如き直感で「そうですね！　3倍ぐらいにして頂ければ…」と口にしようかと思ったが、ここは常識的な判断となってしまい「お気持ちだけで…」と筆者の中から珍しく天使が出てしまった。悪人にはなり切れぬ小市民の筆者に比較し、案外事務長のほうが上手だったのかもしれぬ。

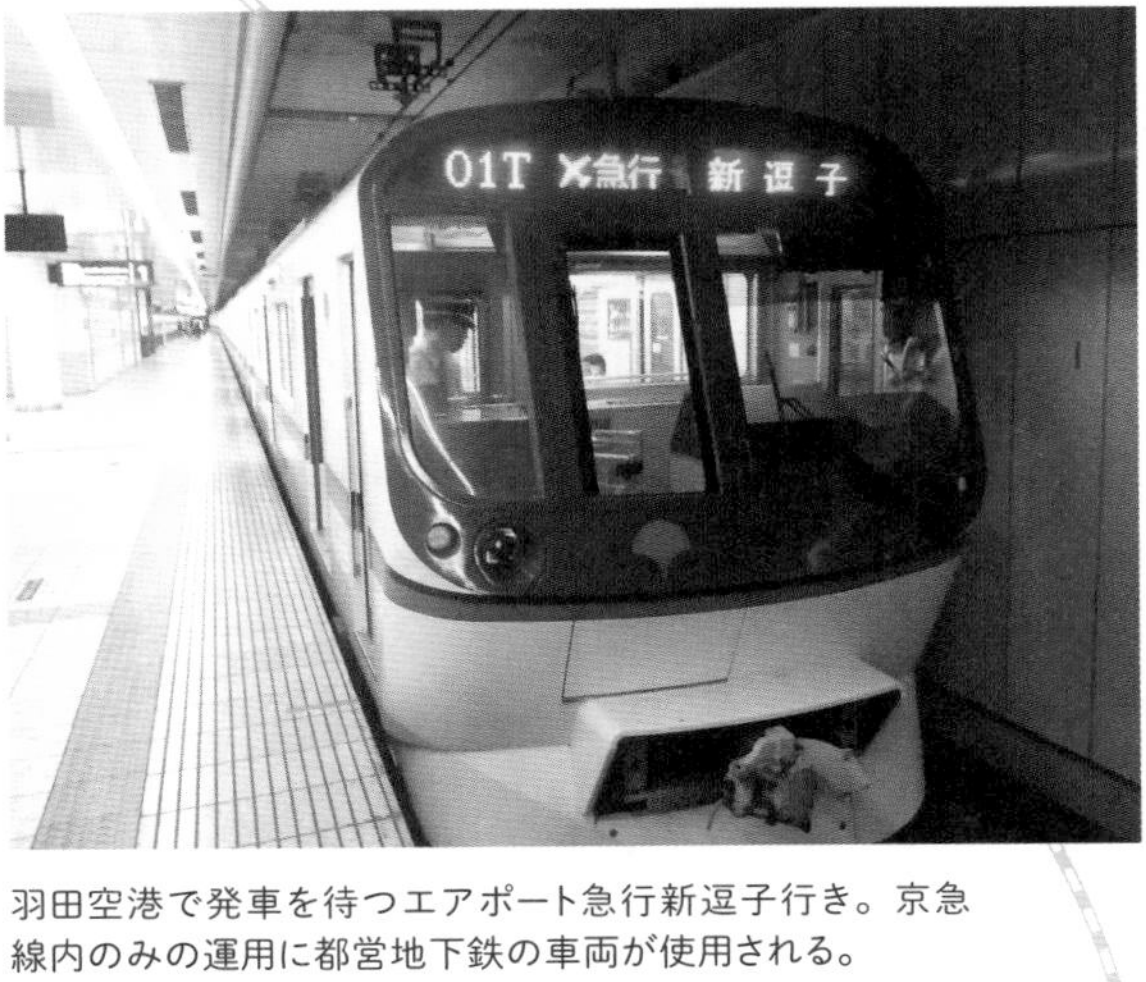

羽田空港で発車を待つエアポート急行新逗子行き。京急線内のみの運用に都営地下鉄の車両が使用される。

汎発性神経皮膚炎

何事も時代とともに変遷するものであり、皮膚科学といえども例外ではない。新知見により脚光を浴びる疾患もあれば、いつの間にか使用されなくなる病名もある。筆者が新人の頃〝汎発性神経皮膚炎〟という疾患名がしばしば用いられていた。今でもＩＣＤ10（注）には「ベニエ痒疹」の記載がある。筆者が血気盛んなころは、他科医師も患者も容易に〝湿疹〟と口にするので、単に〝湿疹〟と診断することに何となく抵抗があり〝汎発性神経皮膚炎〟と診断し悦に入っていた。この病名は案外便利で「やっぱり！　私は素人ながら神経が絡んでいると睨んでいたのですよ！　何処に行っても〝湿疹〟と言われるけど治らない！　でも、神経が原因なら治る訳がない！　先生はお若いのに、流石大学の先生だ！」など早合点する患者のお蔭で、名医と賞されることもしばしばであった。

ところで、北陸新幹線が間もなく開業し、金沢と東京が最速2時間28分で結ばれる（2015年初出掲載）。日本がまた狭くなる陰で、並行在来線は第三セクターに移管され、列車体系が大きく変わる。長野から信越本線を直江津まで結んでいた普通列車「妙高」号も消えゆく運命である。この列車は普通列車ながら、列車名がつき、更に特急型車両を使用したいわゆる〝乗り得〟列車である。同列車は観光客も多数利用するため、長野行新幹線開業前に長野と上野を結んでいた在来線特急「あさま」号用の車両を用い、指定席車両も設定される極めて稀な普通列車である。特異な点は、指定席は必ず最後尾車両と上りと下りで位置が異なる上、それ以外の自由席車両の方が座席が豪華な点である。指定席車両は、車掌が最後尾に乗務するため、車内改札を容易にするための措置である。他方、自由席車両が豪華なのは、特急時代指定席用にグレードアップした車両が中間車に多かったためであり、偶然の産物である。

以前は特急型車両を利用した普通列車も各地に存在し、常連客には喜ばれた。これらは、旅客サービスというより運用の都合による合理化の産物であることが多かった。数年前まで、東海道本線の午前7時台東京始発は1本だけ特急型車両が使用

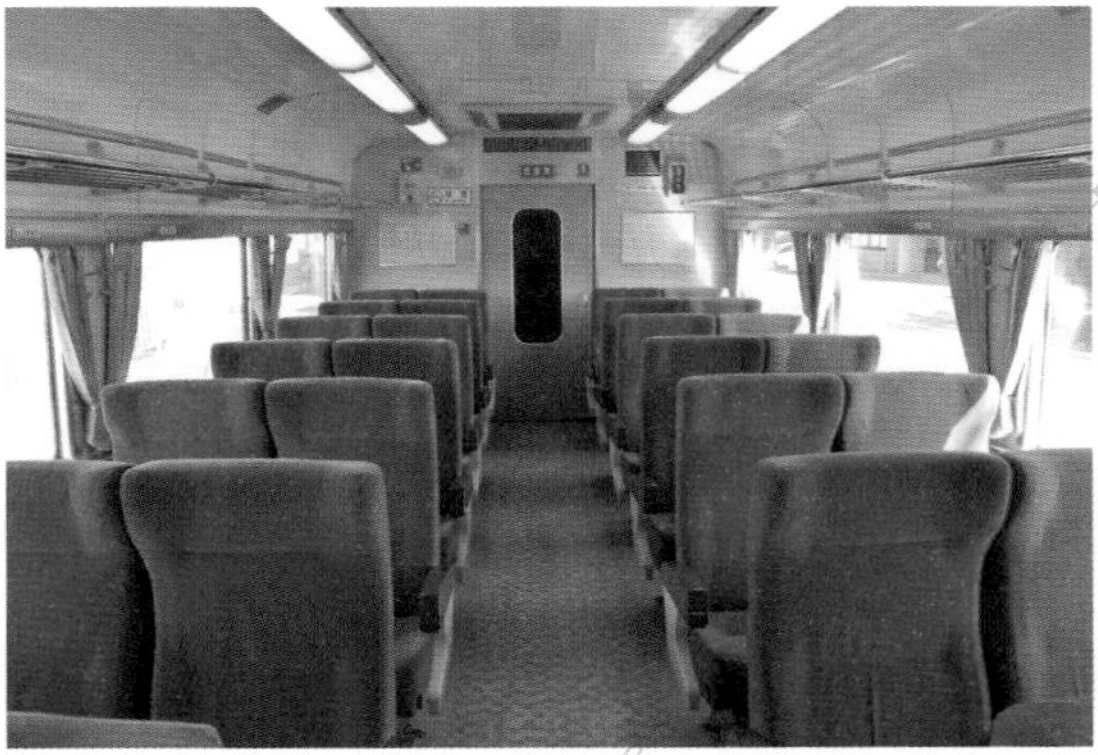

普通列車「妙高」号。豪華な客室は特急「あさま」時代の名残。普通乗車券でどうぞ！

され、優雅な通勤が可能であった。これは、熱海に到着後折返し特急「踊り子」号となる編成を使用する回送列車の有効活用で〝送り込み運用〟と称される。北海道では、旭川からの特急「スーパーカムイ」が、札幌を境に快速「エアポート」となり新千歳空港まで運転されていた。快速区間は当然乗車券だけでよい。また、指定席利用の場合、特急区間から連続して快速区間を利用すると、快速区間の指定券料金はかからない。

これに反し「妙高」号は、サービス向上目的だけのために特急型車両を使用している。一部は旧国鉄塗装に復され、有終の美を飾っている。旧塗装の「妙高」号の自由席を利用すれば、在りし日の国鉄時代にタイムスリップした旅情を安価に追体験できる。ただ残念なことは、本稿掲載号が世に出る8日後に「妙高」号は廃止されてしまう。つまり本稿は何ら役に立たぬ情報であり、頁の無駄だ。〝何故もっと早くこの情報を書かぬのか？〟との苦情の嵐かもしれぬ。本連載は有益な記載を一切排し、無益に徹することが、本誌編集部Tさんとの合意事項である。編集者には頭が上らない。悪いのは美しさの底に冷酷な顔も有するTさんなのである。

ICD10

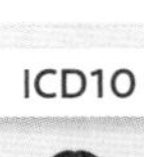

世界保健機関（WHO）が作成した疾患国際統計分類である。統計法に基づく統計調査に使用されるほか、医学的分類として医療機関における診療録の管理等に活用されている。

保険診療哀話

保険診療のルールは時として学術的に王道を行く皮膚科学の実践を阻むものであり、誰しもその疑問の狭間で悩むこともあろう。特に皮膚科は診断技術など低くみられるきらいがあり困ったものである。記載皮膚科学で発展した本邦では、先人が学び、探求し、実践した証として生まれた貴重な病名であっても、現実の診療ではＩＣＤ10に掲載されていないという理由で問題も生ずる。しかし、膨大な数の診断名を許してしまうと保険審査が大変であるのは無理からぬことである。また、多数の書物でダーモスコピーを勉強し、いざ悪性黒色腫を早期に発見し究極に患者の生命を救っても、その報酬は決して高くはない。クリニック勤務で実感することは、他領域の点数の高さである。実名を記載するとあらぬ筋から圧力がかかり、「ペンは剣よりも強し！」などとのたまっているとヒットマンが現れるのでやめておくが、そもそも左様な原稿は他科の出版物も多い金原出版が許さぬ。皮膚科医の素晴らしいところは、医院の看板に高額な保険点数を目当てに非専門の他科をゾロゾロ付け加えぬところであり、紳士淑女の集まりである。自らの仕事に誇りを持ち、決して内部留保に走ることはない。

ところで、北陸新幹線が開業して利便性は大きく高まるが、その一方で従来、越後湯沢と金沢を結んできた北越急行は正念場を迎えた。ドル箱であった、特急「はくたか」号が廃止となり地域輸送に徹しなければならなくなった。沿線は日本屈指の豪雪地帯であり、保線にも経費が掛かる。特急「はくたか」通過は、膨大な乗客の乗車券に加え、線内の特急券収入をもたらし、北越急行は数少ない黒字鉄道であった。かように記すとタナボタ的に収入があるようにみられるが、北越急行は大変な努力をした。東京から金沢まで鉄路で移動する場合、上越新幹線から北越急行線を廻るルートと、東海道新幹線で米原から北陸本線を廻るルートがある。北越急行は少しでも有利にすべく、在来線日本最高速度の時速160キロ運転を行った。これは、同鉄道が当初在来規格で建設を予定されていたところ、経営陣の英断で高速化が行われたものであり、高架高規格線路に加え、踏切がゼロとして国の特認を得た。高速走行するのは特急列車だけであるため、時速１６０キロを許容する信号を新設する必要があり、研究の末、緑を２灯点灯させるシステムを開発した。運転士はこの信号を「高速進行！」と呼称した。わずかな変化にみえるが、通常の緑信号が制限信号になった点は本邦の鉄道史上歴史的変化なのである。さらに、車両面ではＪＲ西日本が開発した高性能特急電車を自らも保有し塗装を変えた。鉄道ファンは、どの列車に北越急行編成が入るのかが興味の的となるため、一般人には何ら無意味な業務用編成表を敢えてホームページに掲載した。さらに、線内の列車運行状況もリアルタイムで公開し、特急「はくたか」通過収入に胡坐をかかない、ファンを大切にする会社なのである。これまでに得られた内部留保は今後の安全輸送に投資するに違いない。何となく堅実な皮膚科医の姿に似ていて好ましい。

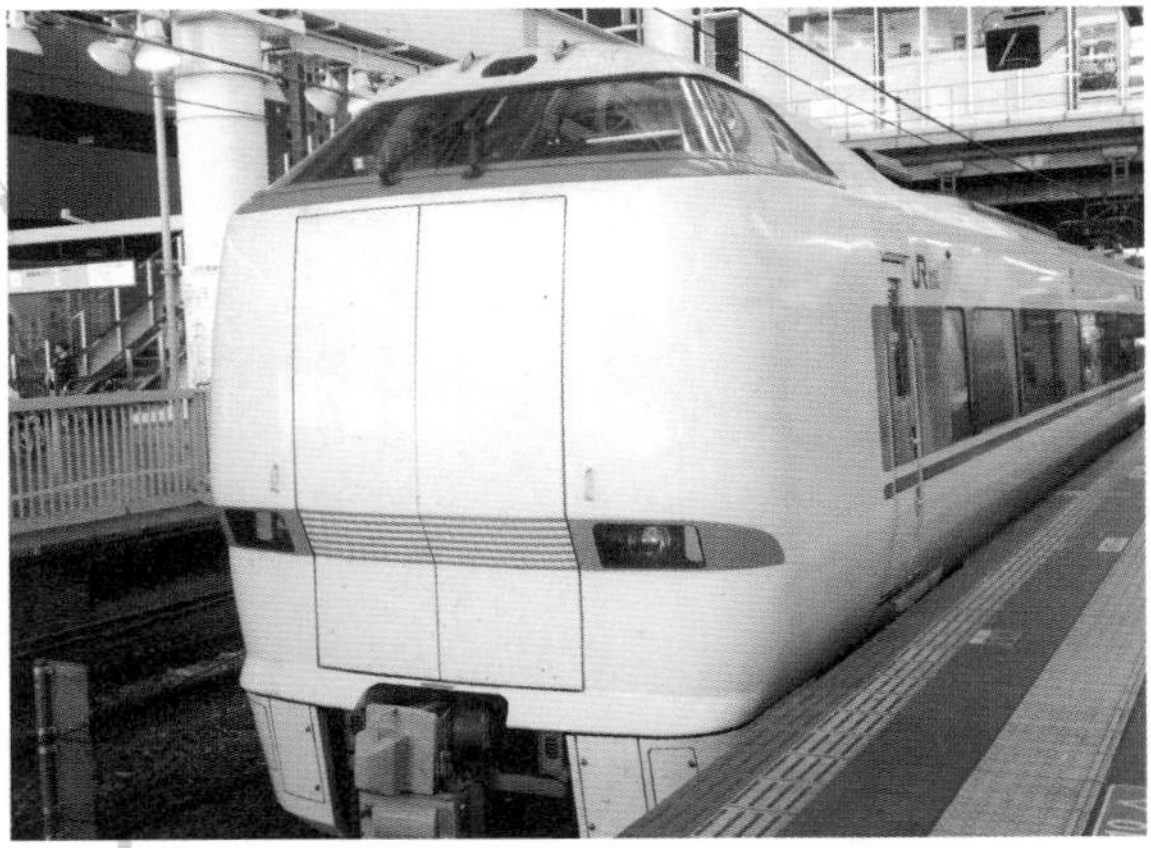
「はくたか」や「サンダーバード」などに使用される683系電車。時速160キロ運転は在来線での金字塔である。

翻って、筆者は皮膚科医として北越急行から何を学んだのであろうか。詳細な情報提供？　どうも自信がない。研究開発？　まったく自信がない。ただ、一つだけあるとすれば、外来患者混雑時の〝高速進行〟であろうか？

略治終了

「略治」とは極めて便利な用語であり、特に再発が避けられない炎症性皮膚疾患においては誠に重宝である。乾癬患者に「アナタの病気は治らない！」などとは口が裂けても言えぬが、さりとて名医には程遠い筆者は「必ず治ります！」とは言えぬ。この点「大丈夫！　略治します」と言えば、何となく治療が成功するようで「皮膚が綺麗になった後の維持が重要です。その積み重ねで根治も夢ではありません」などと畳み掛ければ、事実に反することもない。日本語において熟語は説得力があり、何となく反論できぬ空気を作るのがよい。四字熟語はさらに素晴らしく、「治療放棄とは言語道断！」など中村吉右衛門風に言えば説得力倍増である。

「略治」とは将来再発の可能性を含む用語であるが、鉄道業界においては復活の可能性がある事例が少ないことから「廃止」という用語が用いられる。本年3月（2016年初出掲載）の北海道新幹線開通により、ついにわが国から客車による定期夜行列車が姿を消す。有名なのは特急「カシオペア」であるが、これは観光列車の性格がありさらに臨時列車である。定期夜行列車である急行「はまなす」は札幌⇔青森間を結ぶ夜行列車として人気が高かった。低価格のビジネスホテルの台頭と割引航空運賃の影響で夜行列車は急速に姿を消したが、札幌と青森間では夜行移動の利便性を評価する旅客が少なくなかった。鉄道側も座席車はグリーン車用座席を普通車として運用し、安価で利用できるゴロ寝可能な桟敷席様の車両を連結しサービスに努めた結果、高い支持を得た。夜行列車廃止の理由は様々であるが、東京と九州を結ぶ寝台特急が早晩廃止されたのは、旅客収入が列車走行距離に応じて各会社に分配されるため、1社あたりの利益が出にくいためである。その点急行「はまなす」はほとんどJR北海道区間を走行し安定した収入があった。筆者は廃止間際のお祭り騒ぎが大嫌いである。夜行列車廃止の要因は利用客減少が大きな理由であるが、鉄道ファン人口は少なくなく筆者を含めたファンが足繁く利用していれば、夜行列車廃止の憂き目には至らなかったであろう。

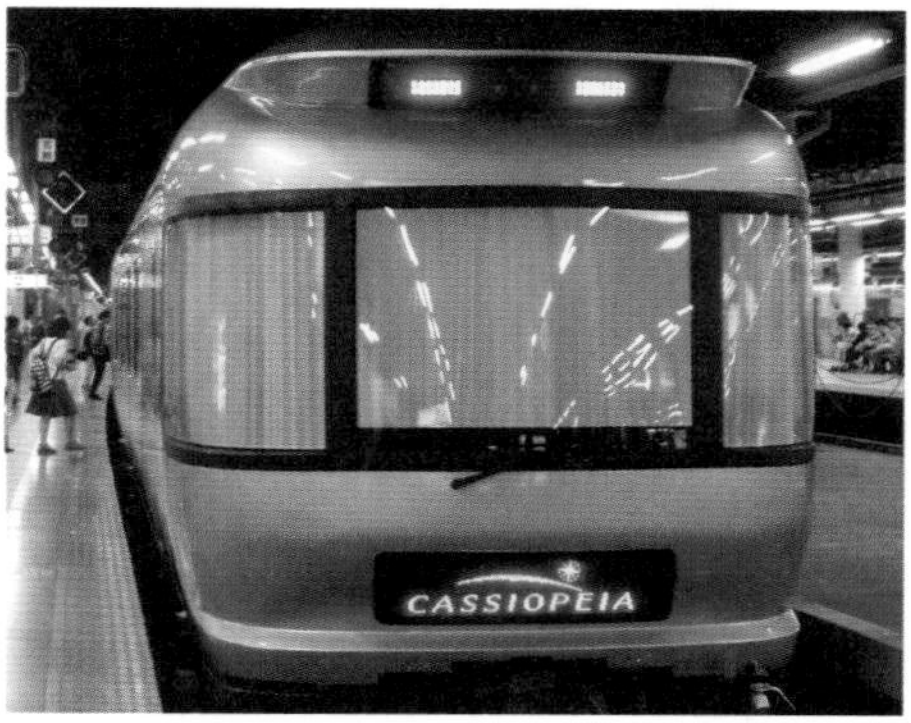

上野駅で発車を待つ“カシオペア”。人気列車の代表格であったが北海道新幹線開業で廃止に至った。

自ら利用せず、廃止反対論を振りかざすのは誠に見苦しい。

急行「はまなす」廃止を冷静に受け止めた筆者であるが、長らく本誌の編集を担当されたTさんが突然卒業され無念の至りである。彼女はスタート以来一貫して本稿を担当していただき、Tさんの名称で度々登場された優秀な編集者であった。復活はない様であり、感謝の言葉もない。容姿端麗な才媛で金原出版には勿体ない程（社長！　無論半分お世辞です）の人材である。あるとき、筆者は彼女に本誌の顔ともいえる〝巻頭言〟(注)を絶賛した。毎回、本稿とは対照的な力作揃いであり、これも彼女の力が大きい。喜ぶかと思いきや、彼女は慌てふためき執筆者選出方法やコンセプトを言い訳のように語り始めた。恐らく筆者が〝自分にも書かせられたし！〟と言いたいのと勘違いしたのであろう。大丈夫！　Tさん。身の程は弁えております。安心して新しい世界に旅立ってください！　たとえ後任者から間違って〝巻頭言〟の依頼が来ても絶対にお断りする…筈です……本稿の原稿料を、雲の上の如き高価な〝巻頭言〟のそれと同じにしていただければ………（社長！　無論半分本気です）。

巻頭言

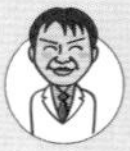

書籍･雑誌などの最初に書く言葉や文章であり、皮膚科の臨床においてもその名もずばり“巻頭言”が常設され、毎月有名皮膚科医が登場する人気コーナーである。最近ではタイトルが著者の自筆となるなどの進化もみられる。内緒であるが、依頼される医師には一定の基準があるようであり、当然「憧鉄雑感」なんぞを担当する筆者は大きく基準を満たさぬようである。なお、他の皮膚科雑誌にも同様のコーナーがあり、例えば学研メディカル秀潤社のVisual Dermatologyでは「羅針盤」と銘打ち、やはり巻頭に文章が掲載される。こちらはその号の責任編集者が書くため、筆者も拙文を認めているが、度々の登場を許す同社の懐の深さがうかがえる。

同性患者

当院は複数医師で診療を行っており何かと都合がよい。無論、不得意分野を気軽に相談できるのは大きなメリットであろう。ただし、相談するのは概ね筆者ばかりであり、これはヤブ医者のメリットである。逆に、患者にとってみると、相性の合う医師を選択するだけでなく、同性医師に診察を受けることができるのは大きなメリットであろう。筆者の勤務先は北の繁華街すすきのに程近いこともあり、プライベートパーツの疾患を主訴にする患者も少なくない。概ね性感染症であるが、真面目を絵に描いた外見を有する男なんぞ、「家族には何といえばいいのですか?」などと凡そ疾患以外の質問が多い。無論、こちらもプロである以上「自業自得ですな!」などと岸部一徳の如く突き放すこともできぬ。家庭事情など知る由もなく、これならラジオの人生相談にでも問うてみるがよかろう。

以前NHKラジオの人生相談で、〝大変に深刻な問題のご相談がお二人から来ています〟というので期待して聞いてみると、〝お一人目は夫に先立たれ、孤独な日々をお過ごしの女性の方です。もう死にたいとまでおっしゃっています〟。確かに深刻である。しかし、斯様な事柄がラジオで解決するのであろうか? 〝趣味をもつこと。旅行をすること〟など、凡そ解決には程遠い無難な回答がなされた。〝次の方のお悩みです。ご近所から生牡蠣を30個貰いました。食べきれません。どうすればいいのでしょうか? とのご相談です〟確かに深刻であろうが、これは同列の悩みなのであろうか? 回答者も困窮したらしく〝確かにいただき物を他の方に回すのはいけませんよね。かといって捨てるのもどうかと。いっそカキフライにしてはいかがでしょう?〟などさらに解決には程遠い回答であった。

ところで男女同権が叫ばれるなか、鉄道現場では女性に対する配慮が進んでいる。大都市圏の通勤電車にはラッシュ時の女性専用車両が設定され好評である。痴漢対策であるが、路線によっては途中駅まで女性専用など分かりにくく、筆者など、関西のように終日に拡大してもいいと思う。広い意味で痴漢対策は車内の防犯カメラであり、痴漢が多発した埼京線に導入され、被害が激減した。女性に限らぬが、最新の山手線車両は各車両にベビーカーで乗車できるスペースも設けられ好ましいことである。また、一部の新幹線では女性専用トイレと共に洗面台なども設置されお化粧直しなどに好評である。他方、新幹線にも防犯カメラが多数設置され、列車テロなどにも備えている。今のところ犯罪を記録する目的であるようだが、技術が発達し不審な動きをする乗客などをピックアップすることになるかもしれぬ。筆者など、新幹線に乗車すると嬉しくてしょうがなく、用もないのに車内をウロウロするので、要注意人物に指定されるのは間違いなく、誠に不都合極まりない。

　こう書いてみると、我が鉄道現場は男性に特化した施設は限られ、せいぜい優等列車の男子小用トイレぐらいである。このトイレ、使用してみるとわかるが鍵がかからぬ。明らかに男女差別のように思う。剰え、浜松町駅ホームには〝小便小僧〟なんぞがおり、電車が行き交うなか白昼堂々小便をしている。いくらダイナマイトを小便で消したとはいえ、何故斯様なオブジェが昔から芸術として扱われるのであろうか？〝小便少女〟などがホームにあろうものなら婦人団体が大騒ぎである！

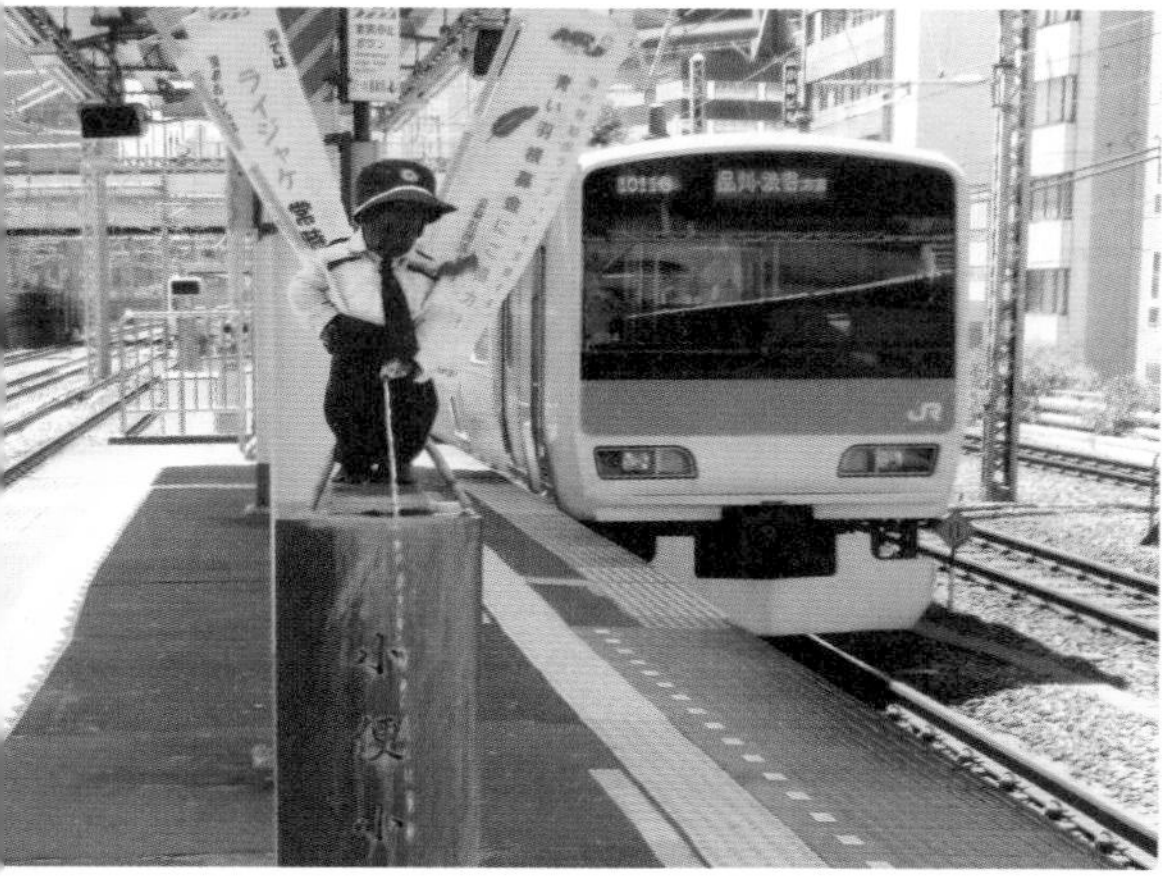

浜松町駅ホームの小便小僧。季節に応じて様々な衣装を纏う。

老人性色素斑

名は体を表すというが、皮膚疾患における独特な病名は誠に便利である。例えば皮膚科医は〝線状苔癬〟という病名を聞いただけで、瞬時に臨床所見から病理、病態から治療まで思い浮かぶ。皮膚科学を作り上げてきた先人の慧眼であろう。しかし、時に病名が仇となる場合もある。いわゆる〝シミ〟を気にして来院する女性に〝老人性色素斑〟などとは口が裂けても言えぬ。そもそも、女性がいくつになっても美しくありたいというのは自然の摂理であり、高齢女性に対して他人である筆者が〝老人〟などというのは失礼極まりない。さりとて、筆者はテレビ司会者ではないので〝お嬢さん〟などと呼ぶ訳にもいかぬ。老人性色素斑は中年にもみられるため、病名を告げた瞬間ハラスメントと解される可能性すらある。いくらＩＣＤ10に収載されていると言ったところで覆水は盆に返らぬ。

我が鉄道界においても名前は重要である。ＪＲ東日本は品川近くの車両基地を大幅に整備し、再開発のうえ新駅を設置するプロジェクトを遂行中である。その駅名が〝高輪ゲートウェイ〟に決まった。この新駅名が不適切と社会問題になったのは記憶に新しい。駅名は公募により選定されたが、この名前は何と130位であり〝出来レース〟と評された。さらに漢字と英語の意味不明な組み合わせなどとされ、撤回の署名活動に至った。ちなみに、公募の結果1位は〝高輪〟以下〝芝浦〟〝芝浜〟と続く。今回の公募は1位を採用するとはどこにも記載されておらず、36票の〝高輪ゲートウェイ〟を採用してはならぬということにはならない。そもそも、旧国鉄とはいえ今や巨額な利益を生む大企業が戦略としてつける駅名であるから、周りがとやかく言うべきではない。ＪＲ東日本は、新駅周囲再開発エリアを「グローバルゲートウェイ品川」と称しており、〝ゲートウェイ〟はキーワードなのである。

そもそも、鉄道における名称は時に社会的議論を巻き起こす。九州新幹線が全通した際、山陽新幹線直通の列車名称が〝さくら〟と決まり、その後更なる速達型列車が〝みずほ〟と発表されたときはちょっとした議論となった。これは、両列車が九州方面寝台特急に使われていた伝統ある名称であったためであるが、歴史的には〝さくら〟が正統派でありそれを補完する列車が〝みずほ〟であることから来る違和感である。また、東北新幹線速達列車が〝はやぶさ〟と決まった際にも、新幹線は伝統的に3文字の列車名が多く異論が出た。しかし、今ではこれらもすっかり馴染んでしまっており、要は慣れであり、蓋を開けてみれば受け入れられるものである。唯一、国鉄時代〝国電〟と呼ばれていた東京の通勤電車を〝E電〟と呼称したのが失敗した位である。これらは〝山手線〟などと確固たる線区名が浸透しており、総称する必要性もなかったためであろう。そう考えると、必要性があるからこそ使用される〝老人性色素斑〟を変更するのはかなり厄介であるのかもしれぬ。

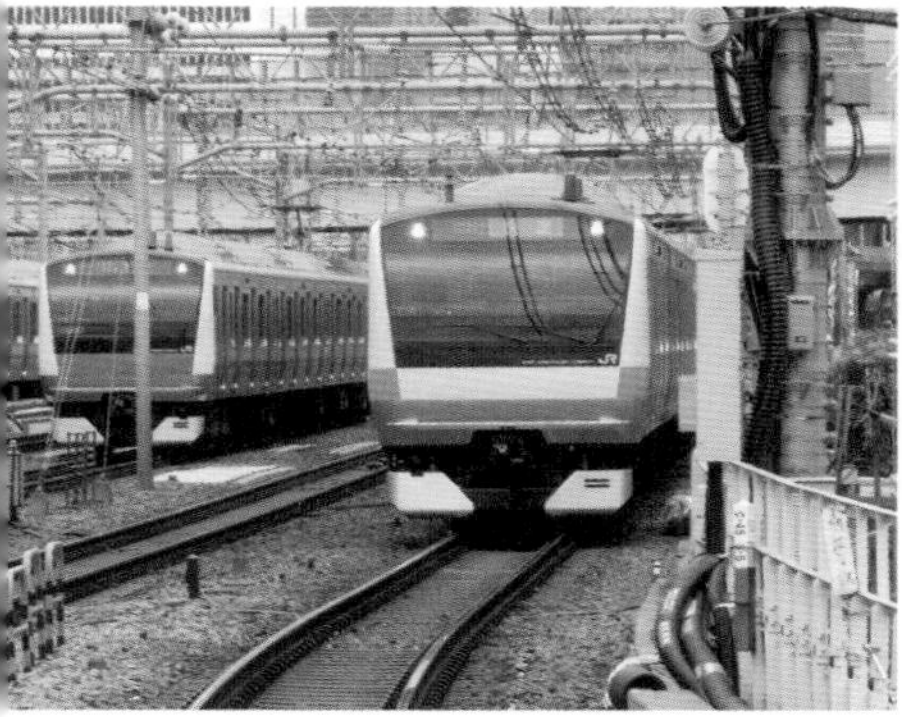

並走する“E電”ならぬ東京圏通勤電車。
車内放送は自動化され肉声は稀。

筆者は〝高輪ゲートウェイ〟歓迎派である。現在、車内放送は自動化され肉声に接する機会は激減した。本職に聞くと「乗務が楽になった」との声がある一方「アナウンスができず寂しい」という意見もある。筆者は断然後者だ。もし、別の人生で車掌（それも主任車掌）をしていれば恐らく〝高輪ゲートウェイ〟の自動放送の後「なお、品川駅高輪口においでのお客様は当駅ではなく、次の品川駅でお降り下さい」と嬉々としてつけ加えるであろう。〝老人性色素斑〟患者に「世界的には〝日光黒子〟と言います」と付言するように……。

触診の重要性

〝弾性軟〟や〝板状硬〟なる表現は、皮膚科学における触診の重要性を端的に表すものであろう。当然、他科においても同様であるが、皮膚は直接触れることができるが故〝下床との可動性良好〟など専門性の高い診断学が皮膚科専門医の武器である。皮膚科学を学ぶうえで、現症記載は基本となるものであるが、医学生には結構難しいようである。大学在職時代、病棟実習中のある学生が教授に患者プレゼンテーションをした際、かなり専門的な現症を読み上げた。教授は「いい現症記載を聞くと自ずと皮疹が目に浮かびます」と褒め、その学生は有頂天となった。ところがあろうことかその現症は、筆者の初診時の記載を丸写ししたシロモノであり盗作もいいところである。

皮膚科学において〝硬い〟状態は何らかの病的意義があるが、〝板状硬〟のアイスクリームもある意味異常であろう。この摩訶不思議な代物は、通称〝シンカンセンスゴイカタイアイス〟と

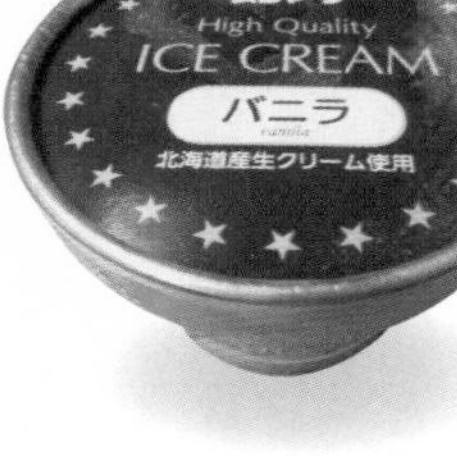

名物、物凄く硬い新幹線車内販売のアイスクリーム。うっすら溶けた部分をちびちび食べる哀愁がもうたまらない！

何故かカタカナで呼ばれ車内販売で入手可能であり密かなファンが多い。当然冷凍設備が限られるワゴン販売において、長時間凍結状態を保つための極力空気を抜いた特別仕様であり、購入直後はスプーンさえ入らぬ難攻不落の要塞の如きである。ツウはホットコーヒーとともに購入し、少し温めながら食べるというが、いくら鉄道が趣味でもアイスクリームまでのこだわりは筆者にはない。学生時代、友人たちがたまらなく美味しい行列ができるジェラート店に行くというのでノコノコついていくと果して頑固オヤジが営む店である。物凄い人気であり、行列ができる地元の名店より隣のガラガラのファミリーレストランを好む筆者と

しては我が意に反する光景である。漸く順番が来ると、売り子を兼ねるオヤジは愛想の欠片もない。

友人より〝ダブルを頼むべし〟とアドバイスされているので恐る恐る「ミルクとメロン」と注文すると、あろうことかオヤジは「合わない！」と怒り出す始末である。だったら作らねばよい。「じゃあおススメで……」と言ったところ「全部おススメだよ！」と逆鱗に触れてしまった。仕方なくバニラを頼むとドロドロした得体のしれぬ固体とも液体ともつかぬ物質が供された。全く美味しくない。車内販売のアイスクリームのほうが遥かに上である。

その車内販売が本年3月で大幅に縮小されてしまった（２０１９年初出掲載）。北海道は全廃。九州は観光列車に残るのみ。また、旅客が多い東北新幹線でさえ〝やまびこ〟などから撤退した。列車から食堂車が消え、その代替でもあった車内販売ももはや風前の灯である。駅構内やホームにコンビニ形態の売店が増え、旅客自らが事前にペットボトルなどを購入するため、車内販売の売り上げは激減しており、時代の流れかもしれない。しかし、自然災害などで列車が運転見合わせになった場合、乗客の飲料確保など不安は残る。昔の優等列車には給水機が供えられていたが既に撤去されて久しい。残る車内販売も販売品目が見直され、〝板状硬〟のアイスクリームは遂に東海道新幹線などでしか入手できなくなってしまった。食すなら是非お早めにといったところである。


件の盗作事件は大人気ないので今日まで口を固く閉ざしていた。今となってみるとそれがよかった。教授はあくまで〝学生レベル〟としてその現症を褒めた可能性が高く、〝専門医レベル〟とは程遠かったのかもしれぬ。時間をかけた熟考は成熟した結果を生むのである。なかなか溶けぬアイスクリームは食すまでの時間が長い結果、更に美味しく感じられるに違いない。読者の先生方には、間違ってもコーヒーとともに購入されぬよう、伏してお願い申し上げたい。

外来管理加算

　保険点数とは誠に難解な制度であり、患者は勿論医師側も完全に理解するのは至難の業である。なかでも〝加算〟の項目は、その用語が如何にも利潤追求のようで患者にすこぶる評判が悪い。「外来管理加算」など、時に余分な金はビタ一文払わぬ！　との決意の勇者に問い質されることもある。当方は決して悪事を行っておらず正当な診療であるが、さりとて「アナタのような方に〝外来管理加算〟が何たるかを説明する時間の対価です」など、禅問答よろしく煙に巻くこともできず大変である。

　ところで、我が鉄道の世界にも〝加算〟制度が存在する。加算運賃は、新規路線開業などで発生する多額の資本コストを回収するために、基本運賃に加算される料金である。鉄道運賃は原則対キロ制であり、路線内では距離により平等に決定される。しかし、例えば空港乗入れの新線を建設した場合、その費用を運賃全体に加算すると新線区間を利用しない多くの旅客にまで負担がかかる。特に空港敷地内では、航空機が優先され、鉄道は地下化や高架化、迂回が求められるため建設費は割高である。このため、高コスト区間を利用する旅客にだけ負担を求めるのが加算運賃である。当然、加算運賃は資本コストの回収が完了した場合には撤廃されるが、その時期は鉄道事業者の判断に任されている。

　例えば京王相模原線は建設費回収の目途が立ったため昨年値下げされ、本年10月1日にも再度値下げする（２０１９年初出掲載）。京浜急行（京急）空港線も同日加算運賃引下げを実施し、現在の加算額１７０円が一気に50円となり、例えば品川⇕羽田空港間は現行４１０円から消費税率引き上げを含め３００円となる。実は京急が建設費を回収するにはまだ時間を要するが、この時期に値下げをするのは熾烈な競争が存在するためである。まず東京モノレールとの競合であるが、今回の値下げで品川駅でのＪＲ乗換のハンディはあるにしろ、浜松町⇕羽田空港間は東京モノレール５００円に

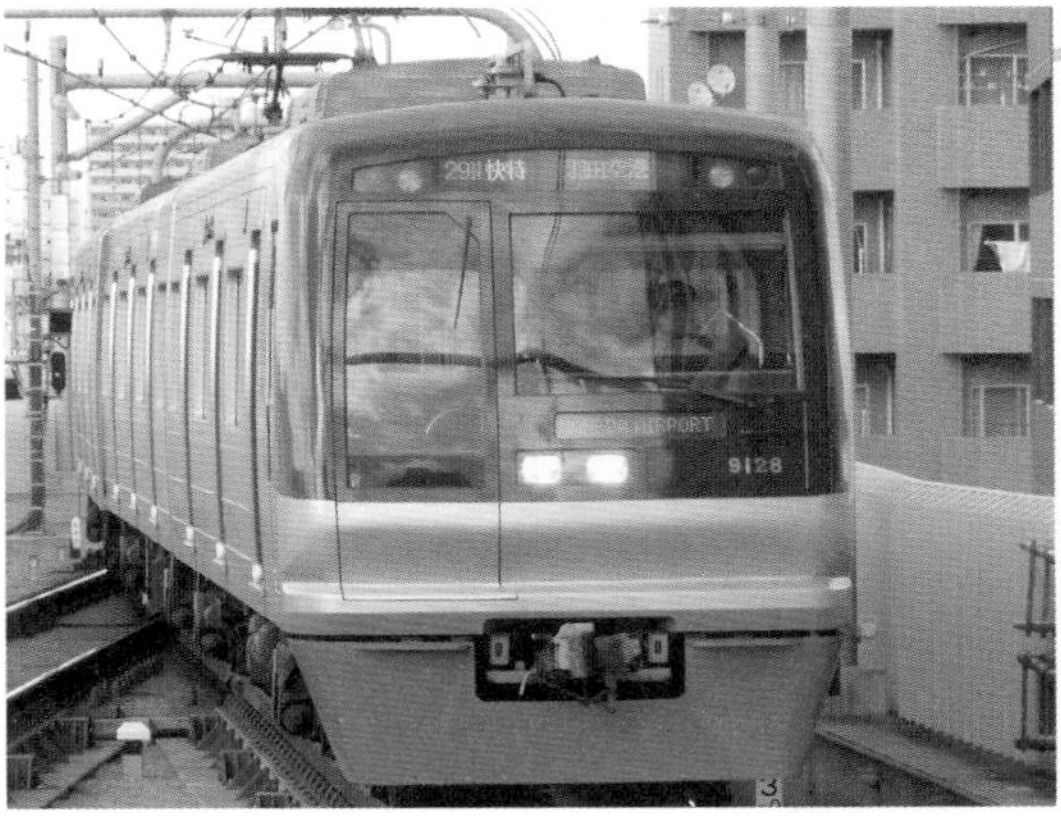

京浜急行空港線。自社車両のみならず都営、京成、北総線と様々な車両が目を引く。

対し京急・ＪＲで４６０円と逆転する。さらに、将来的にはＪＲ東日本が羽田空港延伸を表明しており、実現すれば関東一円からの広域な直通運転が可能であり、大変な脅威となるのは確実である。このため、京急は早い段階で安い運賃で競争力を一気に高めていく戦略である。

なお加算運賃が最も長く適用されているのは意外にも近鉄鳥羽線、宇治山田⇕鳥羽間であり昭和45年に始まるが、その額は最大30円と安い。また、間も無く建設費回収が終了するのは前出の京王相模原線とＪＲ北海道の南千歳⇕新千歳空港間である。後者は１４０円が20円に見直されたが、経営厳しいＪＲ北海道は消費税転嫁に合わせ普通運賃を値上げするためトータルでの値下げはない。

目の前の足白癬患者に、きちんと診断結果を記したご案内を渡し〝外来迅速検体検査加算〟を算定しようとすると「紙は要らぬ」などと言う。その瞬間、筆者が新人の頃、基幹病院に勤める先輩が走馬灯のように思い出された。「加算をとれるだけの診療などしていない」と豪語する名医は、経営側からは疎まれる存在であったのは自明の理である。〝そうだ！　すべての加算をとらぬようにしよう！〟そう思い立った筆者であるが、これは無論名医の心境ではなく、京急の戦略である。「診察１分以内なら加算料金なし！」「水虫検査不要なら加算ゼロ！」これなら加算点数ロスを上回る患者が来院するに違いない……。早晩皮膚科専門医を剥奪されるのは確実であるが……。

地方出張の楽しみ

筆者のような者にも時に講演依頼をいただく。有益な話はちっとも語らず学術的価値ゼロであるから、当然学術大会での教育講演や特別講演であろう筈もなく、企業からいただく講演の機会が多い。しかし、筆者はこのほうが有難く、タダで列車に乗車でき、本稿のネタが見つかるため感謝の念をもってお引き受けしている。ある時、北海道内の地方都市でのご依頼をいただき即お引き受けした。ところが、後日担当者が申し訳なさそうに切り出した。「実は先日のご依頼の件なのですが……」。言い難そうである。さては中止となったのであろう。しかし次の言葉に耳を疑った。「宿泊先のホテルなのですが……」彼は一旦ここで間を置いた。「お化けが出るのです」。日頃から紳士的で真面目な人である。笑いながらではなく心底困ったような表情だ。からかっているのではないことは明らかであり、第一左様な戯言を言ったところで彼に一分の利もないことは火をみるより明らかである。その後、他に代替ホテルがなく、当日帰宅手段がないことを申し訳なさそうに述べた。狐に摘まれた様な話である。が、斯様な話は逆に好都合だ。元来、お化けなんぞ全く信じない筆者であるから、是非宿泊させて欲しいと懇願した。

お化けといえば交通業界でもしばしば話題となる。「昨日お化けが出た」と言うタクシー運転手をみても、頭のおかしい男と早とちりし、陸運局なんぞに苦情を呈してはならぬ。業界では〝とてつもない長距離客〟を〝お化け〟と呼ぶ。飛行機ではお化けの話が山ほどあり、有名どころでは上空で巡航中、窓外から女が機内を覗いたなどというカビの生えた都市伝説が存在する。我が鉄道でも〝お化けが『明日いつもの電車に乗ってはならない』というので一本早い電車にしたら、いつもの電車が脱線した〟など枚挙に暇がない。

ただし、鉄道では実際にお化けが存在する。銚子電鉄では、お化け屋敷電車という企画があり大人気である。乗務員もお化けに仮装し、車内も薄暗い電車に様々な趣向が施されている。中でも、電車が突然停車し窓ガラスが叩かれるのは相当恐怖であるらしい。無論、銚子電鉄の嫌がらせではなく、増収の一環である。同社は赤字対策で〝ぬれ煎餅〟をヒットさせ〝まずい棒〟というお菓子まで作る努力企業だ。お化け屋敷電車の成功を受け、他の中小私鉄でも同様の企画が開催されている。これらは夏季など期間限定であるが、通年で楽しめるのはＪＲ西日本の境線である。境港市が〝ゲゲゲの鬼太郎〟で町おこしをしているのに因み、境線を走る列車にそのキャラクターがラッピングしてあり、なかなか楽しい。車内にも天井にねずみ男が寝ているなど、アイデア満載である。が、出色なのは何といっても米子駅の境線乗場であった。０番線ホームから発車するのだが、これを一時「霊番のりば」と称し、人気を博していた。

ホテルにチェックインする。古いが何の変哲もない。エレベーターに乗る。何と〝開〟のボタンがない。お化けの仕業だ。部屋が寒い。当然、空調故障ではなくお化けの仕業だ。夜間、水の流れる音がする。当然、壁が薄いための隣室のシャワー音ではなくお化けの仕業だ。朝食時の温泉卵が生である。当然、調理人が悪いのではなくお化けの仕業だ。何と恐ろしいホテルであろうか！　ただ、お化けの仕業であれば多少の不具合があろうとも客からの苦情など皆無に違いない。そうだ！　我がクリニックにもお化けを出してやろう……。

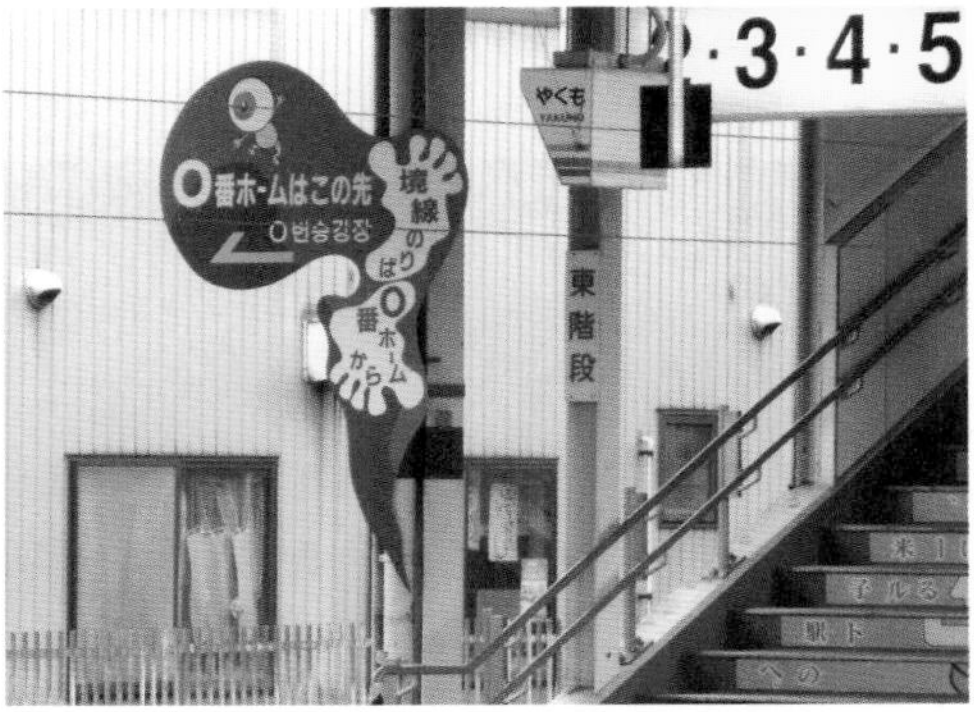

米子駅境線乗場。“霊番のりば”は福知山線脱線事故以来、縁起が悪いと0番ホームに改称された。

つばさ写真館～旬感～　冬

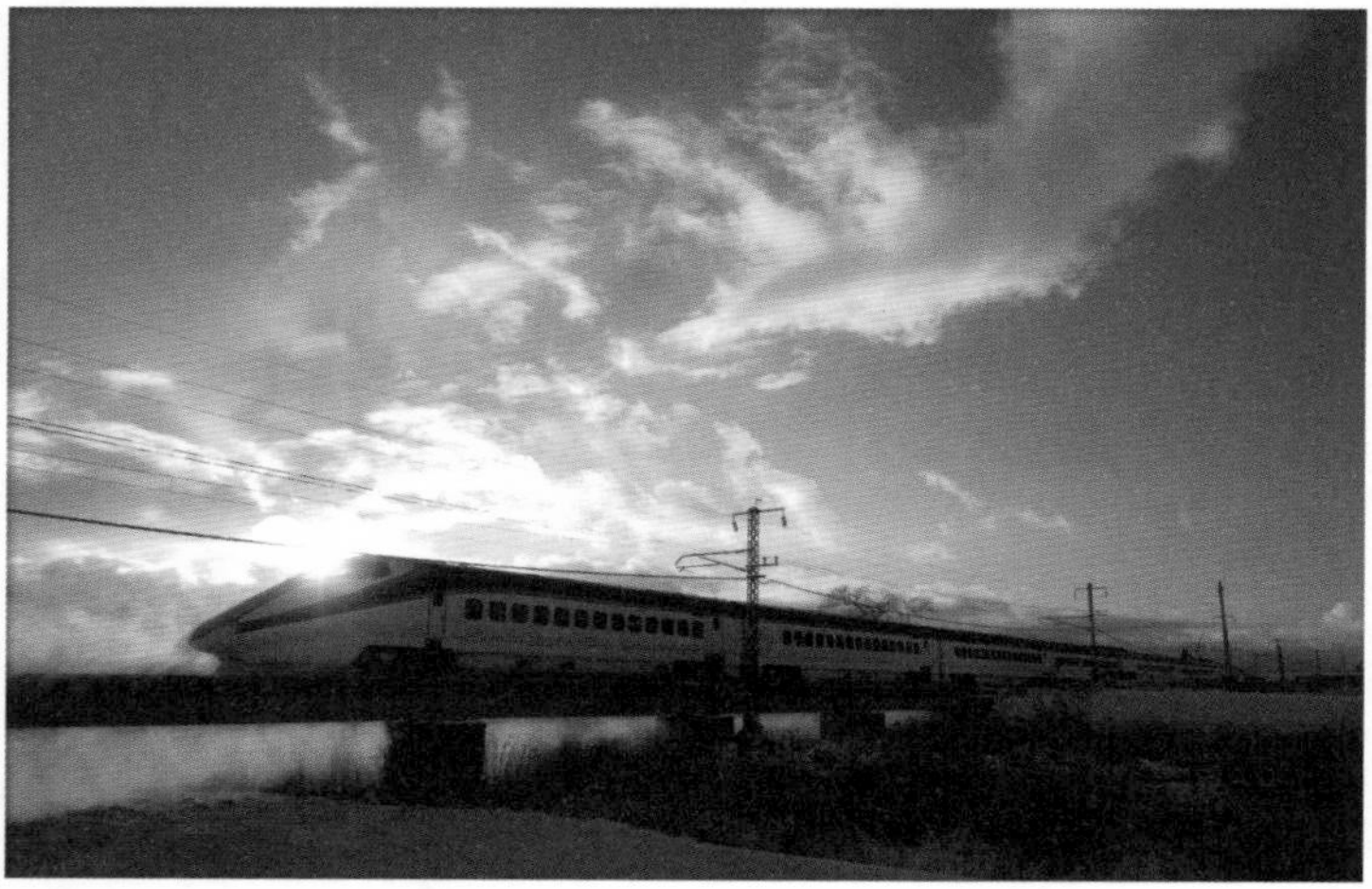

橋本秀樹（つばさ皮膚科・院長）

2015年12月28日
さくらんぼ東根－東根間（東根市）つばさ128号

冷え込んだ冬の早朝。つばさが舞い上げた雪煙と
朝日とシルエットが織りなす、幻想的な瞬間。

第 10 章

鉄道と自然災害

自然災害に立ち向かう鉄道の現場を
皮膚科医の目線で熱く語ろう。

節電下の医療現場で働くということ…

震災後、原発が停止し電力不足が叫ばれる昨今。電力料金値上げのニュースなど、納得しかねる理論も横行する中、マスコミ各社の報道もイマイチ迫力に欠けるのは各電力会社がこれまで大スポンサーであったからであろうか。値上げならば、使わねばいい！ という訳に行かぬのが医療機関の辛いところであり、停電は患者の生命に直結するため頭の痛い問題である。

原発の是非はさておき、節電自体は大いに実行すべきであり、値上げ問題とは関係がない。我が職場でも、夏季のクールビズが推奨され、正面玄関に「ノーネクタイ」の文字がデカデカと踊るに至った。医師は名札を身につければ白衣省略も可である。昨今急速に普及したカラフルな医療用スクラブと相まって、往診に行っても誰が医師なのか皆目分からず余計な苦労が増えてしまった。筆者は、社会人になったら「スーツとネクタイ」を理想としていた人間であり、事実これまでこのスタイルを貫いてきた。外見は他人の判断基準として極めて重要であり、全人類がその人の心などの内面のみで判断すれば、乾癬患者の深刻な苦労はない。Tシャツにピアス姿の若いチャラ男の銀行員に預金したくないように、医師としては正装で患者に臨むのが礼儀と考えていた。しかし、政治家は勿論、NHKニュースにまでノーネクタイ男が登場するに至り、筆者も断腸の思いでネクタイを外すに至った。

ところで、電力が欠かせないのは鉄道も同じである。最近は駅構内の照明を落したり、ドアを半自動扱いにするなど、節電への取り組みがみられる。そもそも鉄道会社は、節電社会となる遥か昔から電力コスト削減には大きな力を注いできた。最近の電車は軽量化と共に、モーターの進歩から20年前に比較し消費電力は半分以下となった。エンジンが動力の自動車や飛行機と異なり、モーターは回転エネルギーを逆に与えることで発電機となる。最近の電車はほとんどこの技術を応用しており、簡単に記せば、加速時に駆動力を得るた

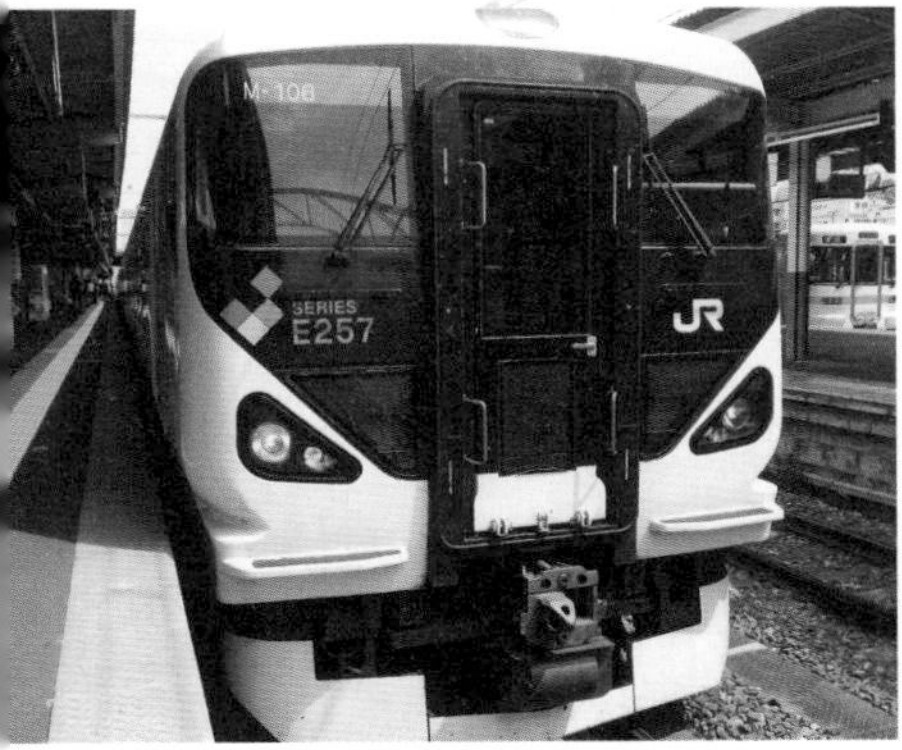

JR東日本の中央線特急と隣ホームのJR東海の普通電車。共に"電力回生ブレーキ"を装備。特急電車も貫通扉を備え、キメ細かな車両増減で更にエコを高める。優美なデザインが基本であった特急電車も、最近は実用本位の面構えになった。

めのモーターを、減速時に発電機として用いることで運動エネルギーを電気エネルギーに変換しブレーキに用いる。これは〝電力回生ブレーキ〟と呼ばれ、発電された電気エネルギーはパンタグラフから架線に戻される。東海道新幹線N700系電車は、何とこの電力回生ブレーキだけで必要な制動力を賄うことができ、その分他の電車の加速エネルギーに利用している。JR東海は〝新幹線Eco出張〟キャンペーンを行っているが、輸送量あたりの環境負荷は鉄道が最も少なく(*)、本来貨物輸送もある程度鉄道にシフトすることが、エネルギー効率の観点から望ましいと考えられる。

　その乾癬患者はいつもスーツにネクタイであった。ところが、先日遂に開襟シャツで登場した。「先生も、ネクタイ外されたので…」皮疹を隠すための寸分の隙もないスタイルと勝手に解釈していた筆者は、またまた「誤診」に恐縮千万であった。「お互い、このほうが夏は楽ですね。先生はTシャツでもいいですよ！」と患者。確かに楽かもしれぬが、この時期黄色のTシャツなどで診療すると、筆者の意に反し、高額ギャラのタレントが庶民に募金を呼び掛ける偽善番組に共感していると思われては困るので断固却下である。多からぬ当直手当で多くの熱意溢れる医療スタッフが24時間頑張る我が病院に、募金などを持参する患者がノコノコ現れては、全く眼もあてられぬ。

＊ 交通エコロジー・モビリティ財団「運輸・交通と環境2006年度版」

震災復興

問診票は患者の症状を即座に把握するには便利であるが、一般市民の使用する用語を鵜呑みには出来ぬ。「蕁麻疹」が「湿疹」であったり、「湿疹」を皮疹と同義に使用していたり枚挙に暇がない。鉄道でも同じ現象がみられ、世の人々は「鉄道」イコール「電車」と呼称しており困ったものである。テレビ番組でも、気動車を「電車」と呼ぶのは大目に見るとして、蒸気機関車を「電車」などと呼ぶニュースキャスターは言語道断であり、放送倫理・番組向上機構（ＢＰＯ）に投書する行為を自制するのは至難の業である。

過日第17回日本褥瘡学会参加のため、仙台駅に降り立った。思えば東日本大震災直後、日本皮膚科学会災害派遣チームの一員として被災地に伺ったが、その光景は今でも忘れられぬ。さらに、自らが被災者でもある看護師が懸命に在宅現場で褥瘡発生予防に取り組む姿勢に胸を打たれた。その東北の地で初めて褥瘡学会が開催されることに、大いなる感慨を抱いた参加者は何も筆者だけではあるまい。

復興事業は今も続いており、一刻も早く地元の方々の不自由がなくなることを祈るばかりである。その一環として本年（２０１５）５月30日仙石線全線復旧と当時に「仙石東北ライン」が開業した。これは仙石線沿線市町の復興支援一環として、東北本線と仙石線を松島付近で接続し石巻方面と仙台間の速達化を図るものである。仙石線も石巻と仙台を結ぶものの、その歴史は宮城電気鉄道と呼ばれた私鉄に端を発し戦時中に国有化されたものである。短距離輸送を目的としていたため、東北本線に比較し駅間が短く単線区間も多い。途中から駅間距離も長く、複線高規格の東北本線を経由することでスピードアップにより利便性が向上する。

短絡線は東北本線松島駅付近と仙石線高城町駅間に設けられた。距離にして３００ｍほどであり、単線非電化であるので簡単な工事にみえるが、これがなかなか大事業なのである。まず、東北本線が交流電化であるのに対し、仙石線は直流電化であり、単純に架線で結ぶことはできない。無論、両区間を走行できる交直流電車は存在するが、その走行のためには短絡線に両システムが切り替わるデッドセクションを設けなければならない。これらの施設にはもちろん、高価な交直流電車新製にも莫大な費用がかかり、メンテナンス費用も膨大である。結果、短絡線は非電化となり新型気動車が導入された。

今回、取材と称して「仙石東北ライン」にノコノコ試乗に出かけた。〝取材〟は責が金原出版にあるので学会を抜け出す口実として誠に都合がよい。このため最近は〝取材〟がめっぽう増え、学会で教育講演など聴く時間がない有様であり、すべて金原出版のせいである。間もなく短絡線に差し掛かる時、だしぬけにこの車両を気動車と記すか電車とするか迷ってしまった。この車両はディーゼルエンジンで車輪を直接駆動するのではなく、発電機を回転させ得られた電力によりモーターを駆動するハイブリッド方式を採用しており、技術はほぼ電車なのである。従来の電車とて、その電力の元を辿れば、大部分が火力発電所でつくられたものであり、結局化石燃料に頼っている点では同じである。「蕁麻疹」と問診票に記載する湿疹患者を笑えなくなった事態に大慌ての筆者を乗せた〝電車っぽい気動車〟は、そんなのお構いなしといった風情で、あっという間に高城町駅に到着した。

仙石東北ラインに導入されたHB-E210系気動車。ハイブリッドの文字が躍るが…。

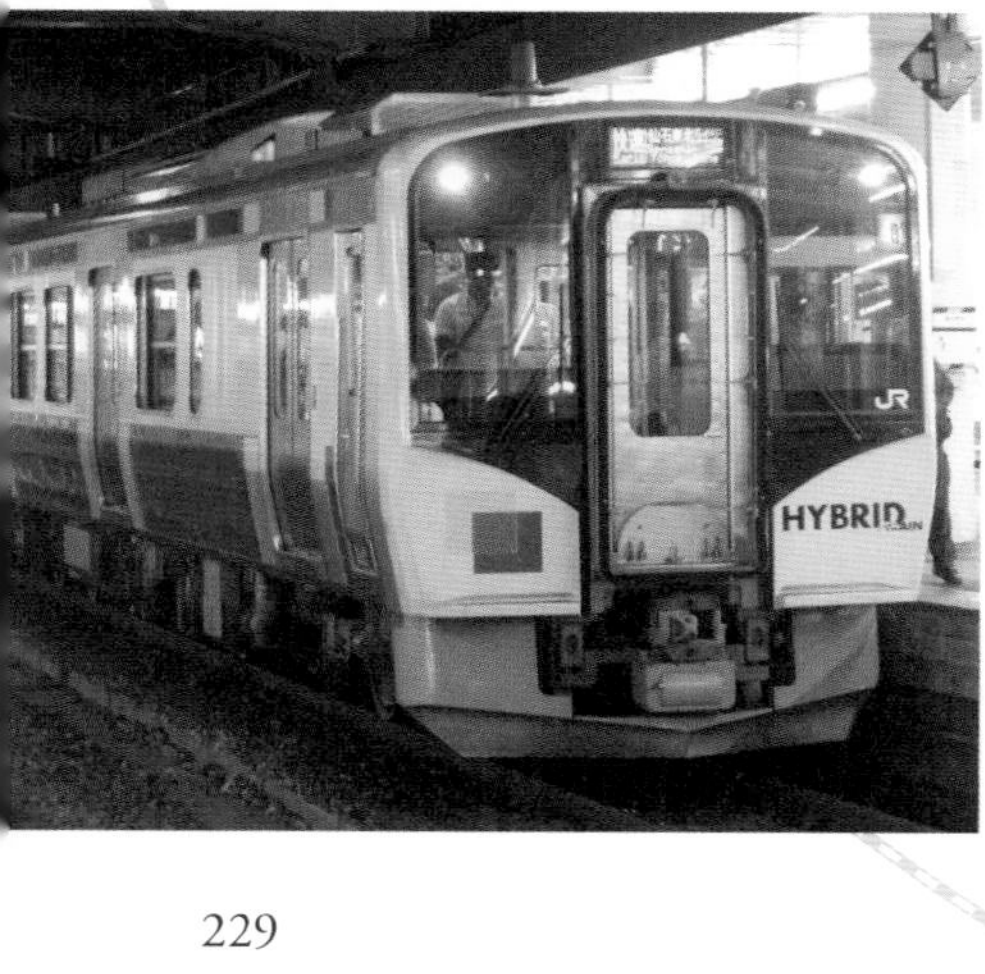

被災地支援

熊本県を中心として、甚大な被害をもたらす震災がおきた（2016年初出掲載）。まずは、被災された先生方をはじめ、皆様に心よりお見舞いを申し上げたい。収まらぬ余震と物資不足、何より未来予想ができない現実には、被災地の皆様の心情を察するに余りあるものである。

今回の震災では鉄道各線にも大きな被害が出た。まず九州新幹線は回送列車が脱線し、さらに100カ所以上の修繕箇所がみつかった。我が国の新幹線システムは地震波のP波とS波を感知して列車を停止させるシステムを導入しているが、今回は震源が近く機能せず、運転士が急ブレーキをかけて大事には至らなかった。一部マスコミは、列車脱線を問題視し、JR九州の怠慢を匂わす輩もいるが、けしからぬことである。長期運休も避けられぬ事態に、僅か13日で復旧させた偉業は高く評価すべきであろう。鉄道施設はミリ単位の正確さで安全が守られており、補修した後も度重なる安全確保により運行が再開される。余震が続くなか、昼夜を問わず軌道を歩いてチェックする鉄道人の苦労たるや推して知るべしである。

ともあれ、まずは被災地支援である。ここで注意すべきは、やみくもに支援を行えばよいというものではなく、被災地に本当に必要な支援を行わなければならないことである。阪神・淡路大震災の際に、使い古しの衣類や千羽鶴、寄せ書きが送られて困ったとは有名な話であるが、想像力こそが重要であり、自己満足の支援など却って迷惑である。重要なことは、自らの職業などの専門的見地に立った支援を考えることであろう。街中で、健康そうな大の大人が、通行人に募金を呼びかける光景に出会うが、そもそも募金とはせいぜい中学生までが許される行為であると筆者は考える。他人に募金を呼びかける暇があったら、その分自ら働いて得た収入を寄付すればいいのであり、自己満足にみえるのは筆者だけであろうか。皮膚科医であれば、自ら所属する学術団体や所属施設、日本赤十字社を通して義援金をお贈りするのがもっともスマートであり、それで被災者の皮膚の健康が守られれば誠に結構なことである。

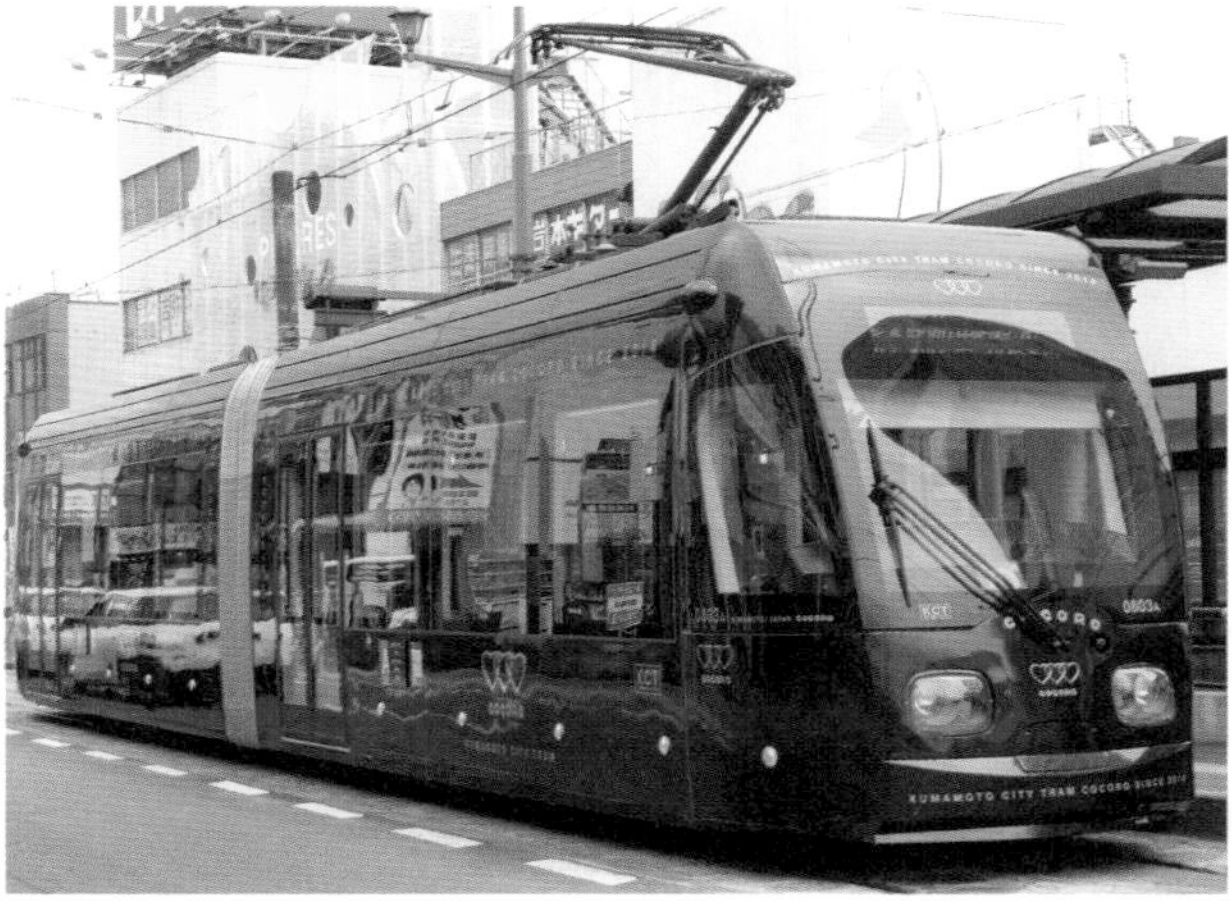

復旧を果たした熊本市電。低床車も増え、バリアフリー対策も着実に進んでいる。地球にそして高齢者に優しい公共交通。

偉そうなことを述べる筆者であるが、東日本大震災の際には日本皮膚科学会の被災地への医療支援チームに参加させて頂いた。その得難い経験はこの短文では意を尽くせないが、断水しているご家庭を考え、アルケア株式会社のご協力を得て水なしで洗浄可能なクリームであるリモイス®クレンズを提供し大いに喜ばれた。まさに、皮膚科医的アイデアであるが、これはスキンケアの側面だけでなく、保清行為という被災前の日常が戻ってくることが嬉しいとのことであった。仮設ながらコンビニができ、マクドナルドが再開することが希望となるのだという。

熊本市内を走る路面電車も運行を再開した。始発電車の運転士は、熊本城の姿をみて心が痛んだというが、日常の光景が戻ってくることは、市民に希望と笑顔を与えよう。その陰には、昼夜を選ばず保線と点検のために、徒歩で軌道を見回った苦労を忘れてはならない。専門職の尊い挺身により、電車が当たり前のように走り出したのだから……。

北の大地での皮膚科診療

北海道に勤務して久しいが、昨年12月の大雪には閉口した（2017年初出掲載）。新千歳空港では過去最多人数の旅客が一夜を明かし、中国人旅行客の暴動まで起きた。しかし、驚くべきは斯様な積雪でも、市民は普通に生活することである。慣れといえばそれまでであるが、極寒の日にお洒落な短パン姿で現れるアトピー性皮膚炎患者などアッパレ以外にない。ハイヒールで来院する胼胝の患者は本誌に症例報告したい位である。筆者の勝手な経験論であるが、当地での凍瘡患者は思いの外少なく、人それぞれ工夫しているのであろう。

先頃、JR北海道が自社単独で維持が困難とする路線を発表し物議をよんだ。現在運行する実に約半分の路線が該当しており、会社としてはまさに危機的状況である。地元民としてはただ事ではないが、延伸が続く高速道路とともに沿線人口減少は如何ともしがたく、一企業単独での公共交通維持はもはや不可能である。本来鉄道は大量輸送機関として成り立つものであり、極端な話東京圏の15両編成の満員電車は運転士と車掌の僅か2人で動かすことが可能である。北海道のローカル線は単行気動車が僅かな乗客を1日数往復で運ぶだけであり、黒字化など到底無理だ。鉄道の廃止が発表されると、すぐに沿線自治体は〝公共性〟を武器に反対声明を出すが、声を出すのは簡単であり廃止を撤回させるためには、ともかく鉄道に乗車することである。廃止反対の陳情に、鉄道でな

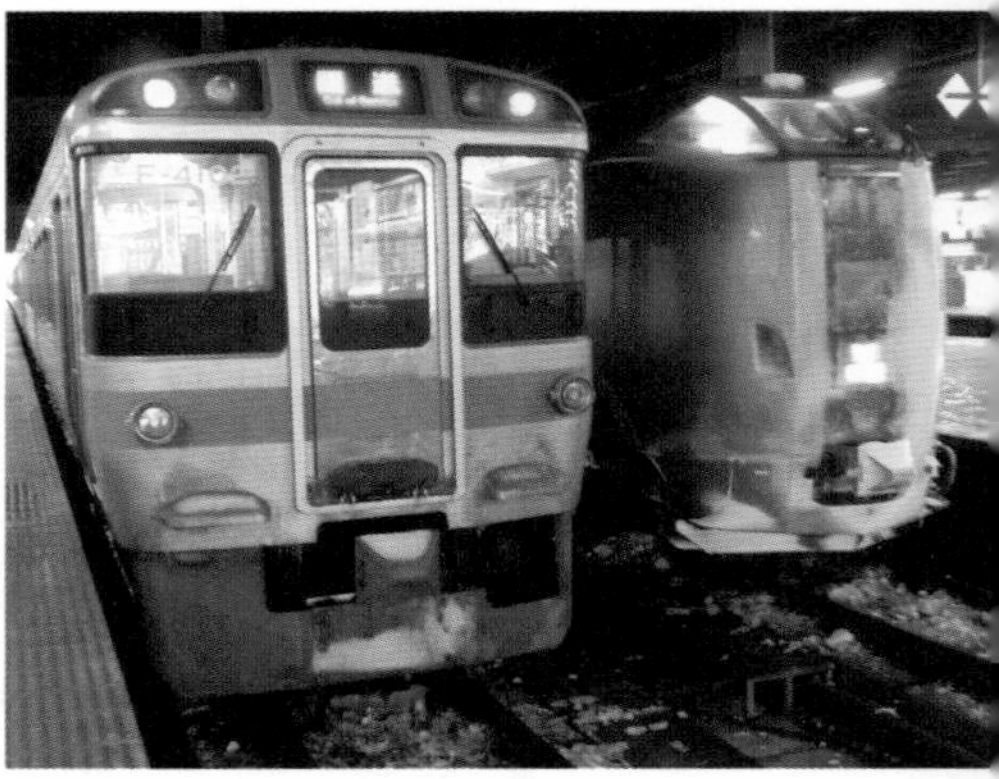

巨大屋根で覆われる降雪対策万全の札幌駅。
それでも列車が運ぶ雪が線路に落ちる。

く車で乗り付ける光景はさながらコントである。

　JR北海道の収支がここまで悪化した理由に、JR他社に比較して群を抜く除雪経費が挙げられる。除雪といえば、ラッセル車による線路の除雪が思い浮かぶが実はそんな単純なものではない。例えば、無人駅のホーム。その除雪などさほど重要に思われないかもしれないが、特急など通過列車がある場合、ホーム上の積雪は列車通過時の風圧により舞い上がり大事故になる危険性がある。このため、たとえ乗降客が数人の駅でも除雪をせねばならぬ。JR北海道は駅の廃止も表明しているが、利用者数だけでは語れない理由がそこにある。

　ただ、斯様に書くと筆者はJR北海道擁護派と思われようが、経営面には疑問を呈したい。雪とはほぼ無縁のJR九州は先頃株式上場を果たした。ローカル線を多く抱える両社であるが、多角経営では圧倒的にJR九州に軍配が上がる。鉄道業だけでは黒字化できぬ前提に、不動産業、小売業から農業まで多角経営を成し遂げ収益を上げた。同社のホテルは首都圏を超え海外にも進出する。さらに、同社は鉄道業を合理化しながらも縮小はしていない。会社発足以降、1日の運行列車本数はJR北海道が減少している反面、JR九州はむしろ増加している。鉄道業は信用の証であり、本業あっての多角経営を貫いている。今後のわが国は少子高齢化による公共交通の在り方の再検証が求められる。飛行機は空間を飛び、バスは税金で整備される道路を走る。が、鉄道は軌道保守から運行まですべて自前で行わなければならず、黒字化は極めて難しい。

　我がクリニックは5階にある。患者は皆エレベーターで移動する。階段のみであれば患者は激減しよう。百貨店にはエスカレーター、空港には動く歩道。子供から高齢者さらに身体障害者には欠かせない街の移動手段はすべて無料。つまり赤字である。これらの黒字化など誰も求めない。公共交通は街のエスカレーターのようなもの……と考えるのは自称鉄道評論家である筆者のエゴだろうか？

被災大国で診療するということ…

２０１８年６月18日の朝、またも大阪を中心として大きな地震が起きてしまった。続く６月28日から７月８日にかけての西日本を中心とする集中豪雨でも甚大な被害が出た。自然災害に対し、人間は無力であり、被災された方々には心よりお見舞いを申し上げる次第である。医師は斯様なときに大いに必要とされる職種であり、ご不自由な環境のなか診療にあたられた先生方のご苦労はひとしおであったに違いない。自らを後回しにする職業は、無論社会的要求が高いからであり、通常はそれが誇りとなる。

鉄道員もまた同じであり、公共交通を担う立場から、自らを後回しにせねばならぬ。今回の地震は、朝の通勤通学時間帯を直撃したため、復旧まで時間を要したのは勿論、安全確認のため車内に長時間閉じ込められた後に、歩いて最寄り駅まで移動した乗客も多く、大いに報道された。流石に、大きな地震であったためか、復旧に時間がかかったことに対するマスコミの批判は少なかったが、それでもゼロではなかった。安全を優先する風土は、医療と同じであるが、災害時の復旧に関しては鉄道各社で細部まで規定されており、復旧まで時間を要するのは仕方がないことなのである。

地震の場合、復旧の手順は震度により異なる。概ね、震度５以上になると、緊急停止した列車は原則安全が確認できるまでその場で運転を見合わせる。保線作業員が徒歩で軌道や架線設備の安全を確認し、信号が正しく作動することを確認した後に運転再開となる。しかも、旅客を乗車させたままの列車が停止している場合には、まず旅客の救出が優先されるため、安全確認が後になる場合も多い。この辺りの判断は微妙なところで、むしろ設備の安全確認を先に行い、その後停車している列車を最寄り駅まで運行するほうが、早く旅客を救出できる場合も少なくないが、逆に設備に異常が見つかった場合、旅客の救出は格段に遅れてしまう。今回は京阪神の電車近郊区間が主であるため、トイレ設備のない電車も多く、たとえその設備があっても満員電車においては、トイレまで移動するのも一苦労であろう。

　他方、震度４以下では復旧状況は大きく異なり、列車を使用した目視での確認で運行を再開できる場合が多い。無論、いきなり高速運転はできないので徐行しながら、運転士が軌道は勿論、電気設備や信号が正常に動いているかを確認する。仮に軌道や架線に異常がなくても、信号システムに異常があれば、代用手信号なる手段をとらねばならず、復旧は容易ではない。それでも徐行で列車は進行できるため、最寄り駅までは遥かに早く到着が可能で、旅客救出の点では優れている。震度を変えられるものではないが、現在一部の鉄道ではこの基準を見直す動きもある。しかし、当然安全第一の議論でなくてはならない。

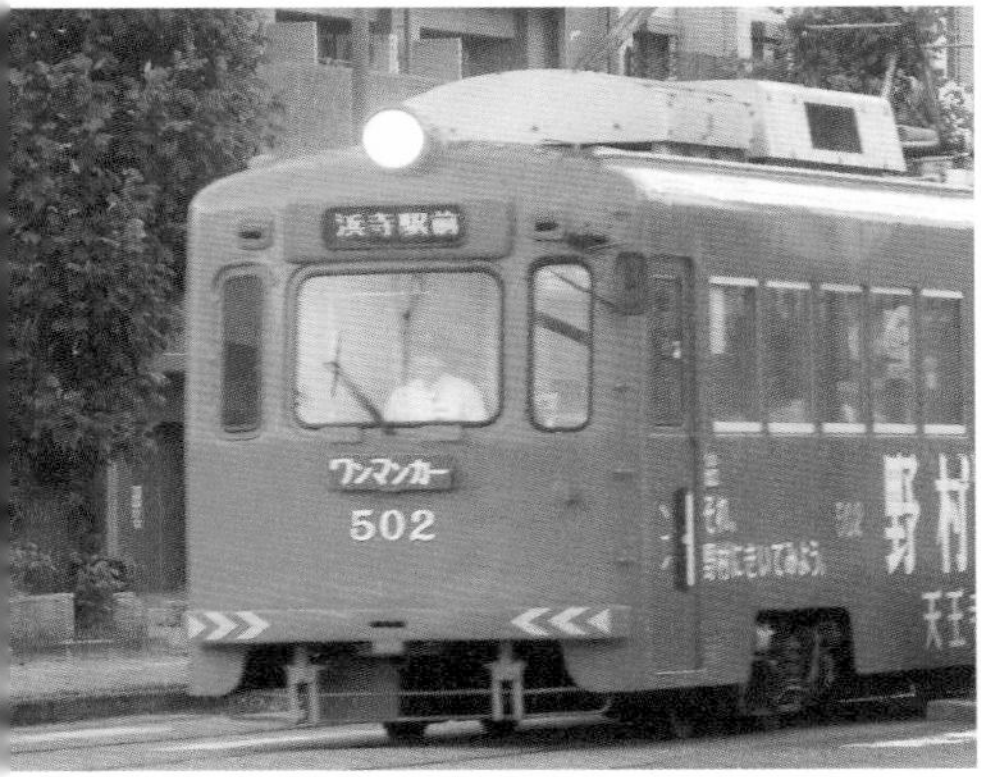

阪堺電気軌道。阪堺線と上町線2路線で大阪と堺を結ぶ。現役稼働年数90年の車両も定期運用に健在！

　今回の地震で最も早く復旧したのは〝阪堺電気軌道〟である。いわゆる路面電車であり、大阪市と堺市を結ぶ。幸いにも沿線が震度４であったため、地震発生10分後には徐行運転を開始した。路面電車はそもそも最高速度が時速40キロに制限されており、軌道目視も容易である。何より信号システムが自動車用信号と共通であることも大きい。

　今回の地震でも、多くの診療所の先生方が早期から診療を開始されたという。基幹病院に患者が集中しないよう、その配慮は素晴らしい。阪堺電気軌道の社員も同じであったのだろう。大手私鉄に先んずる早期の復旧は、単に移動が可能となったという以上に、人々に大いなる力を与えたに違いない。

生物学的製剤治療のリスク

突きあがるような大きな揺れに覚醒した。2018年9月6日午前3時7分。後に平成30年北海道胆振東部地震と命名された大地震であった。すぐにテレビをつけると大変な震度である。きっと大きな被害が出ているのであろう。天災は誰のせいでもなく、無神論者の筆者は自然の摂理と理解している。幸い、窓外の札幌の風景は乱立するビルにも大きな被害がなさそうであり火災も起こっていない。安堵する間もなく、部屋と街からすべての灯が消えた。〝ブラックアウト〟の瞬間であった。現代社会において停電は想像を絶する恐怖を齎すものである。無論、ライフラインはどれかが欠けても日常生活に大きく影響するが、停電は通信機器には勿論、ビルでは電気で水を汲み上げるため断水となる。

情報が入らぬ中、まずは食料確保である。近くのコンビニエンスストアは長蛇の列。既におにぎりやパンなどは売切れ。インスタントラーメンが辛うじて残っており、とりあえずスタッフの分を含めて多量に購入する。レジまで1時間待ちだが、感激したのはレジが動いていることであり、非常電源があるという。企業は弛まぬ努力をしているのである。

職場へ向かう。幸い外観に破損はない。このビルには複数の業種が入居しており、セキュリティーレベルが高く、残念ながら停電のため中に入ることができぬ。後ろ髪をひかれる思いで、遠からぬ分院に廻る。こちらはビル丸ごとクリニックであり中に入れる。幸い、職場関係に人的被害

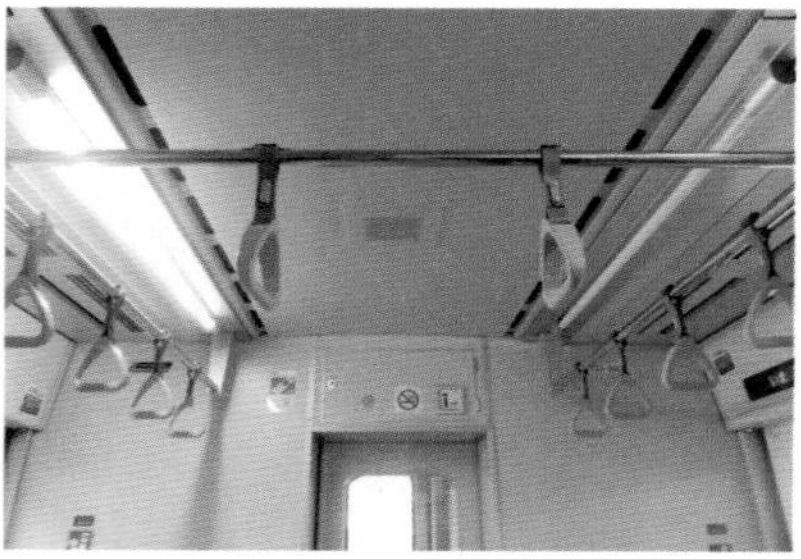

JR北海道快速電車の車内。車内灯は千鳥状に消灯され、節電の一端を担う。

はなかったものの安堵したのも束の間、分院には生物学的製剤を保管してあることに気付いた。乾癬のみならずアトピー性皮膚炎にも用いる本薬剤は分院での治療の大きな柱である。何せ原価も高額であり、患者の為にも死守せねばならぬ。分院は非常発電機を備えている。しかし、あろうことか作動していない。訊けば故障が見つかり、業者手配中であるとのこと。祈るような思いで待つと、案外早く男が現れ修理が完了した。とにかく、非常電源が確保され一安心である。ところが、この電気が僅か4時間で止まってしまった。神よ！悪魔よ！　燃料切れである。灯油を追加せねばならないが、こちらにはカラのポリタンクが2つあるのみである。休止中のガソリンスタンドに頼み込み燃料を分けて貰うことができたのは僥倖であった。重いポリタンク2つを抱え屋上まで上がるのは骨が折れたが、翌朝までの電源が確保できた。筆者一人が泊まり込んだが、地域が停電している中の一夜は賊が入りはしないかと眠れぬ一夜であった。杞憂と思われようが、事実分院から遠からぬ路上で停電後男が襲われ、現金を奪われたのである。

現在、節電が叫ばれている北海道。鉄道も特急電車を間引きするほか、駅や車内も減光している。実は、電車運転も車のアクセルにあたるノッチの上げ方や、ブレーキのかけ方でかなり節電が可能である。後日、飛行機に搭乗すべく、乗車した新千歳空港行快速電車で運転士が通常運転していれば、是非運転を代わってやろうと意気込みながら揚々と乗車したが、男はちゃんと心得ており、筆者は辛くも乗務員室不法侵入で逮捕されずに済んだ。

その後搭乗した飛行機にて、客室乗務員は機内放送にこう付け加えた。「今回被災され、ご不自由、ご不安であった皆様に心よりお詫び申し上げます」

すぐに〝お見舞い〟と訂正をしたが時すでに遅く、この地震は航空会社が引き起こしたという仰天の真実は、機内の乗客498名のみが知ることとなった。

ケロイドをもつ教師

平成28年5月27日、オバマ大統領が米国現職大統領として初めて広島を訪れた。テレビは17分にわたるスピーチを終日流し、短時間ながら大統領が原爆資料館を訪れた様子も報じた。平和な時代に生まれた僥倖な身であるが、長崎生まれの筆者は理屈抜きで嬉しかった。

その老教師は、顔にケロイドがあった。目立たぬものの、小学生の目には少々奇異に映った。ただ、子供にも最低限のマナーはあり、誰一人そのケロイドを指摘することはなかった。長崎では、夏休み中の原爆投下日8月9日が登校日となり平和教育が行われる。校内にある慰霊碑に献花し11時2分に黙祷する。その後、各学級で平和教育が行われる。通常、平和の尊さや反戦を題材にした教材が用意されるが、その教師は教材とはまったく関係ないことを話し始めた。学徒動員され工場で被爆した老教師は、原爆投下で命を落とした同級生そして親族の思い出をただ淡々と語った。戦争や原爆投下の是非をまったく論じない老教師の語りは児童の心を捉えるに十分であった。

世界でただ2カ所の被爆都市である広島と長崎は共通点も多く、ともに路面電車が元気に走っている街である。私企業が運営し、黒字経営という点も共通である。ともに原爆により壊滅的な被害を蒙り、電車は勿論多くの従業員が尊い命を落とした。女性を含む学徒動員の若者も多く、その悲劇は二度と繰り返してはならぬ。しかしそれにもめげず、広島はわずか3日後に電車運行を開始した。長崎はほとんどの電車を失ったものの3カ月半という驚異的な早さで復旧し市民に活力を与えた。広島には今も被爆電車が動態保存されており、時に平和を祈りながら市内を走行する。ちなみに、筆者が学生時代には広島電鉄でラッシュ時に学生が車掌として活躍しており、これがために広島で大学生活を送ろうと寸暇を惜しんで必死に勉強した。無論平和な時代、学徒動員などあろう筈もなく、鉄道ファン憧れのアルバイトである。しかし、努力の甲斐空しく群馬に行ってしまったのでせっかくの勉学が無駄になってしまった。受験勉強はどの大学入試もほぼ同じだと思われようが、勉強したのは受験科目ならぬ広島電鉄学？　である。〝八丁堀、立町、紙屋町東、本通、袋町…〟など、1号線の電停を必死に覚えたのであり、アルバイト車掌が実現したのかどうかは神のみぞ知る。

広島ならぬ群馬時代、筆者はちょっぴりケロイド発生機序の研究に手を出したことがある。筆者のような研究者モドキには到底誇れる成果は出なかったが、それもあって肥厚性瘢痕やケロイド患者には少々話が諄《くど》くなる。根性焼きを消したいとの元ヤンキーには、自業自得だ！　と捉えず、更正する前兆と捉え親鸞の如く熱心に話を聞く。根性ナシのヤクザな男にとっても、瘢痕はＱＯＬを下げる以外の何物でもないのであろう。かような患者を診察すると、必ずケロイドをもつ老教師を思い出す。老教師は最後に告白した。「この顔の傷は原爆による火傷よ。でも、先生は隠さんようにしとると。死んだ人は皆傷ぐらいあっても生きたかったとよ。先生の傷が原爆から守ってくれたけん、いま生きとるとさ…（長崎弁のまま）」照れ笑いとともに、「余計な話ばしたね」そして教師はそっと終礼を告げた。難解な平和論満載の教材の前にただただ恐縮していた子供達は、静かに語り終えた老教師をみつめた。彼らの尊敬を一心に集めたのは、平和について高等な訓話を語る有識者や校長、教頭ではなく、淡々と平和教育を成し遂げた定年間際の平教員であった。

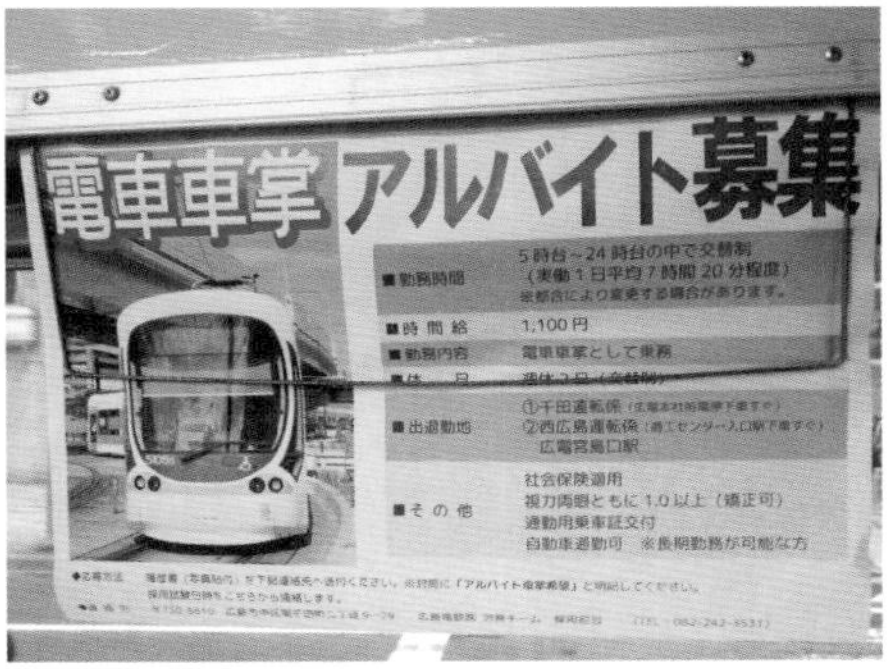
電車車掌アルバイト募集
■時間給
1,100円
■出退勤地
■その他
社会保険適用
視力両眼ともに1.0以上（矯正可）
広島電鉄電車車掌アルバイト募集広告。ラッシュ時は学生も乗務する。

未知なる感染症との闘い

新型コロナウイルスが猛威を振るっている。2020年2月4日現在、マスコミ報道は市民不安を煽るような報道も相まって、一部極論も飛び交っている。いやしくも医師である筆者は、皮膚科専門知識こそ貧弱であっても医療全般においては一般市民よりは幾らか上かもしれぬ。しかし、今後の展開などてんでわからぬ。要は個人レベルでの徹底した感染予防が重要であり、マスクの着用、こまめな手洗い、アルコール消毒と室内の換気の励行であろう。事実、航空会社職員が一斉にマスク着用を開始したが、これは暗に旅客にも同様の配慮を求めることとなり好ましいことである。更に各所に石鹸や消毒液が準備され、あとは個人の自覚と実践である。

我が鉄道で人々が気になるのは通勤電車であろう。ラッシュ時であれば飛沫感染のリスクは高い。隣でマスクなしに咳をされては堪ったものではない。せめて換気を十分にと思っても、今や電車も密閉空間である。絶望の余り、舌を噛んで死のうとする……のは早計である。実は昨今の電車の換気システムは進歩しており、通年エアコンを稼働させることで車内は最適に保たれている。旧車両の窓は開閉可能で、更にベンチレーターがついておりそれを開放すると瞬く間に外気が入り車内温度が低下した。温度調整のため車掌がフックを使ってベンチレーターを一つひとつ開ける光景は過去のものとなり、現代ではすべてコンピュータ制御である。しかし、何事にも落とし穴がある。このシステムを採用したJR東日本の通勤電車209系は、窓を固定し、さらにUVカットガラスを採用して幕式カーテンまでも省略した。大幅なメンテナンスフリーを達成しいいこと尽くめかと思われたが、その問題は停電で停車した際に起きた。車内換気ができなくなったのである。この問題を受けて、瞬く間に一部の窓が開閉式に改造されたのは記憶に新しい。その後の新車は、一見固定窓に見えても一部開閉可能窓が採用されており、貴重な経験が生かされている。

その男性患者はたまたま筆者が診察した。住所は近畿地方であり旅行者のようだ。尤も、左様な

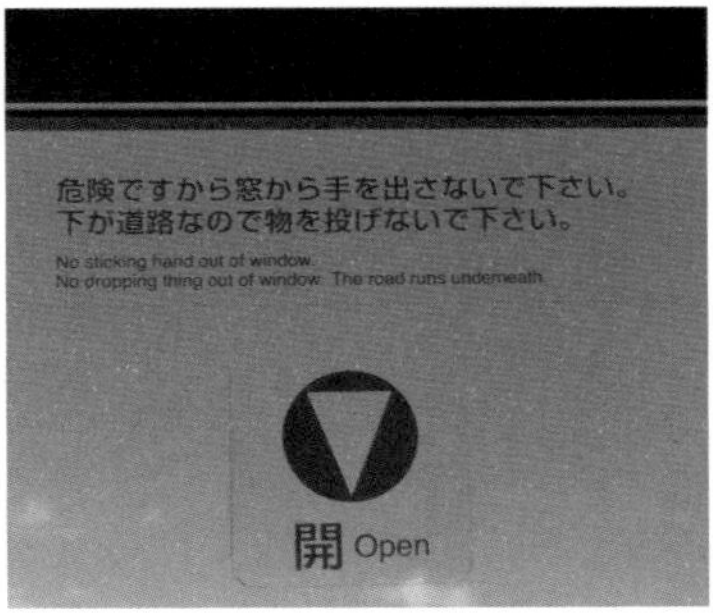

東京モノレール最新車両。固定窓に見えるが、非常時に備えシールで開閉可能と案内する。

患者は多く気にも留めなかった。しかし、話をしてみるとどうもおかしい。日本語が不自然であり、剰え N95マスク(注)なんぞを着用している。カルテを見ると、保険証の欄には旅行会社である。名前は日本名であるが、悪魔の如き眼力で中国人ツアーガイドの可能性に気付いた。診察を終えるや否や一時中断。自らは勿論、職員に直ちにマスク交換を指示し、十分な手洗いと共に、手のアルコール消毒、念の為診療室と待合室、そしてエレベーターの消毒を指示した。過剰かもしれぬが備えあれば憂いなし、要は高い危機意識を醸し出すことが医療機関では重要なのである。

「先生！　よく気づきましたね！」職員はべた褒めである。「先生のお蔭で命拾いをした！」オーバーではあるが満更ではない。よくよく考えると皮膚科診療でこれほどまでに賛美されたことはないが、まあいいではないか！　ヒトは褒められて伸びるものである。「いや〜、医師は学生時代膨大な医学知識を習得する。ウイルス学、衛生学、公衆衛生学……。だいぶ忘れたけれど皮膚科以外でも重要なことは覚えているものだよ……」にわかヒーローはつい余計なことを口走る。一応、院長職でありカリスマ性も必要なのだ。今朝のモーニングショーで見た知識だなど、口が裂けても誰が言うものか……。（2020年2月4日時点の情報をもとに執筆）

N95マスク

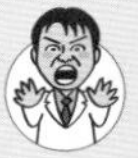
N95はアメリカ国立労働安全衛生研究所が制定した呼吸器防護具の規格基準で、Nはnot resistant to oil つまり耐油性がないことを表し、95は0.3μm以上の塩化ナトリウム結晶の捕集効率が95%以上という意味である。医療従事者でさえ息苦しさから長時間の着用は困難であり、一般日常的に着用するものではない。

未知なる感染症の扱い

前回新型コロナウイルスを取り上げたところ、少なからず反響をいただいた。このような社会現象をトピックにするのは、連載する側にとってまさに賭けである。月刊誌連載は出版までにタイムラグがあり、その間に事態が収束してしまい陳腐化するリスクがあるためである。尤も、その危険性を重々理解する編集担当Kさん自ら珍しく第二弾のリクエストがあり、ここで金原出版に恩を売っておくのも悪くないと考え、禁断の果実に手を出すことにする。

皮膚科診療において感染症は難しい分野である。筆者など、何をみても〝多形紅斑〟などと診断しその時点で満足する有様であり、ヤブ医者もいいところである。尤も、これには理由があり、新人の頃、他科に進んだ親友から非公式に相談された際、勿体をつけようと「おかしいな！　多形滲出性紅斑だ！」などと小声で明智小五郎ばりに呟いたところ「さすがは皮膚科医だ！」といたく感激され、剰え彼の指導医までもが「若いのに大したものだ！」などと吹聴したがためである。以来すっかり〝多形紅斑〟がお得意になり、ただ困ったことになんでも多形紅斑にみえてしまうのである。しかし、最近の患者は困ったことにインターネットで検索を行い「この原因は薬剤か？　それともウイルスか？」などと言ってくるため、もはやお得意の〝多形紅斑〟如きでは満足してもらえぬ。

尤も、世にゴマンと存在する名医であっても感染症は大変であるのは変わりがない。特に判断に

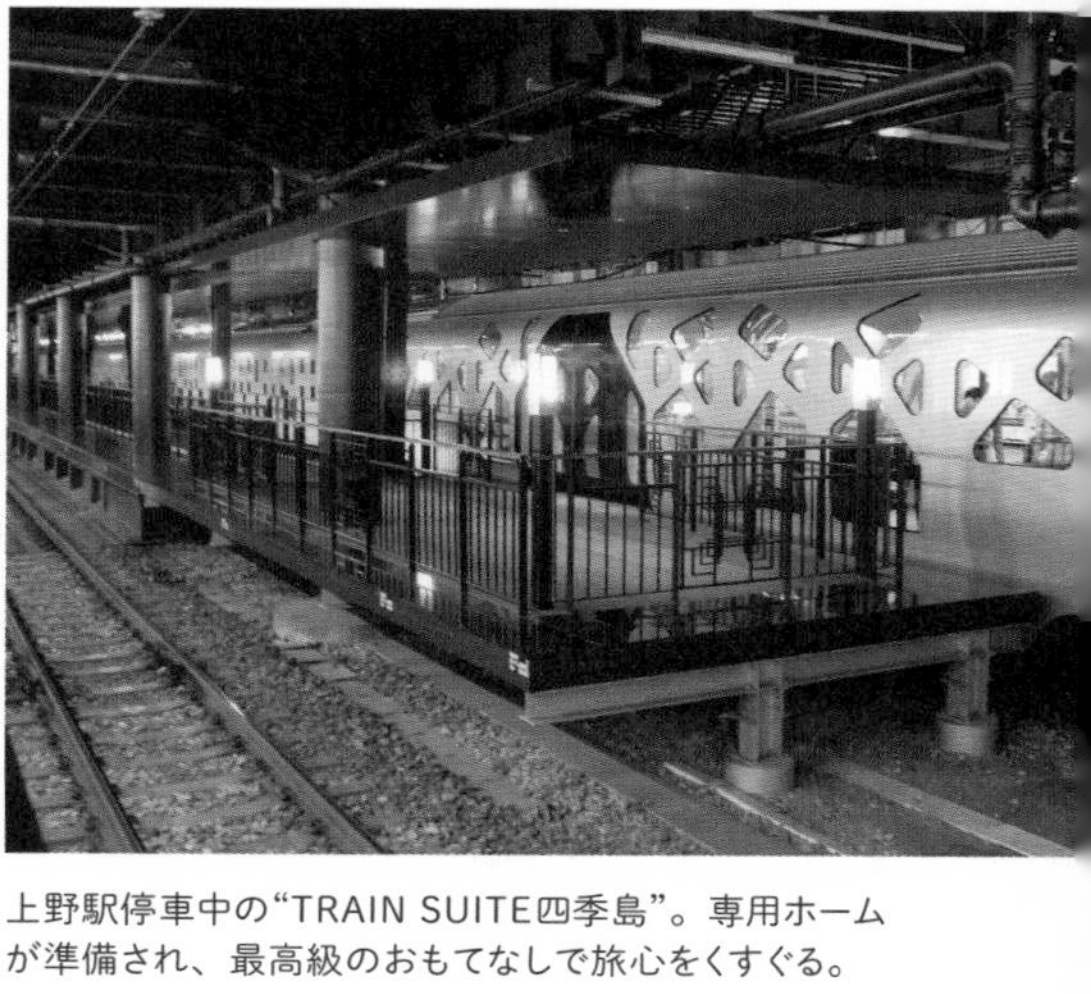

上野駅停車中の“TRAIN SUITE四季島”。専用ホームが準備され、最高級のおもてなしで旅心をくすぐる。

困るのが旅行者であろう。当院にも国内のみならず海外旅行中の患者が来院し、明日帰国するなどの場面に遭遇し、移動の可否の判断を求められる。

この点、航空会社は感染症患者の搭乗を認めておらず、疾患毎に搭乗可能基準を細かく規定している。但し、診断書により医師が搭乗の適性があると判断した場合には搭乗可能な場合があるとしているが、実際にこのような判断はなかなかできるものではない。

他方、我が鉄道はどうか？　実は感染症患者に対しては鉄道のほうが理解がある。旅客営業規則第23条に〝伝染病患者に対して発売する乗車券は、貸切乗車券に限る〟とあり、それを購入すれば移動が可能なのである。この場合の伝染病は一類、二類、指定感染症および新感染症と新型インフルエンザ等を指し重症患者である。なお、貸切乗車券には車両単位と列車単位が存在し、後者は5両編成以上と定義される。当たり前であるがこの乗車券はだしぬけに切符売場に現れたところで発券してもらえず、予め人員と行程、その他必要事項を記載した貸切旅行申込書を提出せねばならぬ。たとえ受理されたところでその輸送計画を立てるまでに長時間を要し、感染症などすっかり治癒している可能性が高く、結果膨大な費用が請求されるだけであろう。

それにしても大金持ちの伝染病患者が現れないであろうか？「いくらでも金を出すから飛行機に乗れるように診断書を書いてくれ」「医師としてそれはできません。ですが、旦那！　いい方法がありますぜ……念のため私もお供しやしょう……」列車単位の貸切乗車券の購入を促し、患者を最後尾に、筆者は先頭に乗車し悠々と鉄道旅行を楽しむ……。使用車種は主治医の特権でJR東日本が誇る最高級クルーズトレイン〝TRAIN SUITE 四季島〟などどうだろう？　当然、移動中患者の診察などそっちのけである。いやはや、皮膚科医という職も捨てたものではない……。

未知なる感染症の対策

3月3日に現れたその患者は香港から来た英語しか出来ぬ富豪であるという。筆者とて英語診療など出鱈目の極みであるが、訳が分からぬとも相手に合わせる術を持っており要は度胸だ。彼曰く、大阪で鱈腹肉を食べ、札幌で海鮮を楽しみ、これから函館に向かい寿司を食らうとのことである。患者はいたく喜んで帰ったが、新型コロナウイルス感染の坩堝となった件のクルーズ船で、そのきっかけを作った旅客が下船した国から来たマスクも着けぬ外国人の登場を看護師に告げ、十分な換気と消毒を指示したことは言うまでもない。

いやはや、3回連続で新型コロナウイルスの話題で恐縮ではあるが、株価も暴落する歴史的事態であることを踏まえ、3回連続で話題にするのも、時代を記録する意味もあろうかと二匹目ならぬ三匹目の泥鰌を狙う。

今回の感染症では満員電車のリスクがマスコミを賑わしている。その真偽はさておき、前々回本稿で車内換気の重要性を記したところ、早速我が札幌市は地下鉄と路面電車の窓を開放し積極的に換気する方針を明らかにした。恐らく職員に本稿熱狂的読者がおり、さては市長より感謝状の一つも頂けるものと大いに喜んだものの、あろうことかこの発表は筆者の駄文発表前であることが判明し、一瞬にして飛ぶ鳥の献立に終わる有様である。

感染症対策は何より個人の意識と感染防止の励行が重要であり、筆者は十分な対策をとっている。まず、通勤電車では決して座らず、換気がなされるドア横に陣取る。さらに、ドア開閉回数が多い側に立ち、区間によっては反対側に移動する芸の細かさである。マスクと伊達メガネは必須アイテムであり、マスクは感染防御にはならぬという専門家を他所に、要は自らの手で無意識に顔面を触れた時の防御策である。これだけであれば、いやしくも憧鉄雑感を記す偽エッセイストでなくとも左様な対策は誰でも行うと考える向きもあろう。しかし、京浜東北線であれば運転間隔調整の為赤羽駅停車時間が1分長い後続電車を敢えて待つなど、混雑区間を前により換気が可能な電車を選ぶなど我ながらアッパレである。さらに、京成電鉄では悪魔のごとき眼力で電車運用を解析し、プラズマクラスター付きの新車を選択するなど、いかにも皮膚科がちょっぴり得意な鉄道評論家に相応

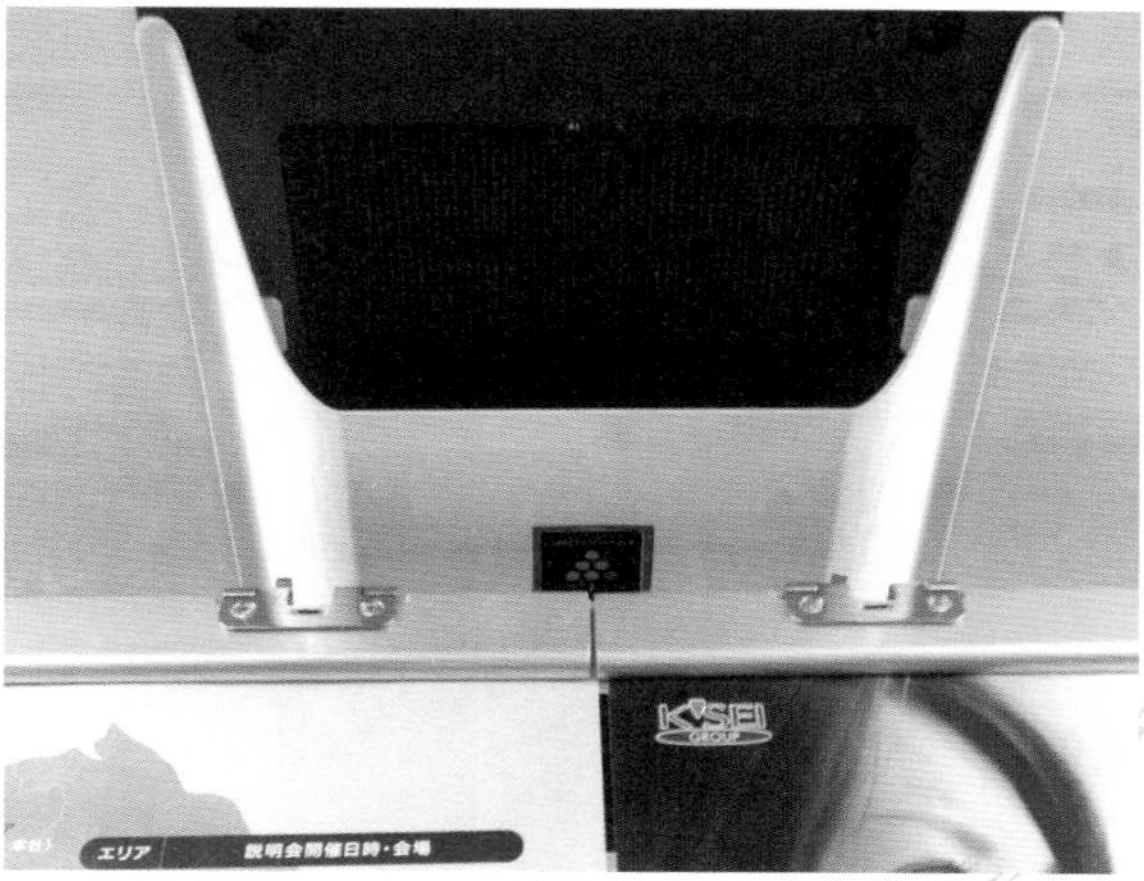

京成の新車3100形天井に装備されたプラズマクラスター。タクシーやバスにも装備がすすむ。

しい称賛に値する行為ではないか。

他方飛行機は案外空調がよく、飛行中は2~3分で機内の空気が全て入れ替わる。さらに、ウイルスをほぼ除去するフィルターを完備しており感染者と距離をおけばリスクはかなり減るであろう。なお、論文では窓側座席の方が感染リスクは少ないとされ、最高級ステータスを誇る筆者はそれをチラつかせ、周囲に乗客がいない窓側に搭乗している。何せ飛行機は乗客が減り、極めて空席が多く斯様なリクエストなど容易い状況である。

「先週ダイヤモンドプリンセスの乗客が来たんです!」興奮する看護師の言にぎょっとした。「その人マスクもせず関西や北海道を回っているようなんです」どうもおかしい。不安心理は情報も誇張するようで、件の香港人患者に尾鰭がついたものである。真実を知っていてよかった。この勢いなら、来週には新型コロナウイルス感染症患者が登場し、再来週には重症患者が現れ、おっちょこちょいの筆者などすぐさま遺書を認め、自ら葬儀屋を手配する事態になったかもしれぬ……。

憧景雑感⑦

非接触型カード考——拙著最終草稿を呵する風景

驚くべきことに、現代社会においては医師の個人情報が売買されている。この為であろうか、時々電話は勿論、電子メールなどで意味不明な情報が送られてくる。筆者にもAmazonからだしぬけにメールが届き〝あなたのアカウントが閉鎖される危機!〟なんぞとある。当然、斯様な初歩的フィッシングメールに狂喜乱舞するほど暇ではなく、剰えそもそも筆者は一度たりともAmazonを使ったことはない。またある時〝お得な切符のお知らせ〟とのメールが届き〝JR東日本旅行協会〟なる差出人である。大胆不敵とはこのことであり、当然筆者はグループ会社名など諳んじており、左様な組織がないことぐらい百も承知である。巷に溢れる電子媒体も注意が必要である。筆者は鉄道乗車時にSuicaなどの非接触カードを極力使わない。通常は紙の乗車券を用意する。仮に、途中で運転中止となった場合、紙乗車券では終着駅までの運輸契約が結ばれているため振替輸送の対象となるが、Suicaなどではその対象にならず泣き寝入りである。

厄介なのは航空会社であり、経費削減かメールでの連絡を推奨している。そもそも、搭乗案内や遅延情報をメールで知らせるのは一見便利であるが、〝搭乗の御礼〟メールなど嬉しくも何ともない。最近では航空会社の勝手な都合で筆者の搭乗便が欠航となった際、代替便までメールのみで案内する愚行は言語道断であろう。ちなみに、そもそも筆者は電子メールなどちっとも信用しておらず、〝通信の秘密〟が守られるかも怪しいところである。電子メールに〝鸚鵡返し〟などと書くのはいいとして、うっかり〝オウム大好き♥〟などと書こうものなら公安から即刻マークされるかもしれぬ。航空会社のメールを放置すると次は電話となる。尤も、得体のしれぬ番号からかかってくるので当然これも無視する。ついに相手は白旗を掲げ、JALのフリーダイヤルが画面に表示され、徐に電話に出る有様である。

過日、製薬会社を名乗る電話が職場にかかってきた。なんでも画期的な保湿薬の話でご意見を伺いたいという。「ヒルロイドを改良した新製品」

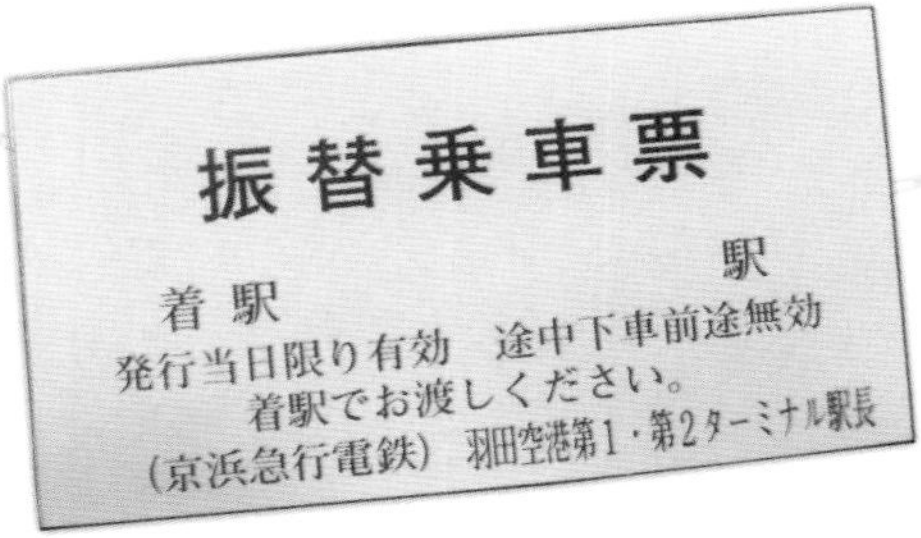
振替乗車票
駅
着駅
発行当日限り有効　途中下車前途無効
着駅でお渡しください。
(京浜急行電鉄)　羽田空港第1・第2ターミナル駅長

振替乗車票。紙の乗車券、もしくは非接触型カード定期券の場合支給され、追加負担なく迂回が可能となる。

との事。〝ビルドイド〟と訂正するのも大人げないが、どうもおかしい。果たして、新薬の話はこれっぽっちもなく投資話となった。そこで「その薬の配合剤は?」と訊くと「様々な成分を配合しております」などとあらぬことを言う。さらに「では基剤は?」との問いに、またもや「ヒルロイドと同じです」と。そこで「では、油性クリーム、クリーム、ローション、フォームのどれと同じですか?」と問うと無言となり、「油性ゲルですか?」と問うと「そうです! ゲルです」。油性ゲルなどマルホ株式会社は販売しておらず、インチキバレバレである。その後無言を貫くと、やがて相手は根負けし電話を切った。

本書の仕上げに忙しいまさに今、筆者の携帯が鳴った。画面はフリーダイヤルである。かけ直してもタダであるので、ある程度信頼し電話に出た。「安部先生ですか?」の問いにあろうことかうっかり肯定してしまった。すると相手の女性はまさに立て板に水とばかり怪しげな節税話を話し始めた。息もつかせぬ展開は相手に考える隙を与えてはならぬという悪党のマニュアル通りである。ただ、だしぬけ切るとその後嫌がらせをされるなどの被害を受けることがあるらしく、果たしてこちらも本稿のネタに遊んでやろうと思いついた。「すみません。どちらにおかけですか?」「皮膚科の安部先生ですが…」「皮膚科? 私は自民党総裁の安倍晋三です!」「…」「この番号は今後使えないようにします。では失敬…」全く似ていないモノマネであったが、効果は覿面! 更に嫌がらせ防止策も完璧である! 無論、ウソはついていない。政治家も芸名が認められるのは周知の通りである。この時だけは、筆者は自ら立ち上げた政治団体〝**人**民党総裁〟、その名も〝安**部**晋三〟! 聞き違えるのは女の勝手である。

第11章

鉄道以外の乗り物

もちろん鉄道以外にも乗るのである。

※ちょっとしたクレームもあるがお許しいただきたい。

皮脂欠乏症の奇妙な合併症①

「先生、皮膚が乾燥するとどうにも小便が近くなっていけません。関係あるんですかね？」突き詰めると大きな問題なのかもしれぬが、少なくとも筆者が知る限り皮脂欠乏症に頻尿が合併するとは聞いたことがない。真面目な高齢男性はさらに訴える。「でもね先生、夏場はこんなに近くないんです。今は夜中でもトイレに起きてしまうのです！」無論、冬季によく起こる現象であるが本人は皮膚が原因と信じ込んでいる。「尿はともかく、きちんと保湿薬を塗りましょう」と納得させる。ふと思いつき「次回尿についても教えてください」と添え診療を終える。その後も他の患者の診療を続けているとだしぬけに扉が開かれ、件の男が「先生！　今も尿が出たんだ！」などと興奮している。診察中の扉を無断で開けるなど常識外れであり、とにかく待合での待機を促し目の前の患者に詫びる。幸い、温厚な紳士であり苦笑で済んだ。

　時に筆者には講演の仕事が入る。そもそも皮膚科の有益な話など知らぬ身としては、赤恥を晒す行為であるが、看護師などの他職種や一般市民向けの仕事が多く、皮膚科の面白さと重要性を伝えるべく柄にもなくお引き受けする。その依頼も多数の看護師が出席する学会の企業セミナーであった。北海道で勤務する身として、冬季の移動には殊更気を遣う。鉄道であれば余程のことがない限

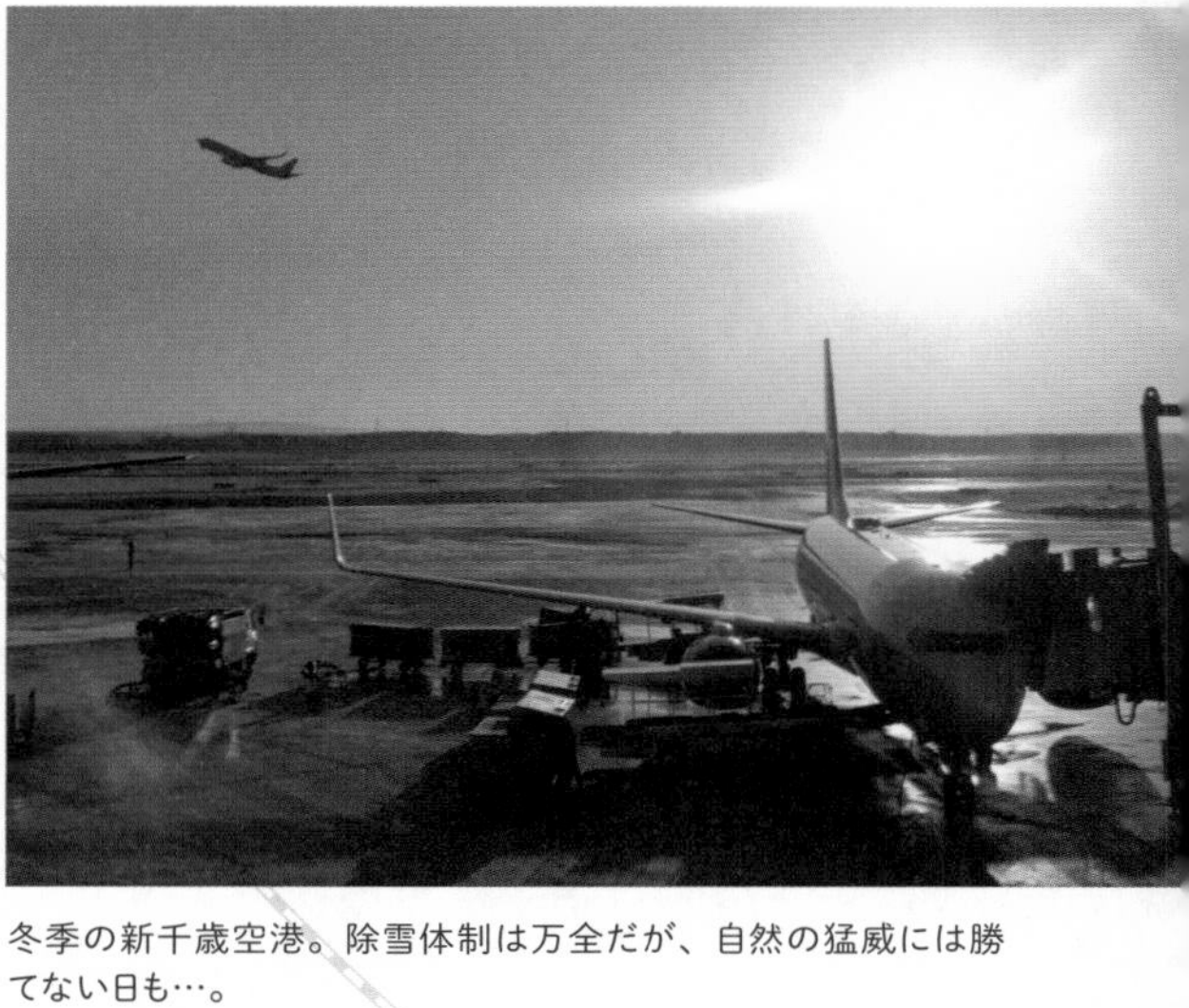

冬季の新千歳空港。除雪体制は万全だが、自然の猛威には勝てない日も…。

り運行障害はないが、積雪と台風における航空機は先が読めぬ。幸か不幸か、前日には札幌で仕事があり、当日朝の飛行機で移動し昼から講演せねばならぬ。前日から天気図を睨み、運行状況を再三チェックする。筆者は北海道と本州間を移動する機会が多く、ここ数年で天気図には相当詳しくなり、知識量としては〝鉄道∨気象∨皮膚科学〟の順序となってしまった。ひと思いに気象予報士の資格でも取得し、朝からかつらをかぶる司会者の番組にでも出てやろうかと思うほどである。このニセ気象予報士は、悪魔の如き眼力で翌朝の新千歳空港の積雪はわずかと断定した。

当日朝、離陸便は順調のようである。しかし、あろうことか空港へ向かう快速が遅延している。果たして札幌出発後も次々と黄色信号にあたるのかスピードが出ぬ。この場合、優秀な運転士であれば前を走る普通列車が、待避線のある駅に到着するまで敢えて超低速で走り、退避完了により前を走る障害物がなくなった瞬間から高速運転を開始し、遅延を最小限に食い止める技があるのであるが、この快速の速度はいかにも中途半端である。〝ヘタクソ！　筆者が運転していれば…〟と自惚れたことを思うが、筆者は移動時運転士の技量すらリスクに入れており、当然斯様なことでは驚かぬ。果たして、空港には40分前に到着。搭乗予定機も定刻出発と表示され前日からの重圧に解放される思いだ。念のため係員に問うと、予定機は定刻離陸との返事でありすべて順調である。しかし、斯様な際には思わぬ伏兵がおり、土産選びに興ずるためかなかなか搭乗せぬ旅客が一人ぐらいいるものである。「出発時刻でございますが、現在数名のお客様の搭乗をお待ちいたしております。しばらくお待ちください」などと言うアナウンスが時に流れるが、そんな無責任な人間など放っておけ！　と思うものの、手荷物だけを預けたテロリストかもしれず安全運航には迷惑行為以外の何物でもない。しかし、今回は旅客の搭乗も殊の外順調で、定刻10分前にはドアが閉まった。後は、羽田へ一直線…と悠々と構える筆者は、これから起こる悲劇を知る由もなかった（続く…）。

皮脂欠乏症の奇妙な合併症②

順調に思えた羽田便であるが、定刻を過ぎても全く動く気配がない。「現在滑走路が、除雪のためクローズとなりました。しばらく待機いたします」機長からアナウンスが入る。しかし、これまた筆者のリスク管理には想定された事態であり全く動じることもない。実は現在の新千歳空港の除雪能力は格段に向上しており、40分もあればほぼ完了する。事実30分後には除雪が終了し、いよいよ離陸である。まず、隣の名古屋便が動き始めた。大丈夫だ！　東京の講演には間に合う。ところが、驚くべきことに次に動いたのは当機と同時刻離陸予定のスカイマーク羽田便であった。経営破綻をしていながら、優先されるとは実にけしからぬ！と思うが、我が鶴のマークも経営破綻を経験しており、さらにこちらには我々の血税が投入されているので、案外この優先順位は妥当であるのかもしれぬ。さあ、次に我が機が…と思った瞬間、一人の男がだしぬけに前方へ歩き出した。斯様な男の愚行は当然離陸を阻止する。果たして客室乗務員は男に自席へ戻るよう指示するが、男は「このままでは漏れる！」などと言う。恐らく機内中の乗客が（漏らせ！）と思ったであろうが、流石は皆日本人。苦虫を噛み潰したような表情ながら誰一人文句を言わぬ。しかし、当然機長が許可する筈などないと思いきや、驚くべし、機長判断でトイレ使用可となってしまった。何とも優柔不断な機長であるが、筆者は電車を運転できても飛行機の操縦など専門外であり、ノコノコ操縦席に乗り込んで離陸などできやしない。さらに、男の愚行をみて安堵したのか、数名の乗客がトイレに列を作る有様である。先程まであれだけトイレに行く時間があったにも関わらず、人間の行動というのは一筋縄では説明できない。

漸くトイレ騒動も収まり、改めて離陸準備が行われる。さあ、出発だ！　と思った瞬間、優柔不断な機長の声が響いた。「ただいま、翼の防除雪氷液の有効時間が過ぎてしまい、安全な離陸ができなくなってしまいました。これから撒きなおしますのでしばらくお待ちください」機長の無常なアナウンスが、生涯初めての講演断念を確定的とした。危険な離陸でもいい、いっそ離陸に失敗し大々的に報道されれば、申し訳もたとうというものである。そのために、敢えて非常口座席を選んでいるのだ。目の前の機内の光景が涙で歪んだ。北海道新幹線が札幌まで来ていれば起こらなかった悲劇である。鉄道は有効期限のある防除雪氷液を車体にまかなければ走れないような不安定なものではない。さらに乗客はトイレにいつでも行けるのだ！　立席乗車だって可能である。

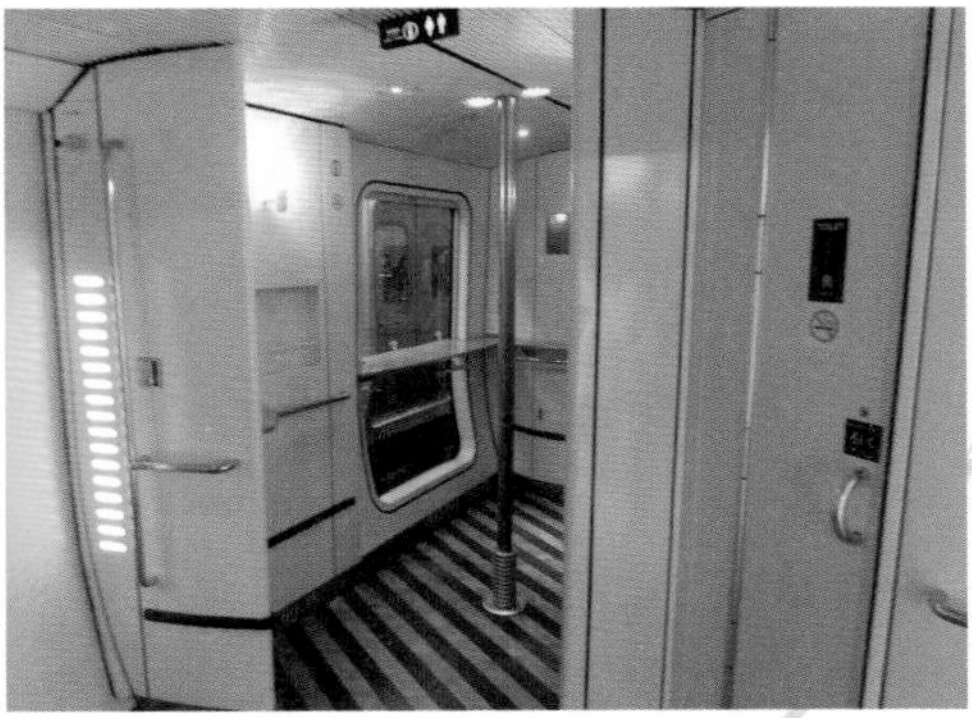

JR九州特急電車のトイレ。随時利用可。白を基調としたゆとりあるデッキは、ホテルの空間と見間違えるほど…。

「先生良くなりましたよ！　皮膚は勿論、小便も少なくなりました」患者は最高の笑顔である。「いや～、保湿の薬ってのはすごいもんですな～。皮膚だけでなく小便にも効くんだから！」恐らく、この好々爺があの飛行機に乗っていたら、ほぼ間違いなく離陸直前にトイレに行ったであろう。そうだひょっとすると、あの出発を遅らせた男は皮脂欠乏症であったのかもしれぬ。航空機内の湿度は最新鋭機ボーイング787でも20～30％、従来機では実に10％程度でしかなく、鉄道車両より明らかに低湿度である。このため、迷惑男の尿意を一層増強したかもしれぬ。教訓！　飛行機搭乗の際遅延防止のための進呈用保湿薬持参という危機管理対策を学んだ。但し、この筆者の新知見を本誌に投稿したところで、一笑に付されるのがオチである。

皮膚科診療サービスの根底に流れるもの…

医師の力量を問う尺度は様々であろうが、皮膚科医においては、当然診断・治療能力そして診察態度などがあげられよう。しかし患者評価には、これに待ち時間や職員の態度、果てには駐車場の広さや駅の近さなどの要因が関与しており決して一筋縄にはいかない。皮膚科医側からすると本質で評価して欲しいと思うが、我々が一歩サービスを享受する側に廻ると、患者評価も無理からぬことであることが理解できる。

鉄道を含む交通産業の最大の顧客サービスは「安全」の一言に尽きる。「速達性」「快適性」「定時性」も不可欠なサービスであるが、プライオリティーは劣る。しかし、乗客は「2分到着が遅れた」とか「車内が暑かった」とか「車内販売のビールが売切れていた」などの他愛もない事柄にフンガイする。丁度名医の診療を受けた患者が「待たされた」「軟膏がべたつく」などと苦言するのに似ている（無論左様な苦言にも真摯に対応せねばならない）。

飛行機の客室乗務員のサービスは、食事や飲み物などと思われがちであるが、すべて付加的なものであり緊急避難時における乗客誘導が最大の任務である。統計学上、最も安全な交通機関は飛行機とされるが、天候による欠航は多く数字のマジックであろう。飛行機事故は即人命に関与する

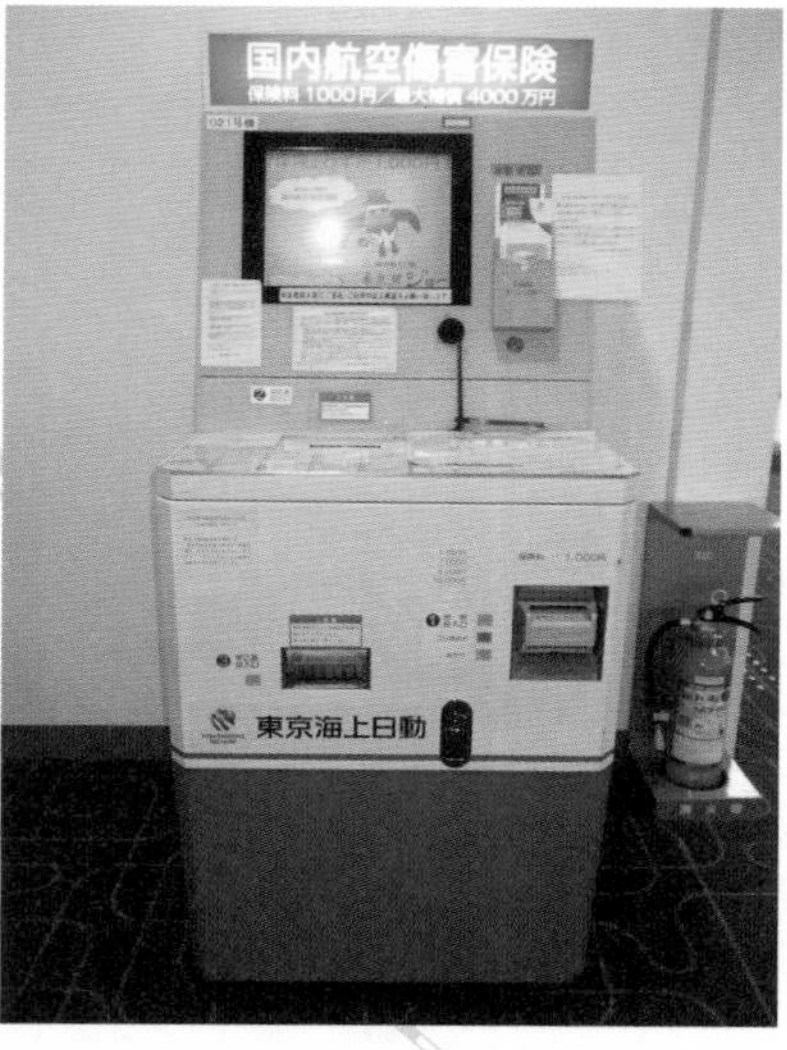

空港に置かれた国内航空傷害保険の自動販売機。悪天候の時に「販売休止」などとなっていれば恐ろしいことこの上ない。

場合も多い。大体、空港の搭乗ゲートに「航空傷害保険」の自販機があること自体恐ろしいことであり、なぜ旅客が騒ぎたてぬのか不思議である。病院待合室に「生命保険」の自販機などがあれば苦情の嵐であろう。筆者は鉄道こそが最も安全な交通機関であるとの確固たる信念をもつ。シートベルトや緊急避難用具なんぞが装備され、離陸前必ずその説明がある飛行機など、高いリスクを背負っている証である。筆者は好んで非常口座席を利用するが、着席すると必ず客室乗務員は「この座席は緊急脱出時の援助をお願いしております」と言う。「心得ております」と神妙に答えるが、筆者の目的は非常口座席前に対面する客室乗務員の顔をまじまじと見る為ではなく、不時着した場合イの一番にスタコラ逃げるためである。気流の悪いエリアを通過する際には尋常でないほど揺れるが、決まって「揺れても安全運行には問題なく安心されたし」という旨の放送があるものの、嘘八百であろう。墜落間近の飛行機でも同じアナウンスがあるのは想像に難くなく、事実筆者はこのアナウンスをしている客室乗務員が、あまりの揺れに「キャーッ！」と奇声を発する場面に遭遇した。しかし機内は大爆笑で、まさに吉本新喜劇と化した。

翻って、シートベルトも緊急避難具も酸素ボンベもない鉄道。乗用車のシートベルト義務化の際、「これで交通事故死亡者数が3割減ります」とのスローガンに違和感を覚えた。「死亡者数を3割減らすため、新幹線全席にシートベルト着用を義務付けます」となったら、それでも人は新幹線を利用するだろうか？　立席乗車も可能な新幹線は昭和39年の開業以来旅客事故死亡数ゼロを更新し続けている。本稿は診療の休み時間に書いているが、本日既に筆者の誤診患者数はゼロではなかろう。苦情が出ないのは、クリニックが雪にも強い地下鉄駅に近いことだからか？　ヤブ医者はさらに鉄道への信頼を高めながらエッセィを綴り続けるのであった。

医師国家試験の恐怖

今でも国家試験にうなされる夢を時々見る。まったく勉強しないまま、試験当日を迎える毎度同じストーリである。当然、目覚めは極めて悪い。もう遠い昔の話ではないか！　と思われるかもしれぬが、実は今でも筆者は学生向け国家試験対策本や国試過去問集などの仕事も請け負っており、その影響もあるのかもしれぬ。筆者が大学生時代には「最近の学生は勉強しない」などと基礎医学の教授に何度となく怒られたが、現在の国家試験は3日間で、禁忌選択肢（それを選ぶと一発不合格）なども出現している。皮膚科領域でもかなり専門性の高い問題が出題され、最近の学生はとても大変である。「最近の若者はけしからぬ！」という言葉は、古代エジプト遺跡からも見つかっているので、今の学生は過度に気にしなくていいのかもしれない。

筆者は僥倖にも医師免許を頂戴することができ、ニセ随筆家であってもニセ医者ではない。皮膚科専門医ももっているが、これは免許ではない。可能であれば乙種電気車運転免許ぐらい取得し、路面電車でも運転したいものであるが、勉強嫌いの筆者には逆立ちしても無理である。時に医師であり弁護士の先生がいらっしゃるが、無条件降伏する思いだ。

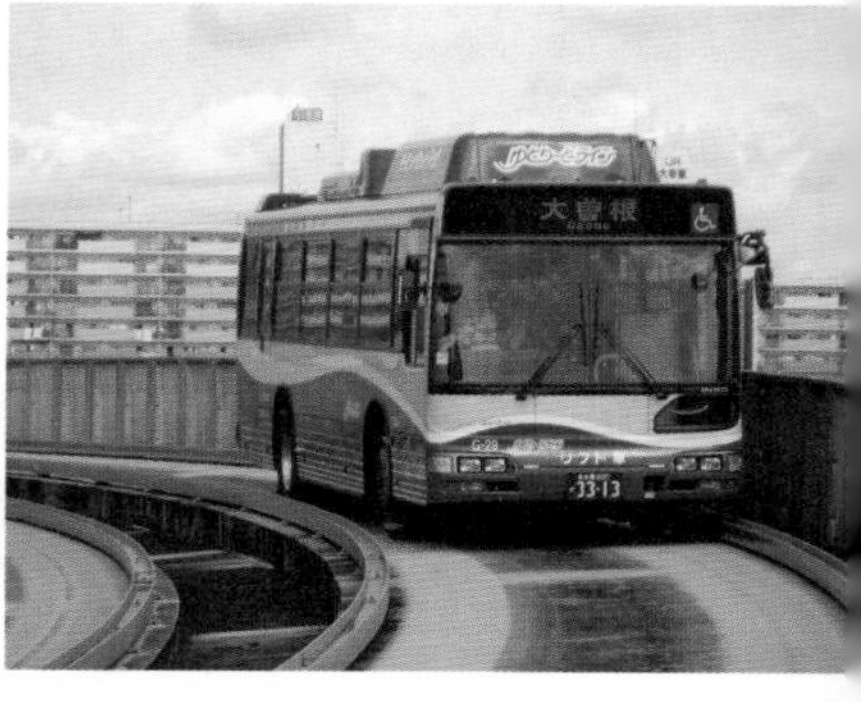
ゆとりーとライン。両側のレールにより、ハンドル操作なくともバスは進む。

ところで、名古屋には路線バスが専用の高架区間を走り、渋滞知らずでスイスイ進む区間がある。〝ゆとりーとライン〟と呼ばれるが、単なる高架専用道路ではない。道路の両側にレールが設けられており、この区間ではバスから補助輪が出

TARC、ABCD-2

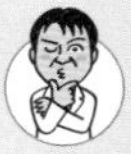

TARC（Thymus and activation-regulated chemokine）とは、Th2とよばれるリンパ球を引き寄せる性質をもつ血液中の蛋白。血清中のTARC濃度は、アトピー性皮膚炎の病態を反映することが知られており、臨床現場で用いられている。CCL17やABCD-2はその別名であるが、殆どの場合TARCが広く用いられる。

てレールに沿って進む。乗車してみるとわかるが、運転士はまったくハンドル操作を行わず手放しで運転しており、なかなか面白い光景である。このシステムは定時運行に優れており、続行運転も可能で公共交通として理想的な姿である。地下鉄に比較し建設費も安い。しかし、実は法制上この区間はバスではなく、鉄道に分類される。自動車は危険回避の際、ハンドルで危険物を避けることが可能であるが、鉄道は定められたレールを走るので不可能である。であるから、レールにより運行されるシステムは鉄道の要素が強い。実際、標識は道路交通標識ではなく、鉄道標識が使われており、運転士も大型第二種免許のみならず、鉄道用の免許取得が求められる。

四国では逆の発想で、鉄道車両が道路を走るデュアル・モード・ビークルと呼ばれるシステムが応用され、間もなく阿左海岸鉄道での使用が予定されているが、これまた当然両方の免許が必要である。乗務員は猛勉強を2度も強いられるわけであり頭が下がる思いがする。きっと試験の悪夢にうなされるのであろう。

「アトピー性皮膚炎患者で、病勢を把握するために行う血清学的検査項目は？」と試験官。「ABCD-2（注）です！」「違う!! TARC（注）でしょ。皮膚科医ならこれくらい常識です！　専門医を目指すならこれくらい知っておいてください。基本ですよ！」「…ですから、ABCD-2です。TARCと同じものを指していると思うのですが…」「えっ！　それ同じものなの??」そこで目が覚めた。またもや試験の夢、今度は皮膚科専門医試験の口頭試問が出現した。近年問題も難しくなり、専門性を担保するための本試験も、ついに悪夢の仲間入りしたようである。ただ、悲しいかな、この夢における筆者は試験官のほうなのであった。

日本皮膚科学会サマースクールによせて

昨今キャリア支援という用語をよく耳にするが、日本皮膚科学会も力を入れている。昨年、キャリア支援委員会では満を持して立派なニュースレターを新装創刊した（2019年初出掲載）。厳めしい内容かと思いきや、意外にも遊びのページがあり、有名皮膚科医が1年間で感動したことを記すエッセィがある。あろうことか神よ！ 悪魔よ！ 錚々たる先生方の最後に筆者が付け加えられてしまった。明らかに日本皮膚科学会事務所の陰謀であろうが、さりとて筆者はキャリア支援に全く貢献していない訳でもない。

日本皮膚科学会は、優秀な若手皮膚科医育成を目的としてサマースクールを毎年開催している。参加者は高率にその後皮膚科医となっていることからもその成果は着実に表れている。尤も、皮膚科に興味があるから参加する訳であり当たり前の結果であると評する向きもあろうが、実際に参加してみると若手皮膚科医の質の向上への貢献は明らかである。今を時めく新進気鋭の皮膚科医が、研究、臨床、そして皮膚外科実践を熱き心で参加者に伝授するのであるから、珠玉のセミナーであることは疑いがない。筆者が入局する際には当然このような企画はなかった。もし参加していれば、今頃は研究に没頭する傍ら難度の高い手術をこなし、世界の名だたる皮膚科雑誌に毎月論文を投稿していたであろう。しかし、幸か不幸か左様な企画に接することなく皮膚科医になってしまったため、結果鉄道研究ばかりに没頭し、難度の高い乗り継ぎをこなし、稿料の安い和文雑誌に毎月の如くエッセィを投稿する有様である（但し、編集者Kさんだけにはその意義を認めていただきたい）。当然の疑問として筆者がサマースクールで何を伝授するかであるが、他の講師が研究、臨床、皮膚外科を熱く語るなか、唯一クイズコーナーの司会を任されており、推して知るべしである。

話が逸れてしまった。筆者はキャリア支援委員会のエッセィに、感動した映像としてＪＡＬの機内安全ビデオと書いた。正確には〝緊急時のご案内〟である。このビデオは航空法で必ず旅客が見なければならないのであるが、殆どの乗客は無関

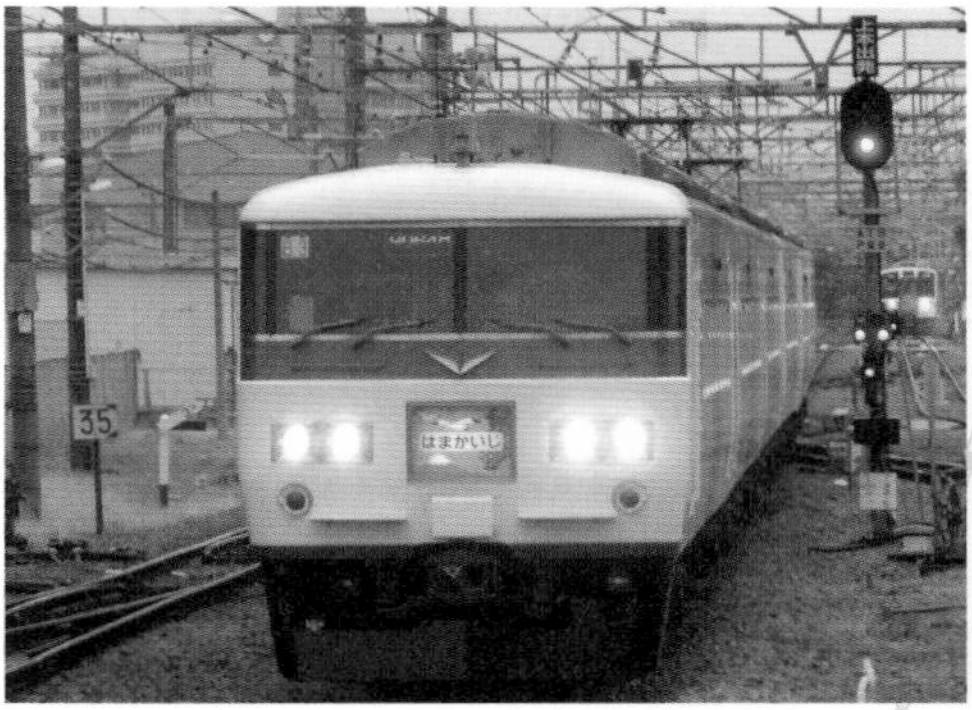

臨時特急“はまかいじ”。直通のない横浜⇔松本を結び、立客も多数であった。写真は185系。

心である。感動したというのは決してウケ狙いではなく、よくよく見ると凄いことを言ってのけているためであり、本稿でぜひ詳記したい。搭乗機が走行を始めるや否やビデオが始まる。搭乗御礼に始まるのはよしとして、シートベルトを着用せよ！　寝ている間も付けよ！　電子機器は使うな！　煙草は吸うな！　荷物は確実に棚か座席前に入れよ！　非常口を確かめよ！　緊急時には酸素マスクを使い安全姿勢をとれ！　救命胴衣を付けて非常口から脱出せよ！　脱出の際荷物は持つな！　と文章で書くと飛行機は危険極まりない乗物であることが理解できる。ところが、最後の言葉が「快適な空の旅をお楽しみ下さい」。このギャップに乗客誰もがツッコミを入れないところが不思議であり、これだけの危険注意を喚起しながら〝快適〟と言い切る傲慢さは敵ながら天晴れ！である。

対する我が鉄道はご多分に漏れず「ご乗車お疲れさまでした」で終わることが多い。何と謙虚であろうか。鉄道は航空機と異なり定員以上の立客を受け入れ公共輸送に貢献しており、その為の一言であると言えよう。ベルト着用を強要せず、酸素マスクも救命胴衣もなくとも〝お疲れさまでした〟という一言に感涙を禁じ得ないのは筆者だけであろうか？

筆者も外来診療のメも当然〝お疲れさまでした〟である。無論鉄道を愛するが故の行為であるが、〝快適な診療〟とは程遠いのも事実と言われれば否定する術もない。

嗚呼！　有難きかなリピーター！

いかなる商売においても、リピーターというのは有難いものである。医療でも患者にそっぽを向かれては路頭に迷うのは確実であり、また信頼して頂ける方が定期的に顔を見せてくれるのは何より嬉しいものである。しかし、例外も存在する。頻回に受診する患者は、一向に治らぬと毎度憤慨する。診ると、皮疹はない。厄介なのは皮膚瘙痒症であり、いくら名医でも瘙痒の訴えがあれば否定する術もない。「薬を変えろ！」といわれても、既に大方の軟膏は使用済である。ワセリン如きで誤魔化そうにも、敵ながら天晴れ！　ローションにしろなど生意気なことをいう。また、医療費がかからぬリピーターは毎週の如く現れ、あれこれ薬を欲しがるのも閉口する。到底自ら使い切る量ではなく、第一全く皮疹が改善せぬ有様だ。転売でもしているのであろうか？

ところで、交通業界においてもリピーターの確保は経営戦略上極めて重要である。航空会社はマイレージと称する囲い込みを行う。旅客数も限られ、ほぼ点と点の移動であるから容易に可能なサービスである。これが鉄道となると線の移動でありかなり困難となるが、近年のコンピューターシステムはこれを可能にした。JR東日本は遂に

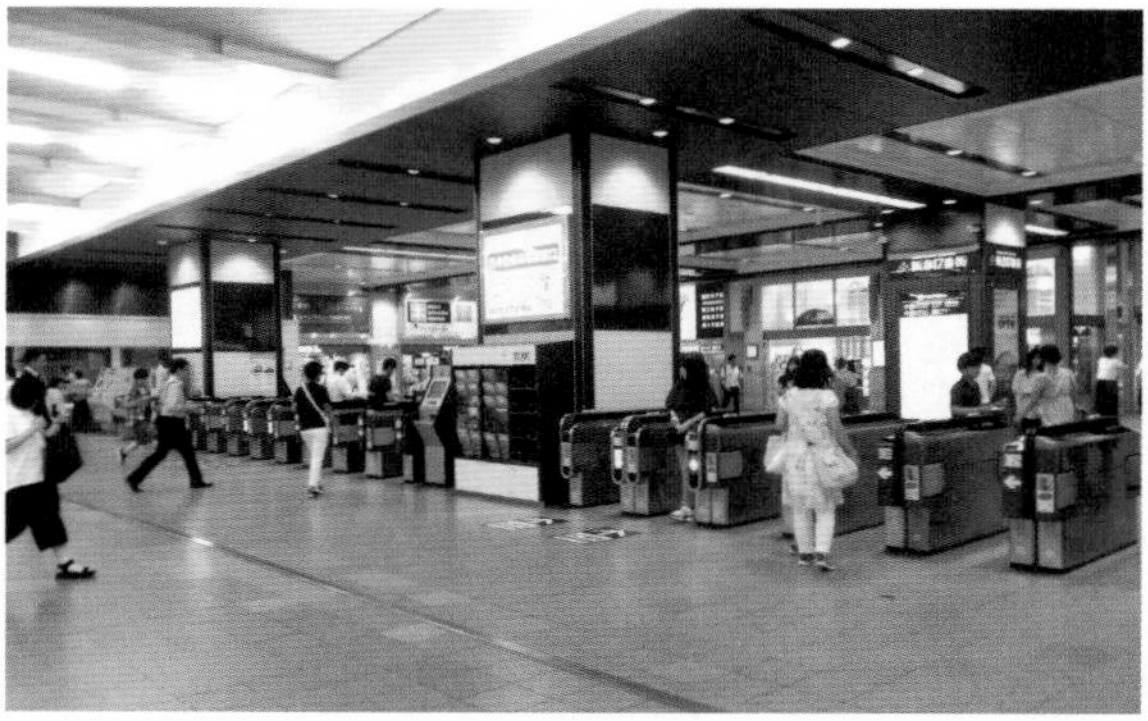

ずらりと自動改札機が並ぶ阪急大阪梅田駅。膨大な数の定期旅客、つまりリピーターに対応する。

Ｓｕｉｃａ使用に限ってポイント付与サービスを開始した。特筆すべきは、カードよりモバイルのポイント付与率を上げていることである。昨今の鉄道現場での人手不足は深刻であり機械化は大きな課題である。スマートフォンであれば特急券さえも顧客が自ら手配し、チケットレスになるのでコストダウンには打って付けである。尤も、旅客はスマートフォン故障を念頭に置く必要があり、どちらが良いかは神のみぞ知る。

筆者は鉄道ならぬ航空機においては、某元ナショナルフラッグのヘビーユーザーであり、ステータスは最上級である。鉄道と違いこれはかなり重要であり、非常時には威力を発揮する。先日も搭乗後機体が動かず、あろうことかセンサーの故障である。1時間後整備が終了し、いざ出発となった矢先、再度整備士が乗り込みやはりセンサーが不具合であるという。さらに、貨物の積込み位置を変更せねばならぬという説明である。センサー故障が、なぜ貨物の位置に問題となるのかわからぬが筆者は悪魔の如き直感で、この機体は必ずや墜落すると確信した。直ちにキャビンアテンダントに最上級ステータスをちらつかせながら、今や先の出発となる後続の便への変更を申し出た。機長の許可がいるというが「こんな不具合すぐにはなおらないでしょう。そもそも貨物との関係が分からない」というと「実は私もそう思います……」なかなかできた女性である。機長の特別許可が出た。何せ最高ステータスである。「この機内全員の振替は不可能です。恐れ入りますが、お荷物を何気ない体で持って頂き前方においでください」演技まで強要されるが、何せ最高ステータスである。悠々と降機し、後続の便に搭乗した。目的地に無事到着。不幸にも途中で墜落したであろう事故機に胸を痛めかけた筆者の視界に、隣のスポットに止まる見慣れた機体が目に入った。何と、件の機材は無事に飛行し、先行して着陸したのであった。恐らく、難癖をつけ、乗換えたのは最高ステータスの筆者だけであったろう。航空業界でもリピーターは案外厄介者であるのかもしれぬ。

憧鉄雑感 第100回

まだ見ぬ医師達への長き時間

書くも書いたり100回である。お堅い皮膚科専門誌に〝有益な事項は極力排除する〟方針に徹した駄文連載が8年以上も続くとは、当の筆者本人が驚くばかりである。まず、紙面をお借りしてこの場をご提供いただいた金原出版の皆様、これまで一切連載中止を通告されなかった編集委員の先生方、何より一回でもお目通し賜った読者の皆様に衷心より深謝申し上げる次第である。

駄文とはいえ、8年間毎月の連載を続ける裏には、かなりの時間と労力、そして涙抜きには語れぬ苦悩が存在した……筈もなく、100回記念に相応しい苦労談をでっち上げることすら困難という幸せな仕事である。プロの作家は笑顔で悲劇を創作し、苦悩の涙で喜劇を書くといわれるが、所詮偽エッセイストである。実は偽物だけに〝本連載は早晩終了する！〟と確信していた人物が存在する。読者からの苦情……ではなく、あろうことか他社出版社の人間である。酒の力とは恐ろしいもので、その酒豪は、筆者の悪徳商法まがいの口車に乗せられ焼酎片手に力説した。堅実を絵に描いた歴史ある金原出版ともあろう一流出版社が、いわば遊びのページを長期連載するなど逆立ちして世界一周するより困難である。編集部が許しても経営陣は社風を守るため即刻中止を決断するという慧眼であり、剰え連載終了後はすぐさま彼の会社の皮膚科雑誌にそっくりそのまま同じタイトルで連載を頂いてしまおう！と画策していたらしい。そのビジュアルに特化した雑誌では、神よ！悪魔よ！現在筆者が編集委員の末席を汚しており、実現していれば自らが自らの拙文を審査することとなり何ともややこしいこととなった。

左様な事情を露知らぬ当の金原出版は、そのホームページにおいて本誌紹介の文末に〝エッセィ憧鉄雑感、臨時増刊号も人気〟なんぞと書いている。多科の専門誌を擁しながら、他科雑誌には左様な記載はないことから一人悦に入っていると「恐らく臨時増刊号を前面に出したいのだが、それでは魂胆丸見えなので憧鉄雑感を緩衝材に使ったのであろう」という男が現れた。彼は皮膚科医ではなく、学生時代は筆者共々講義をサボった親友であるが、今や某大学で出世しており、得意げに小難しい遺伝子の話なんぞばかりしてインチキ宗教家の如く世間の尊敬を集めている。無論、この様な男の云為なんぞをうっかり信用してはならぬ。

以前にも書いたが、筆者は中学時代だしぬけにエッセイストになりたいと思い、神妙に文芸部などに属していた。信じられぬかもしれぬが、当時まだ大学入試などで取り入れられることが少なかった〝小論文〟では、全国模試でも存外高得点を叩き出したものである。筆者は島根県で高校時代を過ごしたが、地方の公立高校の生徒は主要教科で都市部の名立たる有名進学校の生徒に到底歯が立たぬことを自ら理解しており、ろくに勉強しない有様であった。日本史など〝自ら経験せぬ記述は信じられぬ〟などと豪語し、試験で〝大阪城を建造した（　）は〟の穴埋めに〝大林組〟などと解答した。不正解とした教師にフンガイし、「問題は〝最初に〟などと限定されておらず、豊臣秀吉が鉄筋コンクリートを使用したとは到底思えぬ」などと力説した。教師は〝確信犯だな〟などと言いながらも点をくれた。〝小論文〟は、今でこそ大学入試科目で、各学校でも対策がなされるが、当時は高校教育課程で殆ど扱われず、勉強嫌いの筆者は悪魔の如き眼力で目を付けたものである。高得点を得る秘訣は、採点者の心に同化することであり〝○○について自分の思うところを記せ〟などという問いに、馬鹿正直に自らの意見を書くのは愚の骨頂である。要は、採点者の琴線に触れる内容を創作すべきであり、そのテクニックこそが重要である。ある時、我が高校も〝小論文特別授業〟なる補習を行った。試しに参加すると見慣れた国語教諭が講師として現れた。筆者はまたもやフンガイし〝作文だから国語教師とはいと短絡的。そもそも理系小論文は物理化学や、英語出題があるにもかかわらず、国語知識のみで対応できようか？〟などと熱弁を揮った。生徒は拍手喝采である。国語教師はともかく課題をやりなさい！ という作戦に出た。〝日本人の労働観について述べよ〟など、赤子の手を捻るような問題であった。瞬く間に仕上げ提出すると、教師は赤ペンでコメントする訳であるが、筆者はそのコメントを更に青ペンで添削するなど、誠に厄介な生徒であった。しかし、この教師の素晴らしいところは、嫌な顔一つせず「なるほど君の言う通りだ！」といたく感心し、その後理系の問題に関しては自ら何もせず、すべて筆者に解説を丸投げする有様であった。教師は当然公務員であり、給与泥棒とはこのことである。なお、念の為付記すると、両教師とも筆者が心より敬愛し尊敬する恩師であり、信頼関係を確信していたからこそ出来たものである。〝教育は遊びもないと……〟国語教師の哲学であった。

若い時の夢と経験は、その後の人生において如何に重要であるかは、有益な情報を排する本稿であっても言うまでもない。子供の頃から鉄道に興味をもった筆者は、自ら抱いた疑問を書物や専門家に聞くことで解決した。鉄道車両に記載されている〝クハ１０３-７１３〟とは何を意味するのか？ 〝10号車〟はどうやって決めるのか？ 特急列車のシートはどうやって回転させるのか？ 電車はどうやって運転するのか？ 筆者が小学生時代に遠足で利用した貸切路面電車の最前列で運転士の一挙手一投足を見ていたところ、鉄道ファンと気づいたのか、「これがマスコントローラー（車でいうアクセル）、これがブレーキ、これがドアスイッチ」と説明して貰えた。教育は教師だけが担うものではないのであろう。

なお、〝クハ〟の〝ク〟は制御車、つまり運転室のある車両、〝ハ〟は昔国鉄が三等級制だった時に、一等車から順に〝イロハ〟と付けたため〝ハ〟は普通車となる。号車番号に関しては、国鉄時代まだ優等列車が少なかったころ、座席指定を行うため号車番号が付与された。当時は必ず先頭から1号車、2号車の順であり、折り返し運転をする場合にも号車番号札は付け替えられ、常にこの順であった。しかし、優等列車が増えると作業効率化のために号車番号は固定化された。その際、列車が東京駅停車時、西側つまり大阪側先頭車から1号車とした。但し、東京駅を通過しない列車に関しては少々わかりにくい。埼京線は大宮から大阪方面に向かう先頭車が10号車であるが、これは埼京線電車が品川を廻り総武線で東京に乗り入れた際に準拠するためであり、編成は半周して逆になるため東京駅では鉄則通りとなる。ややこしいのは、新宿付近で線路を共用する湘南新宿ラインであり、こちらは東海道線直通のため総武線乗り入れの概念から外れ、埼京線とは真逆になる。特急列車の座席回転は、時代に応じてペダル式とともに背凭れを若干前倒しするタイプが存在した。後者は案外判り難く、向かい合わせにしたいがさてどうする？　と悩む旅客が少なくなかった。無論、筆者は嬉々として教えたものである。現在は自動で転換する装置も普及し折り返し時間の省略化が図られている。列車運転は高度な技術を要する。中でもホームで列車を停止位置にピタリと止

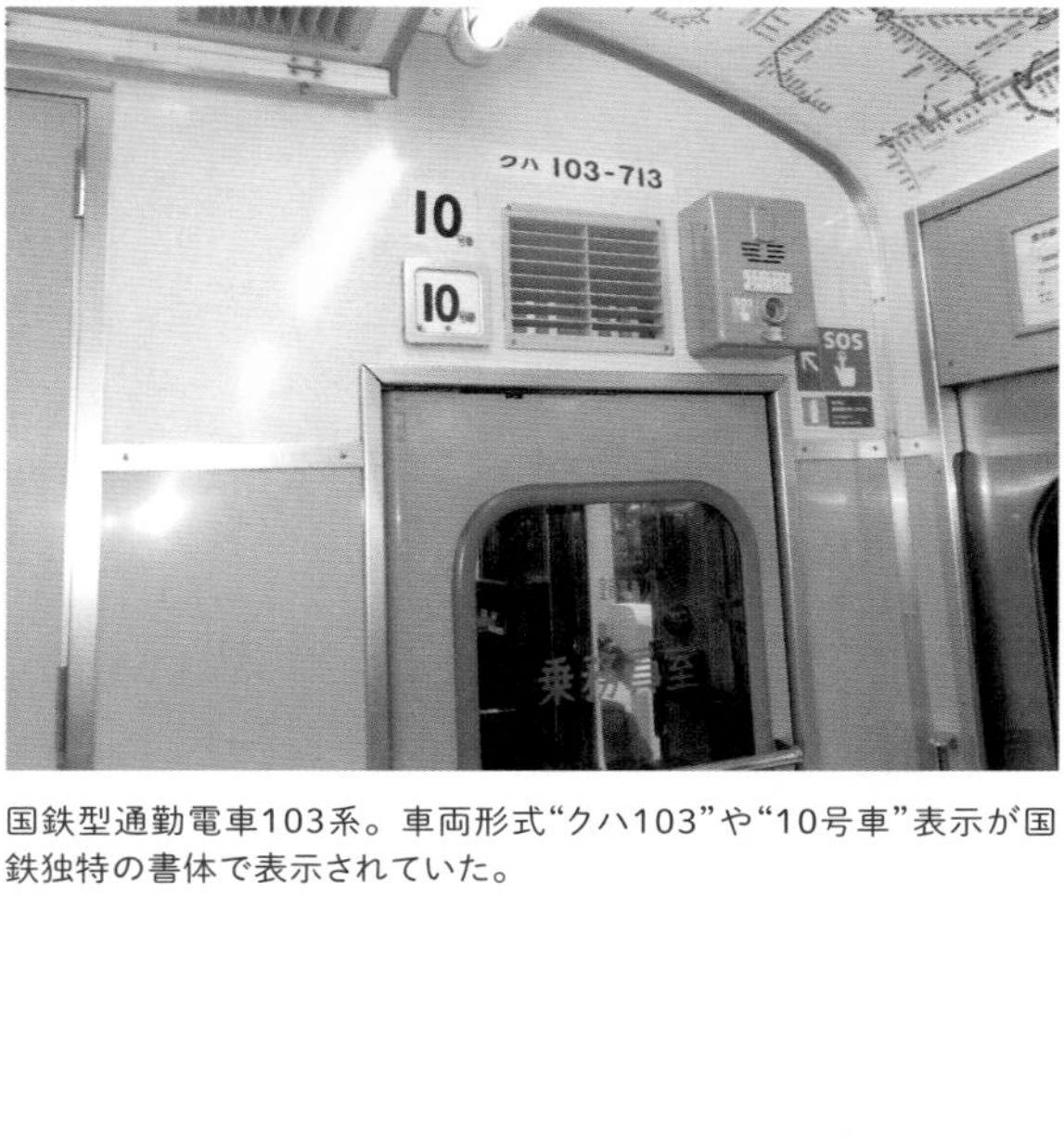

国鉄型通勤電車103系。車両形式“クハ103”や“10号車”表示が国鉄独特の書体で表示されていた。

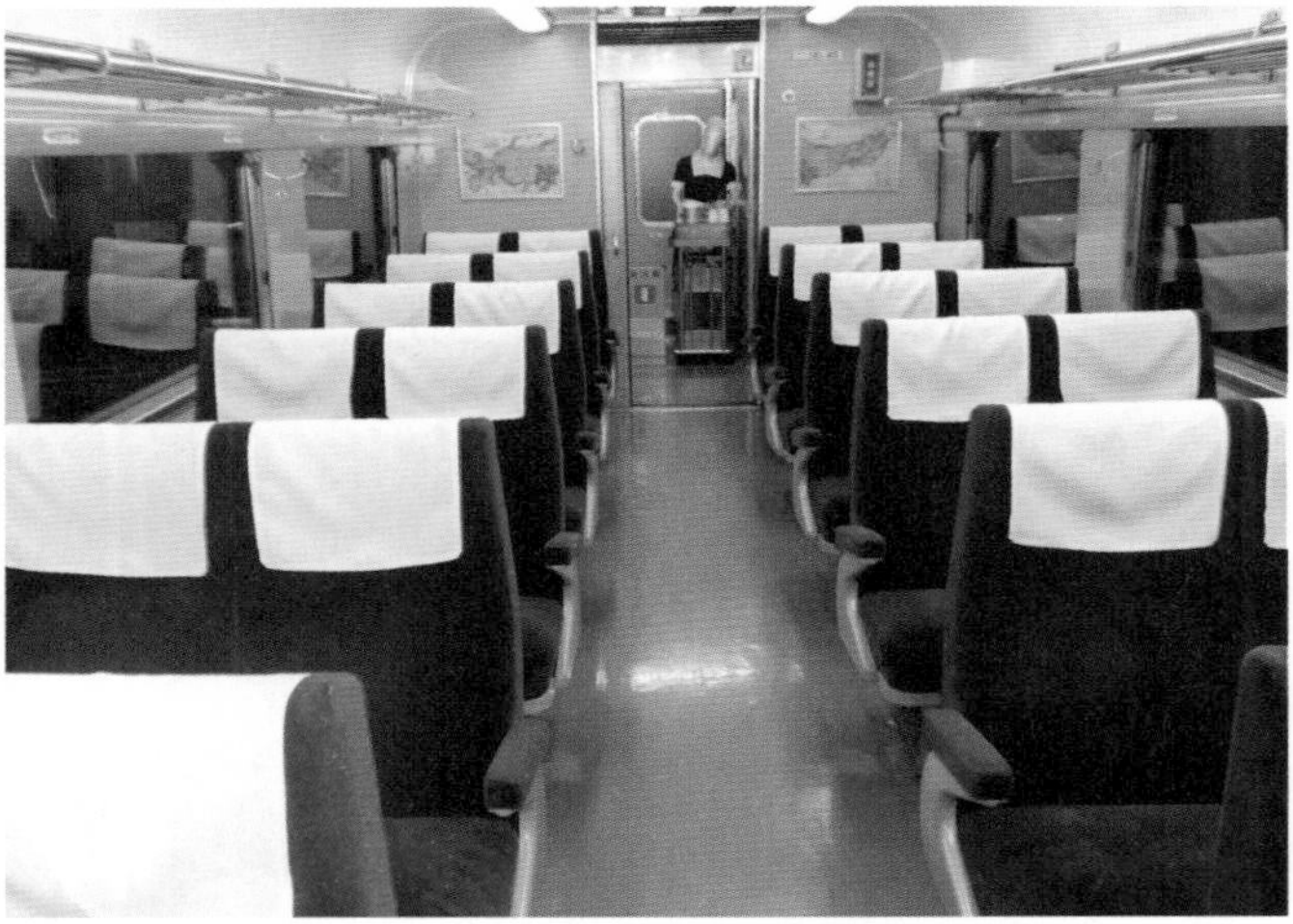

国鉄型特急電車485系。非リクライニング座席は背凭れを前に僅かに倒すことで回転する。

めるのがプロとしての証であるが、最近ではホームドアを有する路線が増え、この場合停止位置近くでブレーキを最弱に持っていけば列車は自動的に止まる様にできており、筆者でなくとも運転が可能である。但し、こうなると自動運転は時間の問題であり、懐かしき路面電車の運転技術は過去のものとなるかもしれぬ。

ところで、大学勤務時代、大学病院で中学生の職業体験学習が行われていた。臨床、研究、教育のどれにも当たらない斯様な仕事は雑用として当然敬遠されるものである。時間だけがかかり全く評価されぬ。しかし、あろうことか当時大学全体の医局長の統括役を押し付けられていた？筆者はこれにも対応せねばならなかった。ただ、モノは考えようで教授の子弟でも混ざっていれば、ここぞとばかり親切にしておき「皮膚科の医局長は稀に見る人格者だ！」などと評価を得ようと画策し、かなり熱心に臨んだ。この読みは当たりかけ、まさに担当したご子息の父親である医師からだしぬけに電話をもらい大いに感謝されたが、誤算であったのは氏は教授に嫌われ出世を諦めた一匹狼であり、捕らぬ狸の皮算用とはまさにこのことである。ただ、中学生に接してみると案外面白い発見があった。試しに、何科の医師になりたいか訊いてみると、当然かもしれぬが皮膚科医など一人も見つからぬ。男子は外科が多く、女子は小児科が多数を占めた。テレビドラマに影響されるのか救急医など人気であり、理由を聞くと〝緊急手術で人を助ける〟など、誠に結構な答えである。教育とは偽りではならぬと考え、実際救急当直をしても特別手当が出る訳でもなく、狭い地下の当直室に軟禁されるだけである……などと中学生の理想を木端微塵にする行為は危うく留まった。中に一人だけ眼科医を理想とする女子がおり、いわゆるマイナー科を志すは天晴れと思ったが、何のことはない母親が眼科開業医なのであった。うっかり医師の他にはどのような職場体験があるのかを問うと、パン屋やスーパーなどがあるという。剰え、それぞれ何かしら土産が貰えるなんぞと力説する有様である。何とも要らぬ質問をしてしまい、大学はお土産など当然用意する筈もなく、何も持たせず帰すのもどうかと思い、自腹でジュースを御馳走する羽目となりこれぞ藪蛇である。あろうことか中学生は医師を大金持ちと勘違いしており、大容量のポカリスエットなどを欲する有様である。この飲料の原価率などお見通しである筆者は〝健康にはお茶がいいよ〟などと遠回しに安い飲料へ誘導しようとしたが、敵もさるもの〝これはアイソトニック飲料であり、夏など発汗が多くなる時期には丁度良い〟なんぞと生意気な口をたたくのであった。尤も左様な心得であろうから、病院なんぞに職業体験に来る訳である。ただ、医師としての面子を少しでも保とうと〝アイソトニックの意味を知っている？〟なんぞと訊くと〝体内の液体と等しい浸透圧を持つ電解質のこと〟などと涼しい顔で答える。既に理科で学んだなどと言い、筆者が中学生の時には左様な事まで教育されたとは思えぬ。そもそもポカリスエットは筆者が中学生の時に新発売され、当時の缶ジュースはほぼ100円だったものが120円の強気の商売もあいまって、ポカリスエットは高価という印象が未だにぬぐえぬ。当時、大々的な宣伝で〝アイソトニック飲料〟などと謳い、意味は判らぬものの何だか高級感あふれるシロモノであり、同級生などこれ見よがしに飲み干し〝さすがアイソトニックだ!〟など意味不明の会話をしていた。職業体験の指導者としては失格であり、こちらが中学校に教育体験に行きたい勢いである。

あの時の幾人かが、医業へ進んでくれればやり甲斐もあったのであろうが、途中で大学を辞めてしまったためその確認が出来ぬのは大変残念である。若い時の夢と経験を尊重するのは大変であるが、さりとて人間は一人で生きてきたように誤解しても、周りからの多くのサポートにより生ける存在であり、大学で評価されぬ仕事も廻り回って自分に帰依する〝情けは人の為ならず〟と信じたい。

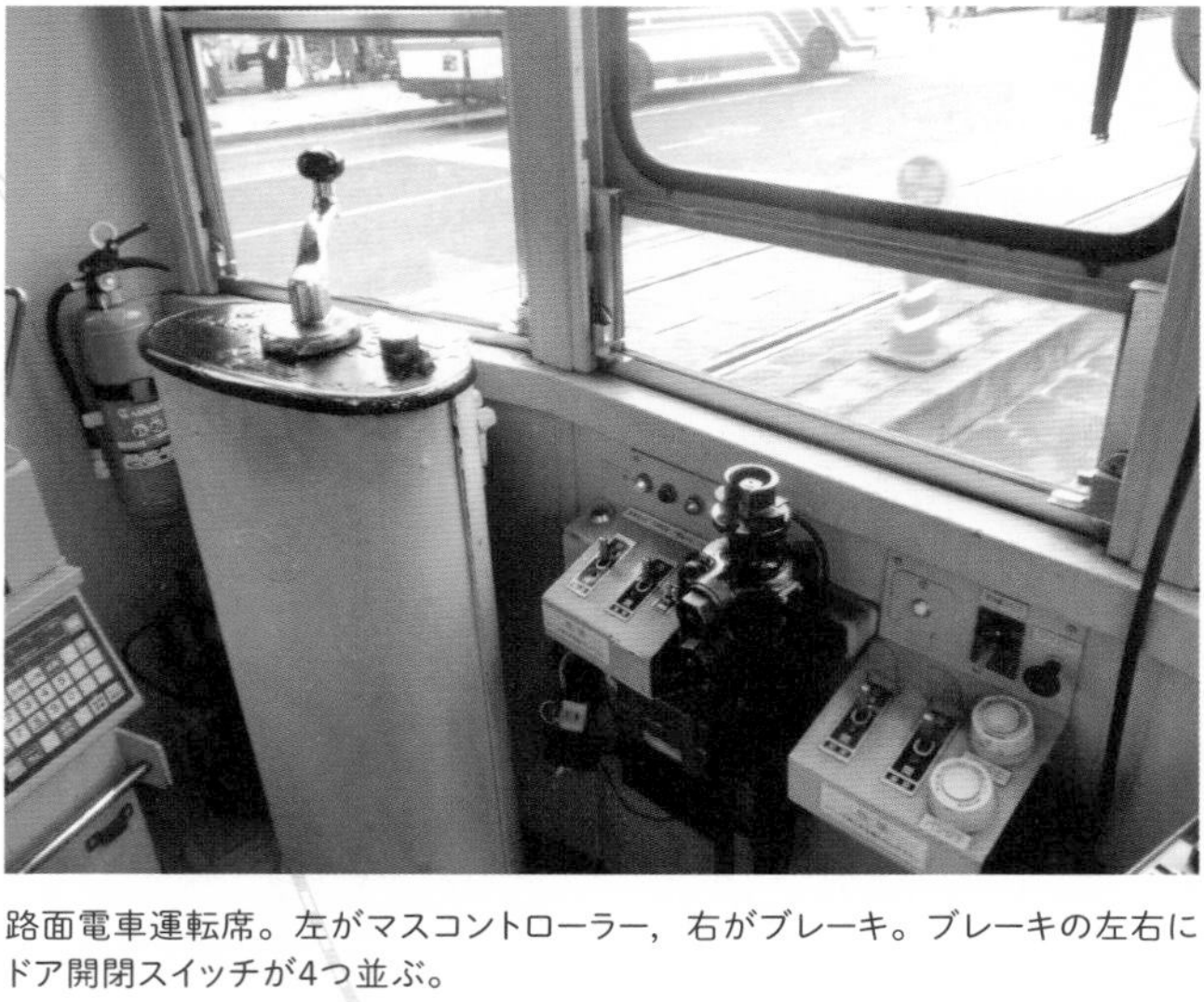

路面電車運転席。左がマスコントローラー，右がブレーキ。ブレーキの左右にドア開閉スイッチが4つ並ぶ。

幼少の筆者に声をかけた路面電車の運転士は、当然何の見返りも求めない自然な行為であった。

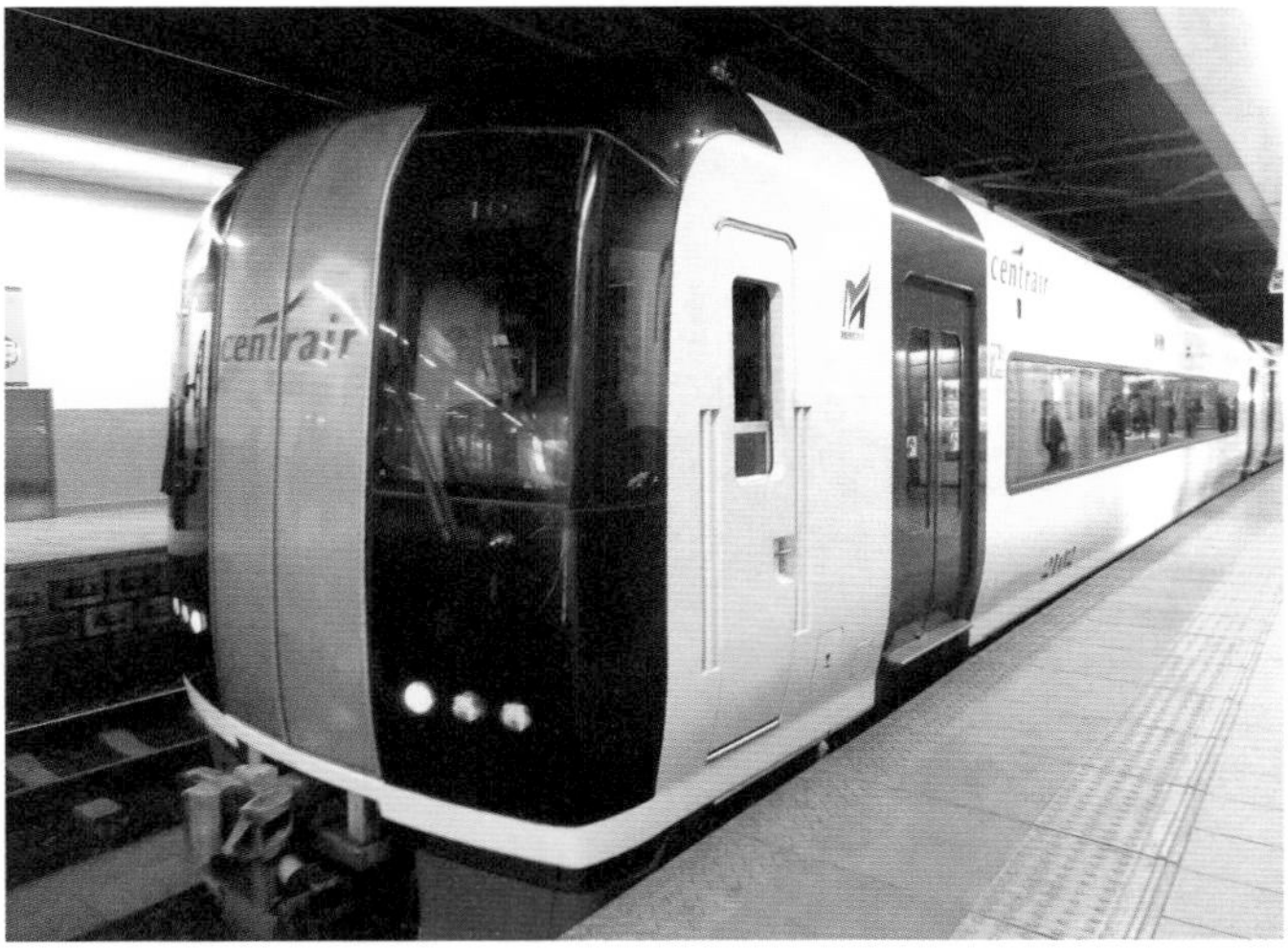

名鉄空港特急ミュースカイ。自動座席転換装置により，短時間での折返し運転を可能とした。

そういえば、下車するとき自らの子供の年齢の生徒一人一人に「ありがとうございました」と声をかけていた。長崎の路面電車ではごく当たり前の光景だが、無意識に挨拶の励行を小学生にそっと教えていたのかもしれぬ。当時の同級生は成長し周りの人に自然と心遣いが出来ているに違いない。職業体験に来た中学生も、逆の立場になってポケットマネーでお菓子を御馳走しているかもしれぬ……。**憧**れの**鉄**道を題材に、無益な**雑**話と**感**想を認めるこの企画、有難いことに中止の指示はない。読者の先生方の勉学の合間のささやかな〝息抜き〟となれれば、筆者の望外の喜びである。ただ、もし金原出版上層部から苦言の一つも出ようものならば、筆者は潔く身を引く覚悟である。本誌には優れた論文が数多く掲載され、本連載がなくとも何ら困ることはない。突然の最終回も、粛々と無益な文章を認め、最後に読者の先生方へのありったけの謝辞で締めくくりたい。無論、他誌での連載開始のご案内と共に……

憧鉄雑感 最終回??

憧匠雑感

明らかにマニュアルの定型文を読み上げる客室乗務員のアナウンスを、乗客は誰一人信じてはいない。泣きじゃくる幼児も、客室乗務員に詰め寄るヤクザ風体の男に対しても、誰も興味を持っていない。それどころではないフライトが、今まさに続いている。窓外に薄っすらと見える日本列島の影が、既にこの飛行機がかなり低空飛行している何よりの証拠である。

つい1時間前まで、よもや人生の最後をこの飛行機で迎えるとは思ってもみなかった。人生はいつかゴールを迎えると頭でわかったつもりでいても、どこか人生は無限に続くと錯覚していた。突然現れた目の前のゴールは、医療での延命など無関係な非情な結末であった。ヒトはこれを運命と呼ぶのであろうか。既に右エンジンは停止している。いくら現代の飛行機が片方のエンジンだけでも飛行が可能であるとはいえ、油圧系統も故障しており、墜落も時間の問題であろう。日頃は「天候調査」や「機材到着遅れ」などと意味不明の言い訳をする航空会社であるが、今回の機長は極めて冷静に〝原因不明ながら片方のエンジンが停止し、油圧系統も不調であるが、全力で安全に着陸を試みる〟と説明した。パニック寸前の乗客にウソは通じないと思ったのであろう。しかし、羽田まではまだ距離があり、途中に大きな空港もない。そもそも油圧系系統の不調自体安全ではないのであり、その矛盾を気にする乗客は皆無で、機内は絶望感に支配されていた。

思えば幸せな人生であった。この世に生を受け、医師となり、皮膚科医となったが、素晴らしい上司、気のいい同僚、慕ってくれる後輩にも恵まれた。何より、ヤブ医者の代表である筆者であっても、信頼してくれる患者の存在こそが、死を目前とする筆者が比較的冷静に文章を記す気力を支えている。生物学的製剤投与で乾癬の皮疹が消え、初めてショッピングを楽しめた喜びの手紙をくれた女性、いつも文句ばかり言っていながら最終診療で筆者との別れに涙してくれたエリテマトーデスの男性、絵文字を駆使して結婚報告をメールしてくれたアトピー性皮膚炎の女学生。懐かしい顔が走馬灯の様に思い出される。

皮膚科医となった初日は今でも忘れぬ。緊張の中出勤すると、まず教授室に通された。皮膚科学のみならず人生の師となる宮地良樹先生が笑顔で迎えてくださり、皮膚科医の心得を優しく語られた。終了直前、先生は新入局員6名一人一人に小冊子をプレゼントしてくださった。先生が「臨床皮膚科」誌に連載された「研究ノート」と題したエッセイがまとめられた冊子である。皮膚科の臨床、研究、そして先生の思いが、まことに平易な文体で心地よく読者に語りかける名文に、新人皮膚科医は皆感銘を受けた。しかし、先生のあまりの偉大さに、自らの皮膚科医としての目標などと言うのは僭越極まりない思いは皆一緒であったであろう。一歩、いや1㎝でも近づきたいという思いはあれど、その存在はあまりに大き過ぎた。それが証拠に、自ら門を叩いた宮地先生は、ほどなく京都大学に主任教授として転出された。

開業医としてのイロハをご教授頂いたのは現在の上司である根本治先生である。絶えずwhat's new? を求められる先生の背中は、診療所においても科学をしなければならない態度を無言で語っていた。更に、スタッフ一人一人に気を配られるお人柄に接し、元来性格意地汚き筆者が、自ら仏門に出家などせずとも多少人間的に優しくなれたのは、明らかに根本先生の影響の賜物である。

機内はいよいよ照明が消えた。非常灯により機内において不自由はないが、間もなく酸素マスクが出現しよう。今一度、緊急時脱出の際のビデオを流すという。客室乗務員もこれ以上、言葉だけで安心させることは不可能であることを悟ったらしい。通常、筆者は飛行機搭乗の際には、極力非常口座席を選択していた。鉄道至上主義の筆者は、飛行機の安全性などこれっぽっちも信じてはいない。統計学的には、交通機関で最も死亡する確率が少ないのが飛行機であるが、多少の悪天候ですぐ欠航にする運輸機関であれば、事故が減るのは火を見るより明らかである。鉄道はこうはいかない。例えば、年末年始やお盆期間の多客時、飛行機は定員に達すると涼しい顔で満席として、航空券発券を停止する。すると飛行機で帰省できない多くの旅客が新幹線に殺到する。新幹線は増発も容易である上、自由席という受け皿があるため、飛行機が運びきれない旅客を引き受けるのである。時速320キロで走る乗り物が、シートベルト着用義務もなく、立席で安全に利用できるのは驚異的であり、なぜ一般市民はこの事実を重視しないのであろうか。しかし、今回のフライトは幸か不幸か空席だらけであった。非常口座席をオーダーした際、地上係員は「もっとゆったりした座席もございます」と今の座席を指定した。てっきりファーストクラスへのアップグレードかと思いきや普通席のままで糠喜びである。ただ、そのお蔭で前の座席の背面にあるテーブルが使用出来る（ちなみに、非常口座席は前にテーブルはなく、肘かけからの引き出し式である）ため、墜落寸前に遺稿を記すことが出来るのは僥倖であると言うべきかもしれぬ。この調子では、たとえ非常口座席に座っていても、墜落し全滅であることは明らかであり、いい選択だったのであろう。また上下に大きく揺れた。眼下に広がる街の明かりが異常に近い。機長は、出来るだけ生存者を増やす着陸法を模索しているのか、あるいは地上からの指令は被害拡大を防ぐため、海上か山中への墜落の指示が出ているのか？　墜落してからマスコミは騒ぎ出すが、明らかに不倫カップルである前の男女は生き恥を晒すのに耐えられず、却って墜落を祈っているのかもしれぬ。

人生最後の仕事が本エッセィというのは、案外素晴らしいことなのかもしれない。そもそも、筆者に学術雑誌が、かような無益なエッセィを依頼すること自体、天地がひっくり返るほどの異例中の異例な出来事であろう。皮膚科学と関連付けながら鉄道の素晴らしさを語る仕事など、日本皮膚科学会会員の中でも筆者ただ一人にしかチャンスはなかったのではないか。勿論、他の先生方は臨床、研究、教育に忙しく、筆者は暇人であることを公言しているに等しいが、時に「皮膚科の臨床は先生のエッセィしか読みません！」とか「先生の文章があるので、真っ先に皮膚科の臨床を読むようになりました」とのお世辞を頂くと満更な気持ちでもなく、とても嬉しかった。「鉄道は面白いのですね」とか「鉄道旅行に興味を持ちました」とのお声を頂き、ＪＲグループから感謝状の一つも頂いてもバチは当たるまい。奇しくも今回、自ら本エッセィで飛行機の危険さ、危うさをドキュ

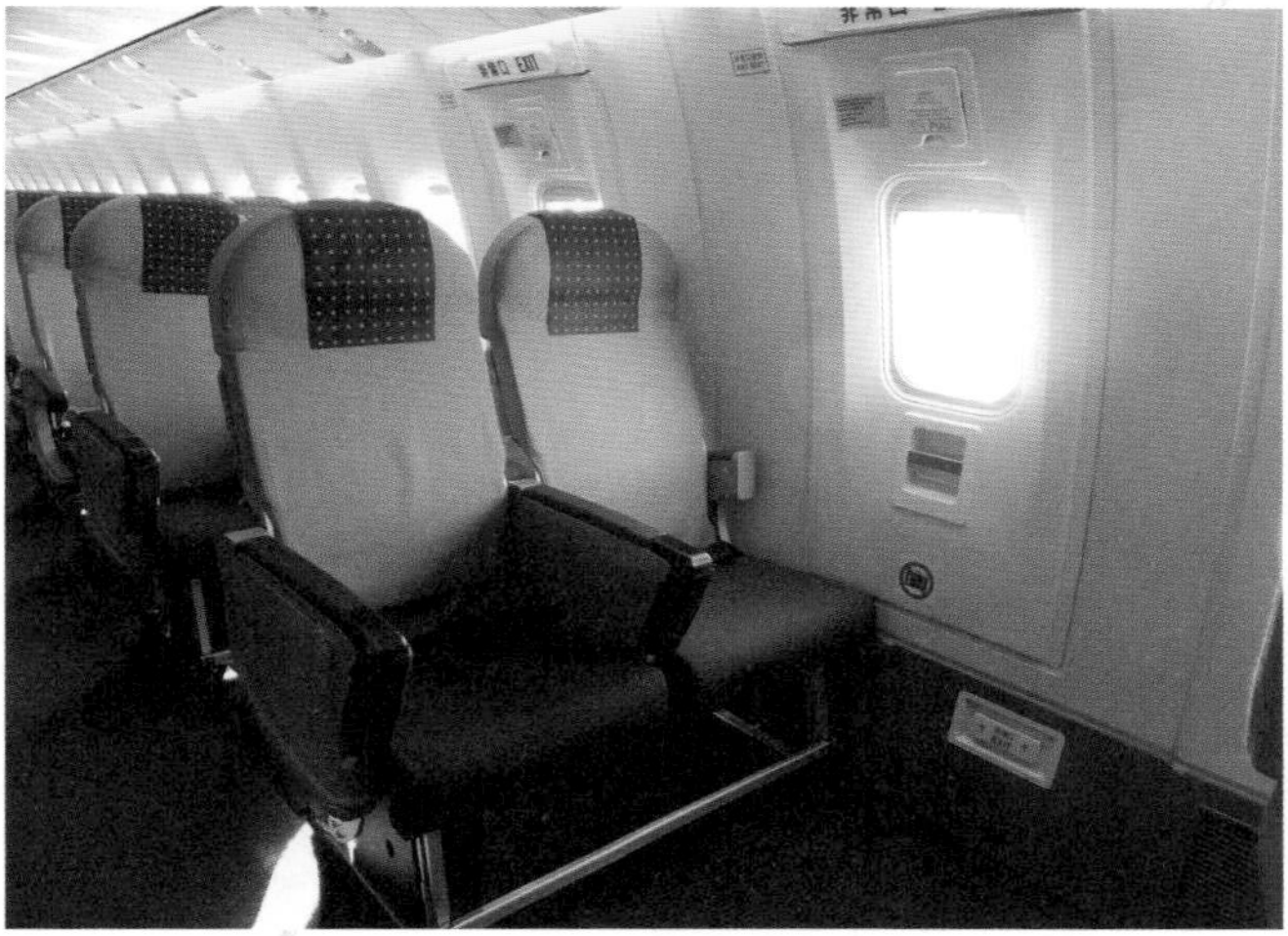

飛行機の非常口座席。リクライニングはないが足元広々でゆったり座れる。

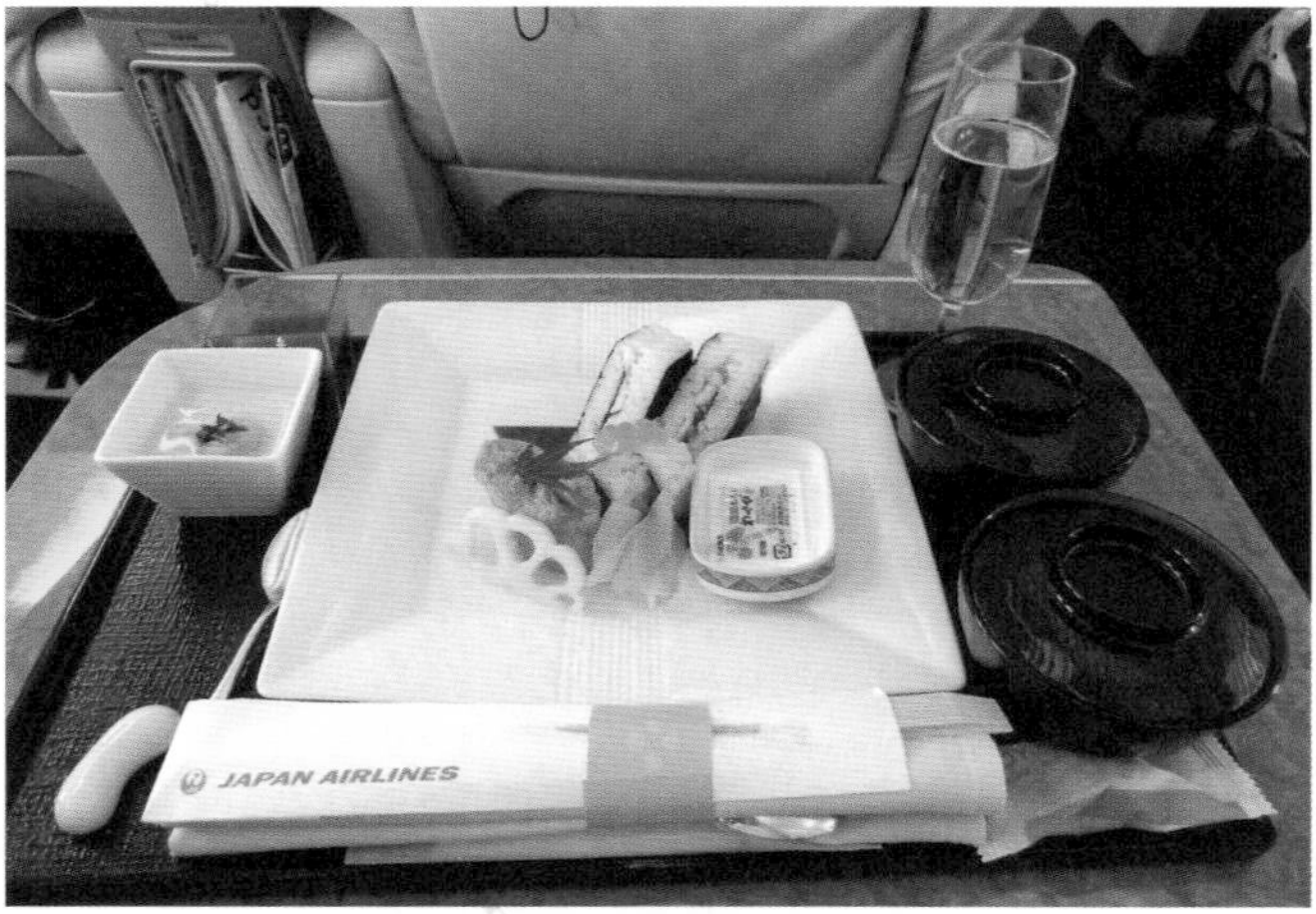

国内線ファーストクラスで供される機内食。新幹線グランクラスと甲乙つけ難い。

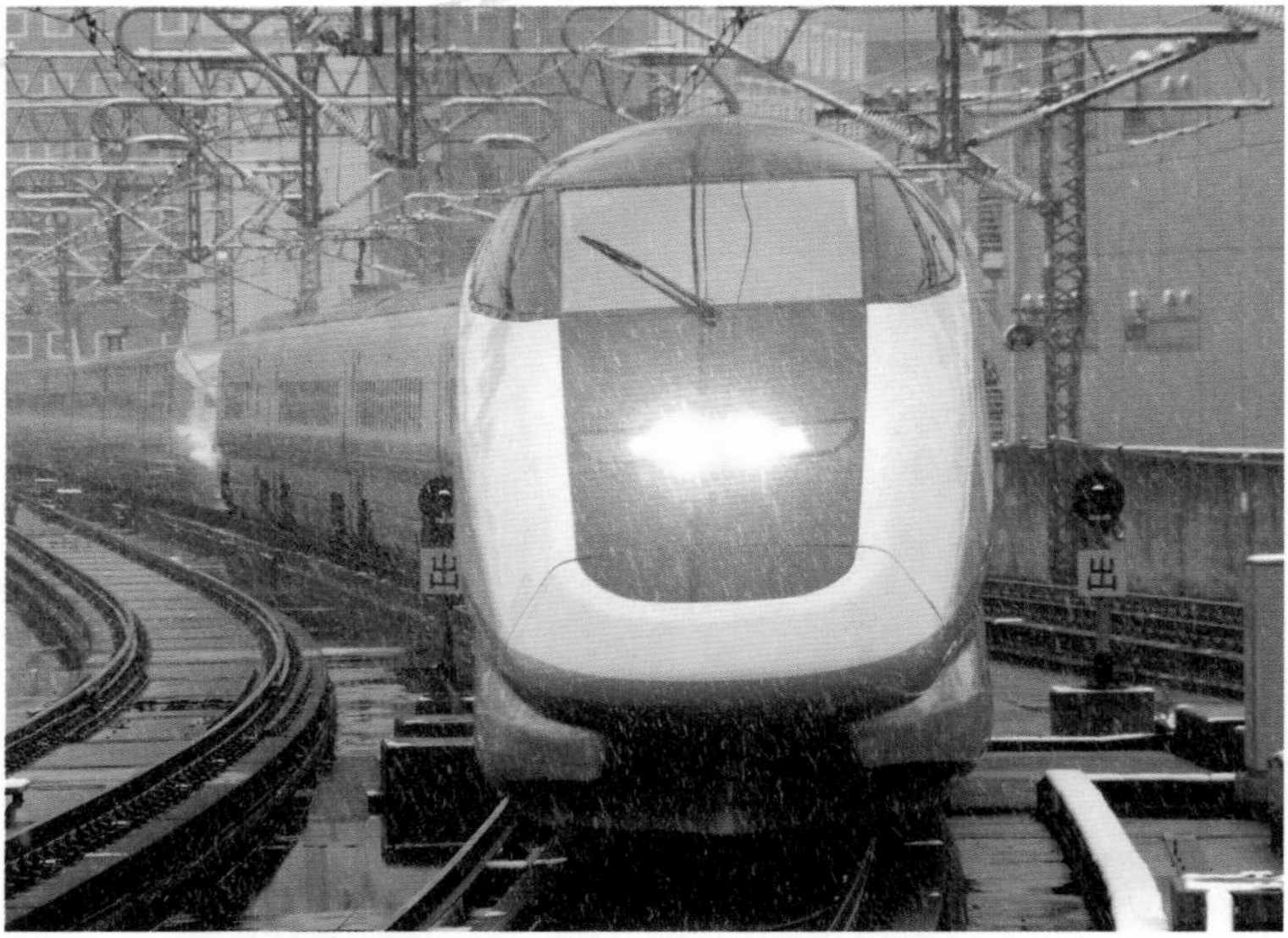

年末年始の雪の中でも帰省客を一手に引き受ける秋田新幹線。開業以来使用されたE3系は豪雪地帯での在来線直通新幹線のパイオニアとして歴史を刻み、現在は“こまち”の任を退いた。

メントすることとなった。このフライトを利用せず新幹線にしていれば、この様な形で命を落とすことはなかったであろう。しかし、飛行機に比較し鉄道の安全性優位をアピールする人生最後の仕事は、筆者に相応しい任務であることは明らかである。ただ心配なことは、電子メールで編集部Kさんに送信できるかどうかである。既に機内のWi-Fiシステムは機能していない。墜落寸前の数秒がチャンスだ。地上の電波を拾う時間が必ずある筈である。

本エッセイは編集部が「皮膚科の臨床」売上アップを狙った企画である。たかが1ページのインチキエッセイで売上が上がるほど世間は甘くないが、今回、夜分だしぬけにメールに添付された本稿を見るKさんは、一体何を思うのであろうか。恐らく、見かけは筆者の死を悼み涙の一つも流そうというものであろうが、その深層心理には強かな編集者の眼が存在する。まず、彼女は「皮膚科の臨床」での臨時増刊号を提案するであろう。特集も「墜落寸前の独占手記！　皮膚科医が残した悲劇までの一部始終！　非常灯のみの機内でおこる壮絶パニック！」などのタイトルを付け、一般市民にも売りまくろうと企むであろう。しかし、皮膚科論文を全く掲載しないこの増刊号、ソープオペラの如き内容バレバレの2時間ドラマ的タイトルは、良識ある編集委員の先生方は100％却下されるに違いない。「皮膚科の臨床」は「週刊○話」になってはならないのである。そうすると次に彼女はどうするか？　ゴーストライターを雇い、恐ろしく多量に感動的な文章を書き足した末に1冊の本に仕立て、ベストセラーを狙うのか？　しかし、金原出版は医学系出版社である。一般書籍の販路に乗せるのは甚だ困難である。それが証拠に本書も2500円などという、ボッタくりバー驚きの定価である。それとも「憧鉄雑感」に半分だけ掲載し、あとはWebで！　と課金制にして大儲けするか…。もしかすると、この原稿をお土産に学研メディカル秀潤社に転職を図るかもしれぬ。ならば、本稿を添付した貴重なメールは、学研メディカル秀潤社のジェントルマンな社長様に送るべきか？　しかし、いきなりかような投稿は、筆者が連載を持たぬVisual Dermatologyで査読されることとなり、さらに筆者は何を隠そう編集委員の一員でありややこしき事この上ない。やはり死にゆく筆者は編集部Kさんの手に委ねざるを得ず、つまり編集者の前には頭が上がらぬのである。本書の定価も千円台を希望したがあっさり否決される有様である。

しかし、金原出版には感謝してもしきれないのも事実である。同社のお蔭で、遠き目標であった宮地良樹先生のお仕事の一つ、エッセィ連載を果たすことが出来たではないか。この事実は1㎜であっても筆者が宮地先生に近づけた証とはならないか？　先生は「研究」をテーマに皮膚科医に感銘を与える玉稿で、他ならぬ筆者は「鉄道」をテーマに皮膚科医に全く役立たない駄稿であっても、エッセィ連載という事実は同じとは言えぬか？　先生が連載されたのは医学書院、他方私は金原出版と原稿料は大きく違っても（賢明な読者の先生方はどちらが高いかお判りですね…）、一応自らの文章が活字となり、それに対価がついたことに変わりはないのではないか？　金原出版の方々とは、時に会食する機会があった。社員の皆様は何を隠そうグルメであり、筆者が飲んだことのない美味しいワインなどを次々と楽しんでいた。筆者の原稿料の何倍であったのであろうか。金原出版の方々は、好人物ばかりで、とても楽しい時間が懐かしい。無論仕事へのプロ意識を持つ賢人集団なのであるが、素敵な職場に恵まれている様子も垣間見えた。ほどなく行われる筆者の葬儀にも、義理堅い彼らは多忙を差し置いて参列してくれるであろう。そして「流石は一流出版社の社員！」と残された遺族が驚愕するほどの志を準備するに違いない。参列者が今まで見たことのない大きな生花は金原出版社長から贈られるものであり、筆者に哀悼の意を全く持たぬ読者の先生であっても、是非必見である！（この点は何とかして、自ら検証したいが死を前にする筆者には無理な相談である）。

更に揺れが激しくなった。遂に非常灯も消えた。真っ暗な機内にスマートフォンとパソコン、タブレットの明かりだけが煌々と輝く。離着陸時は使用禁止である筈の電子機器の使用を黙認している客室乗務員の態度が、生還できない乗客に対する、せめてもの償いの様に思える。機長よりライフジャケット着用の指示が出た。小児用は座席に装備されておらず客室乗務員が手渡しをするが、揺れの為持って行けぬのであろう。狂ったような母親の罵声が響く。無理もない。運命共同体とはいえ、まだ見ぬ未来がギッシリ詰まった幼児の人生を奪う飛行機に、やり場のない怒りと絶望があるのだ。この子に比べれば、筆者などまだ人生を享楽した方であろう。気がつけば眼下の街の灯りは消えていた。山岳地帯に向かっているのであろう。この国は飛行機の僅かな乗員乗客より、圧倒的多数の市民の安全を選択したのだ。一人の命をも自らの生活を犠牲にして守る任務を課せられた医師として、このやり方が究極国民の健康福祉を守るためのお上の決断なのか？　と初めて気づく。ならばもし次に生まれ変わるとしたら、筆者は医師を目指すのだろうか？　そして再び皮膚科医を目指すのか？　そもそも輪廻転生など全く信じぬが、そんなことを考えたりする。

機長より緊急着陸姿勢をとるよう指示が出た。来るべき時が来た。最後をあがくように高まるエンジン音。機体が目まぐるしく揺れる。高度は急激に下がったようだ。その時であった。一瞬パソコンがネットワークを拾った。地上まであと数秒、夢中で送信ボタンを押す。間に合った。メールに添付された本稿は、何も知らぬ編集部Kさんに瞬時に到達した筈である。加速度をつけて急降下する機内で、筆者は安堵するように気を失った。もし生まれ変われるなら、鉄道は趣味としてやはり乾癬患者とワイワイやろう…。そしてやはり、鉄道と皮膚に関する三文エッセィを連載させてもらおう。当然Visual Dermatology誌に…。しかし、この飛行機は遠く目的地に届かず墜落するが、果たしてマイレージは加算されるのか？　到着しないとダメなのであれば、せめて墜落地点までのマイルを加算してくれぬのか？　薄れゆく意識の中で僅かに思いながら…。暗い機内に一瞬静寂が訪れた。乗客全員がすべてを悟った瞬間であった。そして次の瞬間、大爆音と共に機体が大きく揺れた…。

（第2巻に続く…ただし、金原出版が出版してくだされればであるが…）

「臨床皮膚科」掲載コラム

編集担当今村久美子です。 本文中にも出てきますが、 雑誌「皮膚科の臨床」 を担当していた当時、安部先生にエッセィを連載してもらおう！ と思いつくきっかけとなる２本のコラムがあります。 皮膚科医でユーモアのあるエッセィを連載していただける先生を探していた際、 ライバル誌にこれらのコラムを見つけ、 更に先生の学会講演を拝聴し、 エッセィ連載の成功を確信しました。 いわば “ 憧鉄雑感 ” の原点がここにあります。 今回、 単行本化にあたり、 ぜひ収録したいと思った２本の若き安部先生のコラムです。 転載をご快諾いただいた医学書院の皆様に心より御礼申し上げます。

金属パッチテスト

誰もいない! いつも満員を誇る関連病院の朝の待合室、誤診だらけで口先医者の私なんぞでも慕ってくださる患者さんが多いのが嬉しい。しかし、ついにヤブ医者がバレたか? 溢れ出る涙をぐっと堪え診察室に入る。すると、呼んでもいない男がだしぬけに私の前に現れた。男は無言で黒色の手帳を見せる。えっ!? 誤認逮捕? 冤罪? 今朝の寝坊によるスピード違反なら、現行犯逮捕のはずだが…?

「実は先生に診ていただきたい者がおります。」なんだそんなことか! 全身の力が抜ける。しかしこの後、この刑事は恐ろしいことを言い出した。「これから診ていただく男は数回の逮捕歴をもつ凶悪犯です。拘留のたびになにかと病院にかかりたがります。われわれも無視できず受診させますが、この男はやれ検査だ! 処置だ! と要求します。しかし、検査の結果に不満だったり、病気が治らないと出所後その病院に対しお礼参りをします。また、拘留が原因で病気になったなどと医師から言われますと警察内でも派手に暴れまわりますから検査や処置は絶対に止めて下さい。そして警察の責任を匂わせないように! 病気の説明も大雑把にして、原因を言わないこと。治療は副作用がなく、絶対治る薬を…。」そんならオマエが診ろ! と言いたいが、私とて国家権力に反抗できぬ気弱な小市民である。刑事が去った。今にも逃げ出しそうな若き女性看護師をリラックスさせるべく、「電球スタンドと土瓶に茶碗、あとカツ丼を用意して」などと言うと、血相を変えた刑事が戻ってきた。冗談が通じないのか?

数分後、診察準備完了。この男のために別室で待つ多数の善良な患者と同様に呼称するのはけしからん! との正義感から「○○容疑者! 6番へどうぞ！」と呼ぼうとするが、半殺しに遭うので思い止まり無難に「どうぞ！」と私。果たして悪役商会モドキの悪人顔が登場した。手には背広が掛けられており、まさに西部警察である。恐る恐る「どうしました?」と聞くと「痒い！ 何か検査をしてくれ！」と男。しかし、皮膚科診察の基本は皮疹把握からである。カルテには仔細に現症を記載すべし! と教わるが、「第5指先端部欠損あり」などと記すと、私は東京湾へ還らぬダイブをすることとなるのでそこは気付かぬごとく「痒いところはどこですか?」と問う。男は「全身！」これなら疥癬でもない限り無難に終われそうだ。警察の責任にもなるまい。ホッと安堵する。「では皮膚を拝見…」と胸部をみると濃青色の色素斑が…。またまた「刺青があるので診にくい」などと言うと、私は富士の樹海をさまようことになるので丁寧に皮疹を観察する。すると淡紅色の小型の紅斑を発見。もしかしてid疹？ 嫌な予感がしつつも「一番痒い箇所はどこですか?」と聞いたところ、ニヤリとした男は「ここだよ！ ここ！」。ハラリと落ちた背広の下に現れたのは、小豆大までの比較的大型の漿液性丘疹を伴う見事に手錠に一致した境界明瞭な紅斑が…。嗚呼！ 神よ悪魔よ！ ボクって死ぬのかな～!?

[臨床皮膚科58巻5号 2004年増刊号 p.117 医学書院 から転載させていただきました]

皮膚科医的患者好感度調査

患者に好まれる医師とは、一体どうあればいいのだろうか? 精神科の帰りに必ず現れる彼女は「電波誘発性皮膚掻痒症」。無数の電波が飛び交う現代社会に何とも気の毒な皮膚疾患であるが、治療は本人が持つ携帯電話でOKであり私の出る幕はない。何でも、自分の携帯電話の発する電波が他の電波と干渉しあい、相殺される結果、症状が改善するのだという。

そんな彼女が当科に通う理由は、恐ろしいことに私のことが大好きだからである。「1位は安部ちゃん! 2位は天野先生で、3位はキムタク」。ジャニーズの上に2人の皮膚科医がランクインする。恐るべき感性の持ち主なのだ。ほどなく彼女は私との結婚を要求してきた。これを断るのは一苦労である。最初、まじめに断ったところ、「安部ちゃんにふられた~!」とでも騒いでくれれば微笑ましい光景で終わるのであろうが、この手の患者は余計なところに知恵がまわるため、だしぬけに外来受付に現れ、「安部先生が2万円で別れてくれといった」などと生々しい虚偽をデッチあげるのであった。

あるとき、彼女は名刺大のカードを私に見せた。そこには訳のわからぬ数字や出鱈目な記号がびっしりと書かれており、右端には私の顔写真が貼られていた(病院広報から切り抜いたらしい)。「安部ちゃんのファンクラブの会員証、私、群馬県副支部長なの!」という。「じゃあ、支部長は誰なの?」と訊くと、あろうことか「雅子さま」などとヌケヌケというではないか! これでは群馬大学附属病院周囲を、デモ隊と宣伝カーが毎日大騒ぎである。

ある日、他の患者を診察中、「安部ちゃんのためにお弁当を作ってきた!」などと彼女が廊下で大声を出している。慌てて診察室に入れると、彼女は「朝早く起きて作ったんだ……」と恥らいながらサンドウィッチを取り出した。これが予想に反し見事なシロモノで、ご丁寧にきちんとラッピングまでしてある。あまつさえ、そこにはシールが貼られており、「ローソン特製サンド・240円」なんぞとあった。「買ってきてくれたの?」と訊くと、彼女は逆上し、これは正真正銘自分の手作りである! 冷蔵庫に入れておいたら、知らぬ間に皇太子殿下が現れラッピングした!(彼女は皇室ファンらしい……)などといい出す始末である。そんな恐れ多いサンドウィッチを食べるためには、機動隊の出動を要請せねばならぬ。

後日、彼女はやはり同様の症状で私の外来に通う友人女性とともに現れた。「私の彼氏! どう思う?」と自慢げにのたまうその横で、その友人は私を値踏みするような目でジロリと見ながらこういった。「1番は山中先生、2番が安部先生かな?」ほう! 同僚皮膚科医に続き私は2番か! とマンザラでもない私は、何気なく「じゃあ精神科主治医の芦名先生は何番?」と訊くと「う~ん。1.26番!」

山中先生との間に突如出現した無数の男たちが私を嘲笑った。嗚呼、神よ! 悪魔よ! 患者に好かれるということは、かくも難しいことなのであろうか? (注:登場する医師は仮名です)

[臨床皮膚科59巻5号 2005年増刊号 p.162 医学書院 から転載させていただきました]

あとがき

〝憧鉄雑感〟の連載が開始された当時、筆者は群馬大学に奉職していた。大学では、臨床を主体に様々な仕事があり大層満足していたが、さりとて大学人としての才能の限界は早くから悟っており、親類縁者は皆開業医であることから、いつかは地域医療に没頭する人生であろうと思っていた。果たして、大学を辞したが、僥倖にも現在の巨大医療法人に職を頂き、会長と理事長の寛大なるご配慮で、未だに日本臨床皮膚科医会をはじめとする学術活動を楽しんでいる。このため、公共交通移動は大学時代に比較にならぬぐらい増加し、〝憧鉄雑感〟ネタ探しには全く困らぬ有様となった。尤も、現職は北海道であるため必然的に飛行機利用が増える。〝鉄道がお好きな筈ではなかったでしょうか？〟怪訝な顔をされることもあるが、そもそも公共交通全体が好きであり、飛行機どころかバスやタクシーまで滅法詳しい。これは皮膚科専門医に当て嵌めれば容易に理解でき、皮膚外科が専門であっても、皮膚科専門医ならばアトピー性皮膚炎、乾癬、水疱症から真菌症まで幅広く興味を持つものである。バスに乗れば運賃表示器が小田原機器製かどうか気になり、タクシーでは料金メーターがニシベ計器製造所のルミナスのモデルチェンジを発見し興奮する有様である。〝憧鉄雑感〟のアイデアは泉の如く存在し、今後も連載継続の指示と相まって文字通り筆者のライフワークである。尤も、ライフワークが本業ではないはいかがなものであろうか？

しかし、このライフワークは筆者のみで成し遂げたものではない。単行本化にあたり、陰にならず日向になり支援して下さったのはIさんこと今村久美子さんに他ならない。彼女は、学科は違えど群馬大学医学部の後輩であり、そもそも〝憧鉄雑感〟の企画発案者である。医学雑誌での斯様な異質の企画を上司や編集委員の先生方に提案するのは大変な苦労であったであろう。雑誌では、編集部Tさんこと高橋慧子さん、Kさんこと小杉貞子さんにお世話になった。高橋さんはユーモアを解する人物であり、メールがすべて漢字などの奇行もみられた。他方、小杉さんはユーモアを解さぬ人物である。以前だしぬけに〝現連載は終了し、次回からは実話に基づく純恋愛小説を連載したい〟などと悪戯メールを送ったところ、すっかり真に受け、直ちに会議にかけようとした真面目さを持つ。〝憧鉄雑感〟は、金原出版が誇る優秀な女性3名のご尽力で継続でき、単行本になったのであり、心より（ただし言葉だけ）感謝する次第である。

この稿を認めている現在、新型コロナウイルスの猛威により、皮膚科関連集会が次々と中止され、医師同士の直接交流が困難を極める最中である。この状態は暫く続きそうだ。そんな中、本書をお手に取ってくださった読者の皆様に感謝申し上げるとともに、特にご購入頂いた方には衷心より御礼を申し上げる次第である。漠とした不安が支配する現在、お忙しい日々におけるささやかな清涼剤となれば、筆者のこの上なき幸せである（合掌）。

令和二年　紅樹　　安部正敏

憧鉄雑感《しょうてつざっかん》 皮膚科医による痛快！鉄道エッセイ
定価（本体2,500円＋税）

2020年9月25日　第1版第1刷発行

著　者　安部正敏《あべまさとし》

発行者　福村 直樹
発行所　金原出版株式会社
〒113-0034　東京都文京区湯島2-31-14
電話　編集　(03) 3811-7162
　　　営業　(03) 3811-7184
FAX　(03) 3813-0288
振替口座　00120-4-151494
http://www.kanehara-shuppan.co.jp/

Printed in Japan

ISBN 978-4-307-00489-3

印刷・製本／シナノ印刷（株）
装丁・本文デザイン／KuwaDesign
イラスト／森 マサコ